·专科护理与管理系列丛书·

脑卒中康复专科护理服务能力与管理指引

主 编 杨鸣春 刘雪莲 岑 梅

U0310952

辽宁科学技术出版社
LIAONING SCIENCE AND TECHNOLOGY PUBLISHING HOUSE

拂石医典
FU SHI MEDBOOK

图书在版编目（CIP）数据

脑卒中康复专科护理服务能力与管理指引/杨鸣春，刘雪莲，岑梅主编.—沈阳：辽宁科学技术出版社，2021.1

ISBN 978－7－5591－1730－4

Ⅰ.①脑…　Ⅱ.①杨…②刘…③岑…　Ⅲ.①脑血管疾病－护理　Ⅳ.①R473.5

中国版本图书馆 CIP 数据核字（2020）第 158352 号

出版发行：辽宁科学技术出版社
　　　　　北京拂石医典图书有限公司
地　　址：北京海淀区车公庄西路华通大厦 B 座 15 层
联系电话：010-57262361/024-23284376
E－mail：fushimedbook@163.com
印　刷　者：三河市双峰印刷装订有限公司
经　销　者：各地新华书店

幅面尺寸：140mm×203mm
字　　数：285 千字　　　　　印　　张：11
出版时间：2021 年 1 月第 1 版　印刷时间：2021 年 1 月第 1 次印刷

责任编辑：李俊卿　　　　　　责任校对：梁晓洁
封面设计：潇　潇　　　　　　封面制作：潇　潇
版式设计：天地鹏博　　　　　责任印制：丁　艾

如有质量问题，请速与印务部联系　联系电话：010-57262361

定　　价：49.00 元

编委会名单

《专科护理与管理系列丛书》
前　言

　　随着我国医疗卫生事业的蓬勃发展，护士在健康管理、疾病预防、急危重症救护、患者照护、慢病管理、老年护理等各个领域将迎来新的机遇和挑战，在这样的新形势下，临床专科护理服务能力已成为体现护理专业内涵、确保患者安全的重要保证之一。

　　为适应医学学科的发展和患者的需求，昆明市延安医院护理部组织各临床专科护理管理人员，在查阅大量相关资料的基础上，结合临床工作实际共同编写了《专科护理与管理系列丛书》，本丛书有三大特点：

　　一是具有严谨的科学性和先进性。丛书以护理程序为框架、以优质护理为方向，落实责任制整体护理，结合临床专科建设与管理指南，重点研究专科护理工作的要求，找准专科护理的要点，对护理工作进行全面、全程的管理，以提高临床护理能力，不断提升护理管理水平，建立护理服务的长效机制。

　　二是具有较强的实用性和可操作性。丛书密切结合临床，详细介绍了各专科常见疾病的护理要点和护理技术、专科危急重症抢救与护理、护理质量控制与管理，对规范护理人员的职业行为、提高专业技术能力将起到很好的指导作用。

　　三是体现专业化、精细化。本丛书内容丰富翔实，阐述流畅严谨，编排层次清晰，切合现代护理管理及临床专科护理的实际，可供各级各类医院护理管理、临床护理、护理教学人员参考阅读。

医学发展日新月异，护理专业迅猛发展，希望通过这样一套兼顾实用性与针对性的丛书，切实帮助各级各类医院进一步完善护理服务体系，提高护理技术水平，提升专科服务能力，改善护理服务质量。期待各位护理人员立足当下，创新发展，促进护理服务精准对接人民群众的健康需求，在"健康中国"建设的宏伟蓝图中画上浓墨重彩的一笔。

2020 年 10 月

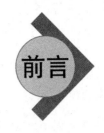

前言

　　脑卒中是一种以脑组织缺血或出血性损伤为主要临床表现的急性脑血管病，具有高发病率、高致残率、高死亡率及经济负担重的特点。随着我国社会经济的快速发展，国民生活水平不断提高，心脑血管系统疾病已居患病率和死亡率的前几位，成为我国居民健康的主要杀手。

　　本书编写秉承"以病人为中心，深化护理专业内涵，整体提升护理服务水平"的护理服务宗旨，以"培养、指导、促进"为目标，从临床实际工作出发，突出护理的专科性及实用性。内容结构层次清晰，包括脑卒中康复护理、中医康复护理、常用药物、物理因子治疗、脑卒中的应急预案、脑卒中护理质量管理、脑卒中常用评估量表等方面的论述，侧重临床护理的可操作性和实用性。

　　本书旨在促进广大脑卒中护理人员在临床工作中更好地掌握脑卒中疾病的专科护理、康复护理、延续护理及评估和质量控制要点。

　　由于书中涉及的学科知识较多，限于编者的知识和水平，不足之处在所难免，恳请读者和同行予以批评指正。

杨鸣春　刘雪莲　岑梅

2020 年 10 月

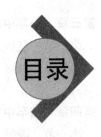

目录

≫第一章

脑卒中患者的康复护理指引

第一节　脑卒中概述

一、概念

卒中包括脑梗死、颅内出血（intracerebral hemorrhage，ICH）和蛛网膜下腔出血（subarachnoid hemorrhage，SAH），其特征是血管性病因导致的中枢神经系统（central nervous system，CNS）的急性、局灶性损害，由此引起神经功能缺损。

2013 版卒中定义，从广义上讲"卒中"这一术语包括下面所有情况：

1. CNS 梗死定义　CNS 梗死是指缺血所致的脑、脊髓或视网膜细胞死亡，基于：①病理学、影像学或其他客观证据显示脑、脊髓或视网膜的明确血管分布区内存在局灶性缺血性损害；②临床证据显示脑、脊髓或视网膜局灶性缺血性损害，依据症状持续时间≥24 小时或直至死亡，并排除其他病因（注：CNS 梗死包括出血性梗死，Ⅰ型和Ⅱ型，见"出血性梗死"）。

2. 缺血性卒中定义　局灶性脑、脊髓或视网膜梗死引起的神经功能障碍发作。

3. 静止性 CNS 梗死定义　影像学或神经病理学证据显示CNS 梗死，没有由该病灶导致急性神经功能障碍的病史。

4. 脑出血定义　非创伤导致的脑实质或脑室系统内局部血液积聚（注：脑出血包括Ⅰ型和Ⅱ型 CNS 梗死后的实质出血，见"出血性梗死"）。

5. 脑出血导致的卒中定义　非创伤性脑实质或脑室系统内局部血液积聚引起的快速发展的临床神经功能障碍征象。

6. 静止性脑出血定义　影像学或神经病理学显示脑实质、蛛网膜下腔或脑室系统内局部存在慢性血液积聚，非创伤导致，也没有由该病灶导致急性神经功能障碍的病史。

7. 蛛网膜下腔出血定义　血液进入蛛网膜下腔（脑或脊髓蛛网膜与软脑膜之间的空隙）。

8. 蛛网膜下腔出血导致的卒中定义　血液进入蛛网膜下腔引起的快速发展的临床神经功能障碍征象和（或）头痛，非创伤导致。

9. 脑静脉血栓形成导致的卒中定义　脑静脉血栓形成导致的脑、脊髓或视网膜的梗死或出血。由可逆性水肿而非梗死或出血引起的症状或体征不能被认定为卒中。

10. 未特指的卒中定义　急性神经功能障碍发作，持续时间≥24 小时或死亡，推测由缺血引起，但缺乏足够的证据能归为上述任何一种。

卒中新定义强调了关注亚临床形式的脑血管病的必要性，特别是静息性脑梗死和微出血，应对包括缺血性卒中、短暂性脑缺血发作（transient ischemic attack，TIA）和出血性卒中的急性脑血管综合征患者予以迅速、及时的诊断评估和治疗。发现静息性的血管病变，包括梗死和微出血，即便没有症状，也提示有脑血管病，应进行血管危险因素的评估和处理，以达到预防卒中的目的。

二、发病情况

2018 年《中国脑卒中防治报告》指出中国脑卒中高于世界平均水平，40～74 岁居民首次卒中标化发病率平均每年增长8.3%。年龄≥40 岁居民卒中标化患病率由 2012 年的 1.89% 上升至 2018 年的 2.32%，推算年龄≥40 岁居民卒中现患人数 1318 万，每年 190 余万人因卒中死亡。中国卒中防治仍面临巨大挑战，防治力度亟需进一步加强。最新全球疾病负担研究（Global Burden of Disease Study，GBD）显示，我国总体卒中终生发病风险为 39.9%，位居全球首位，2018 年我国居民因脑血管病致死比例超过 20%，这意味着中国人一生中每 5 个人约有 2 个人会罹患卒中。脑卒中是我国疾病所致寿命损失年的第一位病因。《2019 中国卫生健康统计提要》数据显示，据世界卫生组织统计，2019 年我国脑卒中的发病率以 8.7% 的速度上升。脑卒中还是导致功能障碍的首要原因，我国现存活的脑卒中患者 600 万～700 万，3/4 留有不同程度的残疾，由此造成的经济损失高达 400 亿元。《2018 中国卫生健康统计年鉴》显示，我国 2005—2017 年卒中人均医药费用均持续增长，尤其是缺血性卒中的出院人数及人均医药费用均呈暴发性增长态势。2017 年我国缺血性卒中和出血性卒中患者人均住院费用分别为 9607 元和18 525 元，相比 2007 年分别增长 60% 和 118%。

三、危险因素

（一）不可干预的危险因素

这类因素通常不可干预，但可用于识别卒中风险增高的个体及可能从其他可干预危险因素的严格预防或治疗中获益的患者。

1. 年龄 卒中一度被看作是一种老年病，但近年来儿童卒中的发病率有所上升。尽管青年人群（25～44 岁）的卒中风险较低，但该年龄段人群由于工作能力和工资收入的损失相对较大，因此相对来说公共卫生负担更重。衰老对心血管系统的累积效应及卒中危险因素长期进展特性，显著增高了缺血性卒中和颅内出血的风险。55 岁以后，缺血性卒中和颅内出血风险每 10 年增高 1 倍。

2. **性别** 男性卒中较女性更为多见。男性卒中发病率（根据人种/种族分层计算）通常高于女性，缺血性卒中和出血性卒中均如此，然而 35～44 岁和 >85 岁年龄段例外。某些因素，如服用口服避孕药（oral contraceptive，OC）和妊娠，可使年轻女性的卒中风险增高。

3. **低出生体重量** 在英格兰和威尔士，低出生体重人群成年卒中的病死率较高。一项类似的研究将一组年龄 <50 岁并患有卒中的南卡罗来纳州医疗补助受益者与对照人群进行了比较，结果发现，出生体重 <2500g 者发生卒中的概率是出生体重 ≥4000g 者的 2 倍多。

4. **人种/种族** 人种和种族对疾病风险的影响难以单独考虑。与白种人相比，黑种人和一些西班牙裔/拉丁美洲裔美国人所有亚型的卒中发病率和病死率均较高。尤其是青年和中年黑种人，与相同年龄段的白种人相比，其蛛网膜下腔出血和颅内出血风险均显著增高。黑种人卒中发病率和病死率较高的原因可能是其高血压、肥胖和糖尿病患病率较高。

5. **遗传因素** 对多项队列研究进行的一项汇总分析表明，有卒中家族史者卒中风险增高约 30%。单卵双生子同患卒中的概率是异卵双生子的 1.65 倍。女性卒中患者双亲曾患卒中的可能性高于男性。一些罕见的遗传性疾病已被证实与卒中有关。

（二）可干预的危险因素

1. **高血压** 高血压是脑梗死和颅内出血的一个重要危险因素。血压与卒中风险之间存在强烈的、连续的、分等级的和一致的独立相关性，而且具有预测意义和病因学意义。在整个常见血压范围内，包括正常血压范围，血压越高，卒中风险越高。卒中风险随着血压升高而进行性增高。

2. 吸烟　吸烟是缺血性卒中的一个强烈的危险因素，能使缺血性卒中风险翻倍。吸烟还会使蛛网膜下腔出血风险增高2～4倍。吸烟与缺血性和出血性卒中之间均有确切的关系，特别是在青年人中。吸烟也会增强其他卒中危险因素的影响力，包括收缩压、生机衰竭（异常疲惫、易激惹和沮丧感）和口服避孕药。此外，一些研究证实了被动吸烟也是卒中的一个重要危险因素。

3. 糖尿病　糖尿病患者对动脉粥样硬化的易感性和致动脉粥样硬化危险因素的患病率均升高，特别是高血压和血脂异常。有研究证实，糖尿病是缺血性卒中的独立危险因素。糖尿病会增高所有年龄段患者的缺血性卒中发病率。

4. 血脂异常

（1）总胆固醇：大多数流行病学研究显示，高胆固醇血症与缺血性卒中风险增高之间存在相关性。流行病学研究提示，在普通人群中卒中风险与总胆固醇水平的关系呈双向性，总胆固醇水平增高与缺血性卒中风险增高有关，而总胆固醇水平降低与颅内出血风险增高有关。

（2）高密度脂蛋白胆固醇（high density lipoprotein cholesterol, HDL－C）：大多数流行病学研究表明，HDL－C 水平与卒中之间呈负相关。

（3）三酰甘油：非空腹三酰甘油水平每增加 1mmol/L（88.545mg/dl），缺血性卒中风险增加 15%（95% 可信区间 9%～22%）；三酰甘油水平≥5mmol/L（443mg/dl）和年龄≥55 岁人群的缺血性卒中 10 年风险分别为 16.7%（男性）和 12.2%（女性）。

5. 心房颤动（atrial fibrillation, AF）　即使没有心脏瓣膜病变，AF 也会使缺血性卒中风险增高 4～5 倍，这是由于左心耳血液淤滞可诱导血栓形成从而引起栓塞。

6. 其他心脏疾病　卒中高危心脏疾病包括房性心律失常（如 AF/心房扑动、病态窦房结综合征）、左心房血栓形成、原发性心脏肿瘤、赘生物和人工心脏瓣膜。其他可增高卒中风险的心脏疾病包括扩张型心肌病、冠状动脉疾病、心脏瓣膜病和心内膜炎。在心脏介入治疗、起搏器置入术及冠状动脉旁路手术过程中可能会发生卒中。

7. 无症状颈动脉狭窄　颈内动脉颅外段或颈动脉球部样硬化性狭窄病变可增高卒中风险。

8. 镰状细胞病（sickle cell disease, SCD）　SCD 是一种常染色体隐性遗传病，其异常基因产物为结构发生改变的血红蛋白 β 链。有研究证实，大多数 SCD 相关性卒中发生在纯合子 SCD 患者，20 岁前卒中患病率至少为 11%，相当多的患者 MRI 可发现无症状卒中。幼儿期卒中发生率最高。

9. 绝经后激素治疗　妇女健康倡议（Women's Health Initiative, WHI）研究显示，任何含有共轭马结合雌激素（conjugated equine estrogen, CEE）/醋酸甲羟孕酮（medroxyprogesterone acetate, MPA）的各种激素替代治疗都会增高卒中风险。

10. 口服避孕药　服用口服避孕药可增高卒中风险。某些女性，特别是高龄、吸烟，以及患有高血压、糖尿病、肥胖、高胆固醇血症和促血栓形成基因突变的女性，发生卒中的风险较高。

11. 膳食和营养　大量证据表明，膳食的多个方面都与高血压的发病机制有关，而高血压是缺血性卒中的一个重要可干预危险因素，特别是过量食盐摄入、低钾摄入、超重、大量饮酒和膳食结构不合理。

12. 缺乏体力活动 缺乏体力活动与多种健康不良影响有关，包括总病死率、心血管病死率、心血管发病率和卒中风险增高。

13. 肥胖和体脂分布 体质量状况通常根据体质量指数（body mass index，BMI）进行分类，BMI 为体质量除以身高的平方（单位为 kg/m^2）。BMI 为 $25 \sim 29.9kg/m^2$ 被定义为超重，$\geq 30kg/m^2$ 被定义为肥胖。BMI 在 $25 \sim 50kg/m^2$ 范围时，BMI 每增高 $5kg/m^2$，卒中后病死的风险增高 40%；而在较低 BMI 范围（$15 \sim 25kg/m^2$）中，即使在排除吸烟者后，仍然未发现 BMI 与卒中后病死之间有关。

四、临床分型

卒中的临床分型见图 1 - 1 - 1。

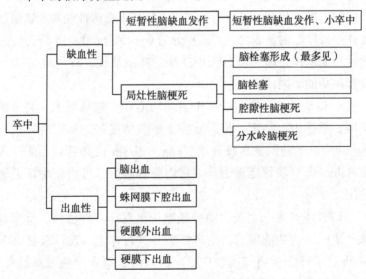

图 1 - 1 - 1 卒中的临床分型

第二节 卒中后的康复评定

脑卒中康复评定是脑卒中康复的重要内容和前提，它对康复治疗目标和康复治疗效果起着判定作用，且有利于其预后的预测。原则上，在脑卒中的早期就应进行康复评定，之后还应定期评定。现有康复评定涉及的内容较多，主要的常用评定方法如下。

1. 脑损害严重程度评定　常用格拉斯哥昏迷量表（Glasgow Coma Scale，GCS）和中国脑卒中患者临床神经功能缺损程度评定（1995 年）来进行。

2. 脑卒中患者临床神经功能缺损程度评定　该量表是在1995 年全国第四届脑血管病学术会议上制定并推荐应用，具有较好的信度和效度，是目前我国用于脑卒中临床神经功能缺损程度评定最广泛的量表之一。其评分为 0～45 分，0～15 分为轻度神经功能缺损，16～30 分为中度神经功能缺损，31～45 分为重度神经功能缺损。

3. 运动功能评定　脑卒中运动功能评定包括肌力、关节活动度、肌张力、痉挛、步态分析、平衡功能等，常用的方法有 Brunnstrom 运动恢复 6 级分期、Fugl – Meyer 运动评定量表、改良 Ashworth 痉挛评定量表等，它们各有侧重，可根据临床需要选用。

4. 痉挛评定　上肢运动神经损伤出现痉挛性瘫痪，痉挛造成严重的运动功能障碍，临床常需要进行评定，现以改良 Ashworth 痉挛评定量表应用较广泛。检查时，患者一般取仰卧位，分别对其双侧上、下肢被动关节活动。

5. 步态评定　可用足迹分析或步态分析仪检测。脑卒中偏瘫患者步态运动学指标的表现特点是：支撑期可出现膝过伸、骨

8

盆后缩，支撑期缩短；摆动期由于患侧下肢伸肌张力过高，踝关节跖屈、足内翻，使负重的下肢过度伸长，而形成画圈步态，摆动期延长。

6. 平衡功能评定

（1）三级平衡检测法：在临床上经常使用。Ⅰ级平衡是指在静态下不借助外力，患者可以保持坐位或站立平衡；Ⅱ级平衡是指在支撑面不动（坐立或站立）进行某些功能活动时可以保持平衡；Ⅲ级平衡是指患者在外力作用下仍能保持坐位或站立平衡。

（2）Berg 平衡评定量表（Berg balance scale test）：是脑卒中康复临床与研究中最常用的量表，一共有 14 项检测内容（包括：①坐→站；②无支撑站立；③足着地，无支撑坐位；④站→坐；⑤床椅转移；⑥无支撑闭眼站立；⑦双脚并拢，无支撑站立；⑧上肢向前伸；⑨从地面拾物；⑩转身向后看；⑪转体360°；⑫双脚交替踏台阶；⑬双足前后位，无支撑站立；⑭单腿站立）。每项评分 0～4 分，满分 56 分，得分高表明平衡功能好，得分低表明平衡功能差。

7. 日常生活活动能力（ADL）评定　常用巴氏指数（Barthel index, BI）、功能独立性评定（functional independence measure, FIM）量表和日常生活能力评定量表（Barthel 指数）。FIM 评定患者的独立生活能力，评定内容包括 6 个方面 18 项内容，总分最高为 126 分，最低 81 分。

8. 感知觉功能评定　感觉反应客观存在，是知觉的基础。知觉是对感觉的认识和理解，通常是人直接反映客观事物的形式。临床上常见的感知觉障碍有失认症、失用症等。

9. 言语功能评定

（1）失语症严重程度的评定：通常用波士顿诊断性失语检查中的 BDAE 失语症严重程度分级标准进行评定，或是汉语失语症检查表（ABC法）。

（2）言语功能评定：失语症检查国内通常采用汉语标准失语症检查量表（Chinese Rehabilitation Research Center Standard Aphasia Examination，CRRCAE），国外多采用波士顿诊断性失语症检查（Boston diagnostic aphasia examination，BDAE）中的失语症严重程度分级标准进行。

10. 吞咽障碍评定 饮水试验饮水后无呛咳或语言清晰度可预测误咽是否存在。让患者在坐位状态下饮30ml常温水，观察全部饮完的时间，注意观察是否有水从口角流出。

11. 认知障碍评定 认识是脑的高级功能活动，是获取和理解信息，进行判断和决策的过程，包括注意、记忆、学习、思维、执行功能等。常用的评定方法有简易精神状态检查量表（mini-mental state examination，MMSE）、洛文斯顿作业疗法认知评定成套测验（The Loewnstein Occupational Therepy Cognitive Assessment，LOTCA）和电脑化认知测验等。

12. 构音障碍评定 常用的方法有Frenchay构音评定总结表。

13. 心理评定 常用的方法有Zung焦虑自我评定量表、汉密尔顿抑郁评定量表、电脑辅助心理测试分析系统等。

14. 营养风险筛查评定 略。

第三节 康复护理目标

卒中后会导致偏瘫、失语、偏盲、吞咽障碍、认知障碍等，主要并发症有肩关节半脱位，肩痛和肩手综合征，直立性低血压，深静脉血栓，肺部感染，泌尿系感染，关节挛缩等。如果未经康复治疗，患者后遗症较为明显：肩下垂、肘关节屈曲、各手指屈曲畸形、行走时下肢呈明显的画圈步态。

康复是指综合地、协调地应用各种方法，使病、伤、残者（包括先天性残）已经丧失的功能尽快地、能尽最大可能地得到恢复和重建，使他们在体格上、精神上、社会上和经济上的能力得到尽可能的恢复，使他们重新走向生活，重新走向工作，重新走向社会（WHO）。脑血管意外后 2～4 周内，通过床边康复，防治各种并发症，对有功能障碍者可初步逐渐恢复床上部分治疗功能障碍。恢复期患者通过系统的康复治疗后，期望其神经功能缺失明显减少，运动功能明显增加，日常生活活动能力提高及改善，生活质量提高。预防和处理卒中后并发症，避免"废用综合征"和"误用综合征"。

第四节　运动障碍的康复护理

一、偏瘫的异常运动模式

偏瘫患者的上肢和下肢会呈现异常运动模式。上肢是以屈肌张力增高为主的运动模式，下肢是以伸肌张力增高为主的运动模式。上肢肩关节是内收、内旋，肘关节屈曲，前臂旋前，腕关节屈曲，掌指关节屈曲。下肢髋关节是外展、外旋，膝关节伸展，踝关节下垂、内翻。异常的运动模式会给患者的日常生活带来较大影响。康复训练的目的是要纠正或改善患者的异常运动模式。

二、运动功能的评价

偏瘫的评定需要强调的是躯体功能的评定，涉及多方面的内容，这与患者偏瘫的恢复密切相关，包括患者的肌张力的评定、肌力的评定和 Brunnstrom 分期的评定（表 1 - 4 - 1）。

表 1-4-1 Brunnstrom 分期量表

	上肢评价标准	下肢评价标准	手评价标准
I	无随意运动（弛缓期）	无随意运动（弛缓期）	无随意运动（弛缓期）
II	联带运动初期阶段（痉挛期）	联带运动初期阶段（痉挛期）	手指几乎不能随意屈曲或只有轻微的屈曲
III	联带运动达到高峰	联带运动达到高峰	可有勾状抓握，不能随意伸展
IV	出现部分分离运动：手背到腰后；肘关节伸展，肩关节屈曲90°；肘关节屈曲90°，前臂旋前、旋后	出现部分分离运动：坐位，膝关节伸展；仰卧位，髋关节外展；仰卧位，膝关节伸展位，髋关节屈曲	五指能并拢，侧捏及分开拇指，手指能半随意地小范围伸展
V	出现分离运动：肘关节伸展，肩关节外展90°；肘关节伸展，肩关节上举；肘关节伸展，肩关节屈曲90°，前臂旋前、旋后	出现分离运动：坐位，膝伸展，足背屈；坐位，髋关节内旋；立位，踝关节背屈	可作球状、圆状抓握，手指可做集团伸展，但不能单独伸展
VI	正常	正常	所有抓握均能完成，但速度和准确性差

Brunnstrom 将偏瘫肢体功能的恢复过程根据肌张力的变化和运动功能情况分为六阶段来评定脑卒中后运动功能的恢复过程。I 期无任何运动又称弛缓期；II ~ III 期患者开始肌张力增高，出现联合反应和共同运动，又称痉挛期；IV ~ V 期开始，共同运动模式打破，开始出现分离运动，又称为分离运动期；VI 期基本接近正常活动能力，但协调与灵活性、准确性稍差。

三、体位摆放

急性期体位摆放（良肢位摆放）：预防异常运动模式的发展。

患者右侧肢体偏瘫时良肢位的摆放方法：患者面部朝向患侧，患侧肩关节下方垫一枕头，防止肩关节的下坠、后缩，以及肩关节半脱位；患侧上肢伸展稍外展，前臂旋后；拇指指向内方；患侧髋部稍垫起，防止骨盆后倾；大腿外侧垫枕头，使髋关节伸展，并呈中立位；膝关节轻度屈曲。图1-4-1是仰卧位时的良肢位。

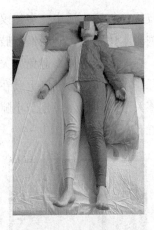

图1-4-1　良肢位

健侧卧位的良肢位：健侧卧位时，患侧上肢下垫枕头，使患侧肩部前伸并稍外展，肘关节伸直，前臂旋前，手指关节伸直；患侧骨盆旋前，髋、膝关节自然呈半屈曲位，置于枕上。患足与小腿尽量保持垂直；身后可以置枕头支撑身体，患足与小腿尽量保持垂直，健侧下肢微屈自然放置于一枕头上（图1-4-2）。

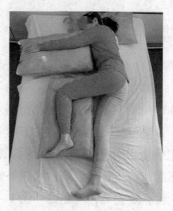

图 1 - 4 - 2　健侧卧位

患侧卧位的良肢位：临床生活中，多建议患者尽量以患侧卧位为主，这样可以刺激本体感觉，刺激偏瘫肢体的运动和感觉的恢复。患侧卧位时，患侧上肢前伸，避免肩关节受压和后缩；肘关节伸展，手指张开，掌心向上；健侧上肢在前，置于枕上；患侧髋关节微后伸，膝关节略屈曲，患足与小腿尽量保持垂直，健侧下肢微屈自然放置于一枕头上（图 1 - 4 - 3）。

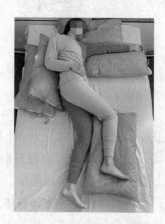

图 1 - 4 - 3　患侧卧位

正确的坐姿：患者右侧偏瘫，坐位时应在后背垫一枕头，保持髋屈曲90°。肩关节前屈，保持肘伸展，保持手伸展，上肢旋前，手伸直，掌心向上。髋屈曲90°，膝盖微屈。保持这样的坐姿是正确的，能够预防异常的运动模式（图1-4-4）。

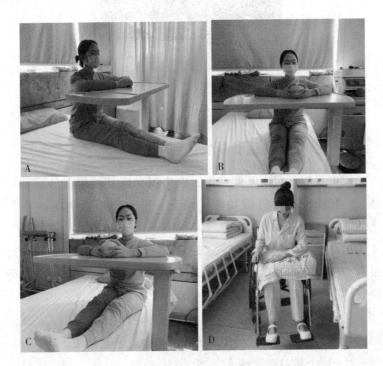

图1-4-4　正确的坐姿

错误的坐姿：软瘫期，患者常需要被动地由家属将其放置于床上，家属给患者采取错误的坐姿，这在日常生活中很常见。这种坐姿容易诱发患者更加异常的病理运动模式，上肢屈曲，下肢伸直（图1-4-5）。

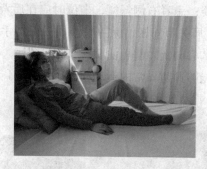

图1-4-5 错误的坐姿

四、肢体被动运动康复护理

锻炼目的：增强患者肢体肌肉力量，恢复被损伤的运动功能、心肺功能，促进脑功能的恢复，防止瘫痪肢体的畸形和挛缩。

运动强度：开始运动时，要有医护人员或家属监护，运动时最高心率控制在100次/分以下。在恢复后期，根据病情与体能恢复情况，运动时最高心率可达100~120次/分。

运动种类与练习次数、时间：患者仰卧位，在医护人员或家属的帮助下从大关节到小关节逐一进行上、下肢被动运动。

（一）上肢被动运动

1. 手指屈伸　帮助者一只手握患者手背，另一只手握患者手指做屈伸练习。

2. 手指环转　帮助者一只手握患者手心，另一只手握患者手指做环转练习。

3. 屈腕和伸腕　帮助者一只手握患者手腕上，另一只手握患者手心，做腕关节的屈曲和伸展练习。

4. 手腕环转　帮助者一只手握患者手腕上，另一只手握患者手心，做手腕左右摇动与转动练习。

5. *屈肘和伸肘*　帮助者一只手握患者上臂，或上臂压在床上，使臂定位，另一只手握患者手腕做肘部伸屈与旋转练习。

6. *肩部前屈、外展、内收*　帮助者一只手扶患者肩上（锁骨），另一只手握患者手腕，做肩部的前屈、外展、内收练习。

（二）下肢被动运动

患者仰卧位，在医护人员或家属的帮助下进行下肢被动运动。

1. *足趾屈伸与旋转活动*　帮助者一只手握患者足背，另一只手握患者足趾，做足趾屈伸与旋转活动。

2. *足踝屈伸与旋转活动*　帮助者一只手握患者小腿足踝上端，另一只手握患者足背（手心对足心），做足踝屈伸与旋转活动。

3. *膝关节屈伸与旋转活动*　帮助者一只手握患者膝上大腿部，另一只手握患者小腿，做膝关节屈伸与旋转活动。

4. *髋关节屈曲与旋转活动*　帮助者双手握患者小腿，做髋关节屈曲与旋转活动。

每日被动练习 1 次，每个关节进行 10 ~ 20 次被动活动。

五、主动活动康复护理

早期肢体的被动活动可以 20 ~ 30 分钟/次，每天 2 ~ 3 次。意识清醒的患者可以用健侧手握住患侧手来带动患侧肢体完成主动－辅助运动。健侧手握住患侧手进行主动－辅助运动如图 1－4－6 所示。

床上运动包括桥式运动（图 1－4－7）、床上翻身训练（图 1－4－8 至图 1－4－9）、床上坐起（图 1－4－10）和坐位平衡训练（图 1－4－11）。

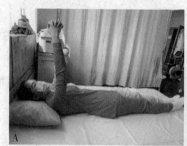
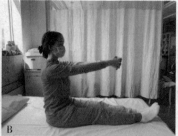
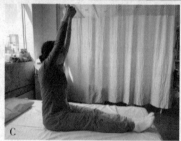

图 1 – 4 – 6　主动 – 辅助运动

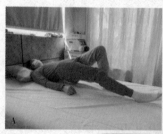
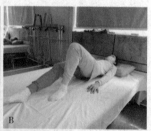
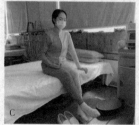

图 1 – 4 – 7　桥式运动

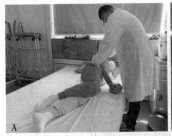
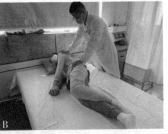

图 1 - 4 - 8　辅助翻身

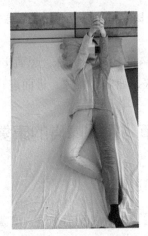

图 1 - 4 - 9　床上翻身

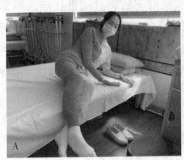
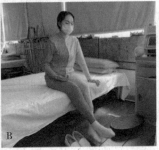

图 1 - 4 - 10　床上坐起

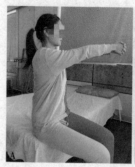
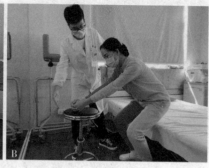

图 1 - 4 - 11　坐位平衡训练

图 1 - 4 - 11 是一个坐站的训练。患者 Bobath 握手，躯干前屈、前倾，重心前移，屈髋、屈膝，进而进行站立。

第五节　吞咽障碍的康复护理

一、正常吞咽过程

正常吞咽从功能上可分为 4 个阶段：准备期、口腔期、咽期和食管期。准备期是咀嚼食物，将食物与唾液充分混合形成适合吞咽的食团。口腔期是舌体依次从前向后将食团推送进入咽部之前的过程。几乎同时，软腭开始抬高，舌后部下降，舌根前移，食团进入咽部。食团在口腔传递的时间应为 1 ~ 1.25 秒。咽期是指食团从进入口咽部到通过食管上括约肌进入食管的这一阶段。这一过程可分解为几乎同时发生的几个顺序紧密协调的动作：软腭上提、舌骨上肌群收缩将舌骨前上提、喉上提、声带内收关闭、会厌盖住喉入口、杓状软骨内向运动关闭喉前庭、舌、咽缩肌收缩，环咽肌打开，加上重力使食团通过环咽肌进入食管，然后喉、咽结构复位，重建呼吸道，整个过程需要 0.75 ~ 1 秒。因此这一阶段必须快速、有效，使呼吸仅有短暂中断而防止食团进入气道的过程。食管期是指食管以蠕动运动将食团从 UES 沿食管向胃部移送的阶段，需要 8～20 秒，该期不受吞咽中枢控制，主要由平滑肌和横纹肌的收缩产生蠕动。

二、吞咽障碍的评定

对于吞咽障碍患者首先应进行评定，以筛查吞咽障碍是否存在；分析吞咽障碍的病因和解剖生理变化；确定吞咽障碍程度及患者有无存在误吸的危险因素等；为诊断和治疗及康复护理训练计划的制订提供依据。

（一）一般评定

1. 掌握导致吞咽障碍的原发疾病　如脑卒中、脑损伤、重症肌无力等。

2. 了解全身情况　注意有无发热、脱水、营养不良，呼吸情况如何，病情是否稳定等方面的问题。

3. 确认意识水平情况　用格拉斯哥昏迷评价量表等来评定意识水平，确认患者的意识水平是否可进行进食训练，是否发生动态变化。

4. 了解高级脑功能情况　可采用不同量表评定患者语言、认知、行为等高级脑功能情况。

（二）吞咽障碍筛查

美国、日本、澳大利亚等国家的脑卒中患者在发病之初 24 小时内，经口摄食前必须接受吞咽障碍的筛查（《中风治疗的临床指南 2010》）。

1. 反复唾液吞咽测试　是一种评定由吞咽反射诱发吞咽功能的方法。其具体方法是让患者取坐位，检查者将手指放在患者的喉结及舌骨处，观察 30 秒内患者进行吞咽运动的次数和喉结上下移动情况。若为高龄患者做 3 次即可。对于因有一定意识障碍而不能遵医嘱完成的患者，可借助口咽部冷刺激的方法来观察其吞咽情况。

2. 饮水试验　其方法是让患者取坐位，嘱患者将30ml温水一口咽下，观察并记录饮水情况。

三、吞咽障碍的康复训练

1. 基础训练　颈部的活动度训练；颊肌、喉部内收肌运动；咽部冷刺激与空吞咽；呼吸道的训练；模拟吞咽训练。

2. 进食训练　根据吞咽障碍程度选择流质、半流糊状食物。

（1）方法：根据病情嘱患者坐起或抬高床头45°。一口量，即每次喂食量取适合于患者的吞咽量。过多，食物会从口中漏出或在咽部滞留，增加误吸危险；过少，难以触发吞咽反射。一般从2~4ml开始逐步增加。亦可每次进食后饮少量碳酸盐饮料1~2ml，既可刺激诱发吞咽反射，又能祛除咽部残留物，以免引起误吸。

（2）食物的选择：鼓励能吞咽患者进食高蛋白、高维生素的食物，选择软饭，半流或糊状食物，避免粗糙、干硬、辛辣等刺激性食物。

四、吞咽障碍患者的饮食护理

（一）管饲饮食

管饲饮食能保证意识不清和不能经口进食患者的营养水分供给，避免误吸。

1. 2周内的管饲饮食采用鼻胃管和鼻肠管方法。

2. 2周以上的管饲饮食采用经皮内镜下胃造瘘术和经皮内镜下空肠造瘘术。对于管饲饮食患者须同时进行康复吞咽训练。经皮内镜下胃造瘘术是在内镜协助下，经腹部放置胃造瘘管，以达到进行胃肠道营养的目的。手术只须在腹部切开约0.5cm的小切口，然后经导丝通过胃镜送出约 0.5cm 的造瘘管，固定于腹壁，手术即告完成。

（二）经口进食

对于吞咽障碍患者，平衡膳食食物的要求与正常人有所不同，但也需要尽量保持饮食的相对平衡，主要体现在食物种类上的安排。有专家建议，食物每日摄取的数量和比例是：粮食和豆类 400~500g，粮食与豆类 10∶1；蔬菜、水果摄入量为 300~400g，蔬菜与水果的比例为 8∶1；奶和奶制品摄入量为 200~300g；鱼、肉、蛋类为 100~200g。吞咽障碍患者面对琳琅满目的食物选择，首先是考虑如何吃下去，安全有效进食是个大问题。食物的质地和液体增稠已成为吞咽障碍管理的基础，可改善咀嚼困难或疲劳，改善吞咽安全和避免窒息。将液体增稠可以减慢其口腔期和咽期运送过程，以避免异物进入呼吸道致误吸及安全进入食管。

1. 食物的质地　吞咽障碍患者的膳食除了尽量按平衡膳食的种类及比例选择外，还必须考虑容易进食，而又不引起误吸和残留等安全方面，这在食物的调制方面可做适当的加工，以更适合不同阶段吞咽障碍患者食用。临床上通常可将食物粗分为稀流质、流质、半流质和半固体状。但对于吞咽障碍的患者来说，对于食物的质地更为客观的指标是食物的黏稠度、硬度、黏附性和内聚性四个方面。

（1）黏稠度：可以反映食物的流动性，如水的黏稠度低，而半流质和半固体状食物的黏稠度高。黏稠度的不同会对误吸和残留有影响。黏稠度可通过增稠剂来调整，以适应患者的吞咽功能。

（2）硬度：是指将食物压缩时达到断裂点时需要的力度。不同硬度的食物对患者的咀嚼功能有一定要求，如坚果类和肉类食物需要较大的力量才能将食物咬断，而豆腐则用舌即可压碎。

（3）黏附性：与黏稠度类似，主要反映食物与口腔及舌的附着容易程度。黏附性高的食物相对来说容易引起残留，如年糕；黏附性低、流动容易的食物则容易误吸，如液体。

（4）内聚性：反映食物一旦离散之后再形成食团的容易程度。内聚性适中的容易吞咽，如饼干等颗粒状的食物不容易形成食团，而秋葵、果冻样的食物则易搅拌成食团。食团的形成对于吞咽非常重要。

2. 食物的选择　食物的选择因人而异。吞咽障碍患者出现障碍的不同时期、不同程度所选择的食物有所不同，主要从患者容易吞咽而又不引起误吸和残留因素考虑，必要时须在吞咽造影下进行选择。应根据患者吞咽功能的情况，平衡地选择食物的质地。黏稠度低的如稀流质食物不易残留但误吸的风险高，而黏稠度高的食物不易误吸但容易残留。临床实践中，吞咽障碍患者的食物性状应首选糊状食物。亦可根据吞咽障碍影响吞咽器官的部位，因地制宜地选择适当食物并进行合理配制，不同质地的食物根据需要，可调制成不同形态。如患者饮水呛咳，但进食糊状食物无误吸，那么就可以使用增稠剂（如舒食素）将水调稠进食。若患者咀嚼困难，可以将食物硬度降低，用搅拌机打碎，然后用半固化食物调节剂（如食倍乐）进行半固化处理，易于吞咽。

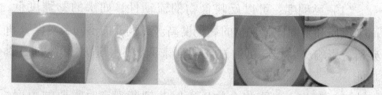

3. 食物质地的改良　部分吞咽障碍患者可通过食物质地的改良而获取再次经口进食的机会。患者由于咀嚼功能差、舌肌力

量减退、咽部收缩力不足、环咽肌开放功能障碍等原因而需要在进食过程对食物的质地进行改良。例如，当吞咽障碍患者反复咀嚼时易导致疲劳，这种类型的患者就应避免进食需要反复咀嚼的食物，可以把食物切碎煮成布丁状食物，或将食物制作成混合食物。稀流质食物会增加吞咽障碍患者的误吸风险，合理应用增稠剂增加食物黏稠度可使食物通过口—咽位置速度变慢，从而使食物更易被控制，且在咽期吞咽启动之前可以防止食物从舌根部溢进气道。

（1）软食、固体食物

①适应人群：轻度咀嚼障碍患者（老年人）。

②食物特征：食物细软、不散、不黏；容易咀嚼或用牙龈咀嚼。

（2）半流质食物

①适应人群：中度咀嚼或吞咽障碍患者。

②食物特征：食物湿润有形状，即使没有牙齿也可用舌压碎，且容易形成食团，在咽部不会分散，容易吞咽。

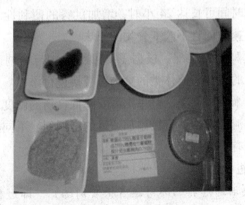

（3）糊状食物

①适合人群：明显咀嚼或吞咽障碍患者。

②食物特征：食物呈啫喱状或果冻状，无须咀嚼，易吞咽；

通过咽和食管时易变形且很少在口腔内残留。

4. 食物增稠剂的使用 为保障吞咽障碍患者安全进食流质食物，可添加增稠剂。增稠剂的应用不仅是治疗，也是评估的重要工具，如吞咽造影下试食不同类型的食物，也是患者经口进食食物的依据。

（1）增稠剂的类型：食物增稠剂可以将食物由稀变稠，原料主要有淀粉类和黄原胶两大类。淀粉类原料的增稠剂容易在口腔和食管消化，黄原胶的增稠剂则不易在口腔和上消化道消化。两者在临床上各有特点，对于口腔期障碍患者，食物通过较慢的则不宜选择淀粉类，而对于食管蠕动较慢，残留较多的患者则不宜使用黄原胶类增稠剂。增稠剂广泛用于各种吞咽障碍患者。

（2）增稠剂的特点：不同品牌的食物增稠剂具有如下特点。①室温下，迅速且完全溶解，冲调方便；②稳定性佳，隔夜放置，也不会改变浓稠度；③无色无味，与食物调制时，不会改变原口味；④用途广泛，可应用于冷热、咸甜饮品，并可将糊状食物塑形，以方便进食，促进食欲；⑤可冷藏，调制后可先冷藏再烹调，冷藏时间可长达 24 小时，增加供餐的便利性。其调制方法简易、快速，而且不改变食物的原味。

（3）增稠剂的调配：根据需要可将食物与增稠剂混合调整成合适黏度的食物。液体类的食物可直接进行添加。对于固体类的食物，如米饭、肉类、坚果则需要降低食物的硬度，需要先搅拌但调制的流质食物可直接添加适量的增稠剂。不同品牌的增稠剂的用量会有所差别。

（三）进食管理

1. 直接训练（吞咽障碍患者摄食训练） 即进食时采取的措施，包括进食体位、食物入口位置、食物性质（大小、结构、温度和味道等）和进食环境等。

（1）进食体位：进食的体位应因人因病情而异。开始训练时应选择既有代偿作用又安全的体位。对于不能坐位的患者，一般至少取躯干30°仰卧位，头部前屈，偏瘫侧肩部以枕垫起，喂食者位于患者健侧。此时进行训练，食物不易从口中漏出，有利于食团向舌根运送，还可以减少向鼻腔逆流及误咽的危险。颈部前屈是预防误咽的一种方法。仰卧时颈部易呈后屈位，使与吞咽活动有关的颈椎前部肌肉紧张、喉头上举困难，从而容易发生误咽。

（2）一口量：包括调整进食的速度和一口量的控制，即最适于吞咽的每次摄食入口量，正常人约为20ml。一般先以少量试之（3～4ml），然后酌情增加，如3ml、5ml、10ml。为防止吞咽时食物误吸入气管，可结合声门上吞咽训练方法。这样在吞咽时可使声带闭合封闭喉部后再吞咽，吞咽后咳嗽可除去残留在咽喉部的食物残渣。

（3）进食速度：一口吞咽完成后再进食下一口，避免2次食物重叠入口的现象。

（4）注意餐具的选择：应选用边缘钝厚、匙柄较长，容量5～10ml的匙子为宜。

（5）食物在口中的位置：食物放在健侧舌后部或健侧颊部，有利于食物的吞咽。

（6）培养良好的进食习惯也至关重要。进食环境应安静，患者注意力集中，最好定时、定量，能坐起来不要躺着，能在餐桌上就不要在床边进食。

2. 代偿性训练　是进行吞咽时采用的姿势与方法，一般是通过改变食物通过的路径和采用特定的吞咽方法使吞咽变得安全。

（1）侧方吞咽：让患者分别左、右侧转头，做侧方吞咽，可除去梨状隐窝部的残留食物。

（2）空吞咽与交替吞咽：每次进食吞咽后，反复做几次空吞咽，使食团全部咽下，然后再进食。可除去残留食物防止误咽，亦可每次进食吞咽后饮极少量的水（1~2ml），这样既有利于刺激诱发吞咽反射，又能达到除去咽部残留食物的目的，称为"交替吞咽"。

（3）用力吞咽：让患者将舌用力向后移动，帮助食物推进通过咽腔，以增大口腔吞咽压，减少食物残留。

（4）点头样吞咽：颈部尽量前屈形状似点头，同时做空吞咽动作，可去除会厌谷残留食物。

（5）低头吞咽：颈部尽量前屈姿势吞咽，使会厌谷的空间扩大，并让会厌向后移位，避免食物溢漏入喉前庭，更有利于保护气道；收窄气管入口；咽后壁后移，使食物尽量离开气管入口处。

第六节　言语障碍的康复护理

脑卒中患者常发生言语障碍，发生率高达40%~50%，包括失语症和构音障碍。失语症是由于大脑半球优势侧（通常为左半球）语言区损伤所致，表现为听、说、读、写的能力障碍。构音障碍是由于脑损害引起发音器官的肌力减退、协调性不良或肌张力改变而导致语音形成的障碍。

失语症治疗的目的是利用各种方法改善患者的语言功能和交流能力，使之尽可能像正常人一样生活。原则上所有失语症都是适应证，但有明显意识障碍，情感、行为异常和患有精神病的患者不适合训练。失语症应在原发疾病不再进展，生命体征稳定时，尽早地开始训练。开始训练的时间越早，效果越好。

一、失语症患者的康复护理原则

1. 重视常用的原则　采用日常交流的内容作为训练课题。

选用接近现实生活的材料，根据患者的不同交流水平采取适当、对应的方式调动患者的训练兴趣及动机。

2. 重视传递性的原则 训练不仅局限于口语，还应利用书面语、手势语、图画等代偿手段传递信息，以达到综合交流能力提高的目的。

3. 调整交流策略的原则 训练中应使患者学会选择不同场合及自身水平的交流方法，丰富交流策略的类型和内容。

4. 重视交流的原则 设定更接近于实际生活的语境变化，引出患者的自发交流反应，并在交流过程中得到自然、较好的反馈。

二、失语症康复护理治疗中的注意事项

1. 反馈的重要性 这里所说的"反馈"是指训练过程中，患者对自己的反应有意识的认识（如指出图片或发出声音等）。

2. 并发症 由原发病引起的注意力、观察力、抑郁、过度紧张经常存在，在这种情况下，要注意与患者的说话方式和调整环境。

3. 确保交流手段 语言是交流的工具，对于重症患者，首先要用手势、笔谈、交流板等交流工具，尽量建立基本的交流，尤其对失语症患者有很大意义。

4. 要重视患者本人的训练 训练效果原则上与训练时间成正比，因此，要充分调动患者和其家属的积极性，配合训练。训练的课题和内容可以一样，让患者自己训练，但要变换形式。

5. 注意观察患者的异常反应 开始前要了解患者原发病和并发症方面的资料及可能出现的意外情况。另外要经常注意患者的身体情况，病房人员的介入量，运动疗法、作业疗法训练内容等。特别要注意患者的疲劳表情。训练时如发现与平时状态不同绝不要勉强训练。

三、构音障碍康复训练护理原则

构音障碍的康复训练主要包括两大方面的训练，即构音器官运动功能训练和发音训练。

（一）构音器官运动功能训练

在进行构音器官运动功能训练之前，首先必须采取措施以消除影响构音器官运动的不良因素，如调整好坐姿，即三个 90°（踝关节 90°，膝关节 90°，髋关节 90°）。躯干要挺直、端正，双肩保持水平，头保持正中位，颈部肌肉要放松。另外，全身放松对训练也很重要。

1. *呼吸训练*　呼吸气流量及呼吸控制是正确发声的基础。

2. *下颌运动训练*　患者在治疗师指导下做下颌上抬、下拉的主动运动。患者也应尽可能大地张嘴，使下颌下降，然后再闭口。

3. *口唇运动功能训练*　训练先从口唇闭合开始，让患者用双唇夹住吸管、压舌板，保持的时间逐渐加长并将压舌板拉出。为了进一步训练口唇的运动功能，还要做双唇尽量向前撅起（发 u 音位置）。

4. *舌运动功能训练*　舌的运动敏捷且精确，在构音运动中具有很重要的作用。训练舌板抵抗舌的伸出。舌外伸功能改善后，做舌外伸，上抬（舔上、下口角）运动。开始时，治疗师可以用压舌板辅助训练，以达到主动运动，最后用舌尖沿上、下齿做环形"清扫"。

（二）发音训练

发音训练时可以用各种音组合的方法进行训练，如"ba pa ma"、"da ta na"、"hahu"等组合训练。

有意义音节组合训练：如"小草、自行车"等。有意义音节组合时，可根据患者的构音情况将难发的音组合在词中，如

"g"的音有问题，就将"g"的音拼成有意义的音节，并在词头、词中、词尾分别加入有"g"拼成的音节，即"哥哥、唱歌"等。

第七节 感知觉障碍的康复护理

感觉是人脑对直接作用于感觉器官的事物的个别属性的反映。通常将感觉分为一般感觉和特殊感觉。知觉障碍是指在感觉输入系统完整的情况下，大脑对感觉刺激的认识和鉴别障碍，常见表现为失认症和失用症。失认症是指因脑损伤致患者在没有感觉功能障碍、智力衰退、意识不清、注意力不集中的情况下，不能通过感觉辨认身体部位和熟悉物体的临床症状，包括躯体失认、半侧空间失认、左右失认、视觉失认、触觉失认、疾病失认等。半侧空间失认又称为半侧忽略，患者不能整合和利用来自身体或环境一侧的知觉，多见于右脑损伤后，左侧忽略。

半侧忽略患者的康复护理：针对半侧忽略患者的康复护理应从急性期开始。在房间环境布置时要使忽略的一侧朝向床头柜、电视和房门等；在日常生活中注意尽量从忽略侧给予视觉、听觉等刺激。例如，对于患者"左侧忽略"、头转向右侧的患者，如果站在左侧与他交谈仍向右看时，应先从右侧给予刺激然后逐渐转移到左侧，即对重症患者的刺激是"右—左"。

为提高患者的自理能力，在练习行走时在地面的左侧贴红色胶带纸，进餐时与周围人使用颜色不同的餐具；把忽略侧的轮椅手闸的手柄加长并罩鲜艳颜色布、忽略侧足踏板涂上颜色等。在健康宣教方面，让患者及家属充分理解半侧忽略对患者日常生活的影响，了解在安全方面存在的行为问题，强调在各种活动中视觉扫描的重要性，训练患者自我发现并克服忽略，并尽可能帮助患者在实际生活环境中进行练习。

第八节　认知障碍的康复护理

脑卒中后患者会出现认知障碍，包括注意力障碍、记忆力障碍、推理、判断问题障碍、执行功能障碍、其他（精神活动过程整体降低、洞察力、手眼协调、空间与距离判断困难等）。

1. 在对认知障碍患者进行康复训练及护理时可在患者房间内挂大的钟、大的日历，并利用卡片提醒患者要做的活动。

2. 将每日经常要进行的活动分步骤地写成清单或画成图画放在床边。

3. 门上贴患者的家庭合影或患者本人的照片帮助他找到自己的房间。

4. 让患者常带记事本，本中记有家庭地址、常用电话号码、生日等信息，并让他经常做记录和查阅。

5. 使用闹钟提醒需要进行的活动。

6. 言语障碍者：放慢讲话速度，多进行重复。用简短句子或只说关键词进行交流。多使用手势语和表情交流。利用文字或图画进行交流。

第九节　日常生活能力障碍的护理

脑卒中患者的运动功能、言语功能、摄食和吞咽功能、感觉功能、认知功能等多种功能障碍并存，导致其日常生活活动能力严重障碍，表现为衣、食、住、行、个人卫生等的基本动作和技巧下降或丧失。

一、穿脱衣物训练

应在坐位平衡的条件下选用大小、薄厚和松紧适宜且便于穿脱的衣物进行训练。

1. 前开襟上衣的穿脱　穿上衣时原则是先穿患侧、再穿健侧。先将患手伸入衣袖内，用健手将衣领向上拉至肩部，抓住衣领并拉向健侧肩，再将健手伸入衣袖内，用健手系扣并整理。脱上衣时先脱健侧、再脱患侧。

2. 套头上衣的穿脱　患手穿好衣袖并拉至肘以上，再穿健手侧的衣袖，最后套头。脱衣时先将衣身脱至胸部以上，用健手将衣服拉住，自背部从头脱出，再脱出健手，最后脱出患手。

3. 裤子的穿脱　在床上穿裤子时取坐位，先将患腿交叉置于健腿上，穿好患侧裤腿至膝上部，放下患腿，然后穿好健侧裤腿并尽量上提裤子，最后立起将裤子上提至腰部并系好裤带，拉好拉链。脱裤子时的动作顺序相反，先脱健侧、再脱患侧。

二、洗漱、洗澡和刷牙训练

洗漱能力是脑卒中后 ADL 能力训练的重要内容，患者应在康复师的指导下循序渐进地进行。口腔非常适宜于微生物寄居和滋生，而脑卒中后患者口腔的自净能力减弱，口腔内大量细菌繁殖，易发生口臭、口腔感觉异常和细菌感染。经专家证明，对危重脑卒中后患者的口腔护理，干刷牙膏刷牙法在口腔清洁效果、牙菌斑情况和口腔护理材料耗费方面的评价结果均显著优于常规口腔护理法。

三、坐—站转移训练和步行训练

1. 坐—站转移训练　患者于床边，如无不适，可试行站立。站立时，护士在患侧保护，让患者身体靠床边，健手扶床栏，身体重心置于健侧，站立时间可由几秒逐渐延长至几分钟。在此基础上可练习前后摆动肢体。患者前摆时伸膝，踝背屈；后摆时屈膝，足跖屈。患者逐渐将重心移向患侧反复训练，直到独立站立。

2. **步行训练** 先练习扶持站立位，要求躯干伸直，用健手扶栏杆，重心移至健腿，膝关节轻度屈曲。护士站在患者侧后方，一手放置患腿膝部，防止患者迈步时膝关节突然屈曲和发生膝反张；另一手放置于患侧骨盆，以防后缩。

四、上下楼训练

上下楼训练原则上应遵循"健腿先上、患腿先下"的原则，上楼时健腿先上台阶，患腿后上台阶；下楼时则先用患腿先下台阶，健腿后下台阶，以保持身体平衡，防止跌倒。

五、情感障碍的康复护理

脑卒中后容易出现抑郁、焦虑情绪、自卑情绪等。脑卒中的康复是一个系统工程，情感障碍严重影响肢体功能、日常生活活动能力及言语等方面功能的恢复。研究表明，情感障碍的严重程度与肢体功能水平呈显著负相关，即肢体功能水平越低，情感障碍往往越严重；日常生活活动能力越高，情感障碍越轻。因此，系统的康复训练不仅能极大促进肢体功能的恢复，同时能有效调整患者心理状态，因为现代康复训练手段多以鼓励患者进行主动活动为主，调动其主观能动性，并通过治疗师的适当调理，使患者时常处于体验成功的精神状态中，使其进入到躯体、心理康复的良性循环中去。情感障碍不仅与患者生理障碍有关，社会因素也应考虑，如对患者的态度、对疾病的认识、对康复观念的理解程度等，都有可能影响患者的心理状态。除此之外，患者的经济状况、文化程度、家庭结构，社会对患者的接纳程度等社会因素也不可忽视。护理人员应密切关注患者及家属的心理状况。

（一）心理治疗

对脑卒中患者心理治疗的方法有以下几种：

1. 精神支持疗法　与患者交谈，倾听患者的主诉，对患者的痛苦表示同情，给予真诚的安慰、劝导、鼓励及保证，调动患者的自我调节能力，树立战胜疾病的信心。

2. 行为疗法　具体如下：

（1）系统脱敏法：脑卒中患者会产生焦虑情绪，导致患者往往出现暴躁、易怒、冲动的情况，可以诱导患者缓慢地暴露出导致愤怒冲动的情景，通过指导其放松来对抗愤怒、焦虑情绪，将愤怒事件情景程度层级逐级提高，进行分级脱敏训练，以最终达到遇到类似刺激情景完全放松，不再发生焦虑、愤怒情绪的目的。具体方法：因为身体松弛可排除紧张和压力，可选择安静、灯光微弱的地方首先训练患者松弛肌肉（让患者闭上眼睛聆听护士的指令，从脸部开始，首先绷紧脸部肌肉，使其紧缩在一起，然后慢慢放松，同一部位可重复多次。用同样的方法可让身体各肌肉群放松，顺序如下：脸部、肩膀、手臂、手掌、背部、腹部、腿、脚趾。以上均以收缩后放松的原则施行，直到思想感到放松），最终让患者在肌肉松弛的情况下从最低层次开始想象产生焦虑的情境，逐层提高，进行脱敏训练。

（2）自我控制法：鼓励患者承担起恢复自身健康的责任，增强信心。指导患者自我监督、评价、强化、消退，针对要解决的问题，拟定行为标准，每天进行检查并做评价记录。指导其从正面、有利方向看待病后现实，帮助患者适时修改自己的康复进程方向，摆脱心理困扰，增强心理应激能力。引导家属共同参与，家属参与度越高，患者的预后越好。

（3）情绪发泄法：鼓励患者把心里话全说出来，可通过各种方式（诉说、书信、绘画、留言等）倾诉内心痛苦体验或不适感，医务人员和家属都需多倾听，给予患者理解和支持，多安慰、鼓励、解释与积极暗示。

（二）药物治疗及护理

严重情感障碍的患者应辅以药物治疗。如严重抑郁者可辅以三环类或其他抗抑郁药物，治疗上采用小剂量、缓慢增量的方法，以防止药物的毒副作用，取得好的疗效。

第十节　二便异常的护理

脑卒中患者因疾病丧失自理能力或因缺乏有关的保健知识，使其不能正常进行排便、排尿活动时，护士应运用与排泄有关的护理知识和技能，帮助并指导患者维持和恢复正常的排泄状态，满足其排泄的需要。排泄功能发生障碍，会导致患者出现各种不适，甚至导致全身疾病。

一、排尿异常的护理

（一）便盆使用护理

如果患者清醒，但虚弱无力，不能自主地排泄大小便，可告知家人处理。便盆使用注意点：最好买医用便盆，用前应将便盆冲洗擦干净，冬天用前应用开水烫一下；协助患者脱裤过膝盖，并使其屈膝，一手托起患者的腰及骶尾部，另一手取出便盆，切勿使劲拖出或硬性塞入臀部，以免擦伤皮肤。倒便时观察大小便的量、颜色和形状，若有异常应及时报告医生。

（二）便盆使用自我护理

如果患者上肢可活动，且神志清楚并能配合护理，可在心理护理中应用积极的语言导向，鼓励患者自我护理。具体方法：可在床旁放置患者伸手可以拿到的专用便器（小巧、便利）。完成自我护理会使患者产生自信，提高患者的生活质量和心理状态。

（三）保证充足的液体摄入

正常成年人每天液体需要量为 1200～1500ml，若患者出现发热、腹泻、呕吐等，则需要增加液体摄入量；对于卧床患者，应鼓励每天摄入 2000～3000ml 液体，以稀释尿液，防止出现泌尿系感染或结石。

（四）指导适当的运动

运动可增加腹部和会阴部肌肉的张力，有助于排尿。卧床患者活动受限，则应做局部肌肉的锻炼，指导患者有节律地做会阴部肌肉的收缩与放松活动，以增加会阴部肌肉的张力。

（五）维持正常排尿习惯

应尽可能地维持患者原有的排尿姿势、排尿时间、排尿环境等，以利于患者自我放松，减少因疾病卧床带来的焦虑和不安等影响排尿的因素。

（六）提供隐蔽的排尿场所

隐蔽的环境，适当地遮挡患者，有利于患者自我放松。

（七）利用适当的暗示方法

让患者听流水声，轻揉大腿内侧，用温水冲洗会阴部或温水坐浴等措施，均可促进排尿。

（八）排尿的护理

1. **尿潴留** 如属非机械性梗阻，可采用以下护理措施：

（1）安慰患者，消除焦虑和紧张情绪。

（2）取适当体位，病情许可应协助患者以习惯姿势排尿，如扶患者抬高上身。

（3）按摩、热敷下腹部以解除肌肉紧张，促进排尿。

（4）利用条件反射，诱导排尿，如听流水声或用温水冲洗会阴。

（5）针灸治疗：针刺中极、曲骨、三阴交穴。

（6）对于卧床患者，应训练其床上排尿，并给予一定的环境、心理支持。

2. **尿失禁** 膀胱内尿液不能受意识控制而随时流出称为尿

失禁。应根据病情不同，采取相应的护理措施。

（1）主动安慰、关心患者，并提供帮助，消除患者羞涩、焦虑、自卑等情绪。

（2）保持患者会阴部清洁干燥，做好皮肤护理。应用接尿装置：女性患者可用女士尿壶紧贴外阴接取尿液；男性患者可用阴茎套连接集尿袋，接取尿液，但此法不宜长期使用。

（3）指导患者进行收缩和放松会阴部肌肉的锻炼，加强尿道括约肌的作用，恢复控制排尿功能。每2～3小时送一次便器以训练有意识地排尿。

（4）排尿时采取正确体位，指导患者自己用手轻按膀胱，并向尿道方向压迫，将尿液排空。对夜间尿频者，晚餐后可适当限制饮水量。

（5）长期尿失禁患者，必要时可在医院留置导尿管。

3. 留置导尿管护理　因尿失禁而留置导尿管，应保持会阴部清洁干燥。保持引流通畅，避免导尿管受压、扭曲、堵塞；患者翻身及床上功能锻炼时妥善安置导尿管及集尿袋，以防导尿管脱出。保持尿道口清洁：女性患者每天用消毒液棉球擦洗外阴和尿道口；男性患者擦洗尿道口、龟头及包皮，每天1～2次。每天定时更换集尿袋，及时倾倒，并记录尿量。集尿袋位置低于耻骨联合，防止尿液反流。每周更换尿管一次，防止逆行感染和尿盐沉积堵塞管腔。鼓励患者多饮水。

二、排便的护理

1. 腹泻　持续腹泻可导致脱水、营养不良等。腹泻的护理：如有腹泻应观察其排便次数、大便形状，了解是否服用过缓泻药、与饮食有无关系及是否脱水等。应进易消化饮食，避免吃纤维多、易发酵、过冷或过热及刺激性的食品，腹部要保暖。便后用柔软的纸轻轻按压着擦，用温水清洗保持肛门周围的清洁。预防脱水，应给予茶水或碱性饮料，少量多次饮用。

2. 便秘 便秘的原因及影响：便秘是指 4 天未排便，或每天排便但量少且干硬，便后仍有残留便未排出。

便秘的护理：早餐后养成排便的习惯，有便意时不要控制不去排便，排便的体位最好是坐位，对卧床者如能坐起也应采取坐位。如有可能每天要散步、做操、进行腹肌训练，也可距脐周 3cm 处用手在腹部进行顺时针按摩。便秘严重时遵医嘱服用缓泻剂。如粪便干硬，阻塞直肠下部靠近肛门口处时，可在橡胶手套上涂上润滑剂，沿尾骨慢慢抠出。当肠内粪便排空后，2~3 天没有大便是正常的，排便后应观察患者病情及排泄状况。有规律地进食适量的食物，应养成习惯，饮食有充足的水分（如汤类），多吃纤维丰富的食品。

3. 大便失禁 多因卧床状态导致腹内压无力，使大便滞留在直肠内不能完全排净，残留的大便溢出；每天几次不规律排便。应用尿布并经常更换，保持肛门周围清洁。

第十一节 并发症的康复护理

一、废用综合征的护理

废用综合征是指长期卧床不活动或活动量不足、制动及各种刺激减少而引起的以生理功能衰退为主要特征的症候群。废用综合征是脑卒中最常见的继发并发症，它不仅与脑卒中疾病本身有关，也与心理因素、社会因素等有关，严重影响患者的生活质量。它不仅在脑血管病急性期易产生，在恢复期也可以产生，一旦出现废用综合征，治疗便很困难，且对脑血管病的预后不利，甚至可导致病情恶化。因此，正确地认识、预防和治疗废用综合征有着重要意义。

（一）预防

大多数废用综合征是可以预防的。

1. 良肢位摆放　良肢位摆放在脑卒中偏瘫患者早期康复护理中尤为重要，护理人员应指导患者家属协助进行体位摆放。

2. 早期运动　不管是主动、助力还是被动运动，身体各部分的活动是必不可少的。应鼓励患者早期活动；对完全没有活动能力的患者，陪护人员应被动活动其四肢关节，按摩其四肢肌肉。

3. 变换体位　定时变换体位，叩击震动患者肺部，协助其咳嗽。

4. 早期进行坐位训练　主要遵循"能坐不要躺、能站不要坐"的原则。

5. 其他　鼓励患者多饮水；积极进行合理的康复训练。

（二）康复治疗

1. 早期康复治疗是关键　脑卒中康复治疗的时机要根据病情来决定，一般来说，只要神志清楚，生命体征平稳，神经功能缺损等病情不再发展，即可开始脑卒中的早期康复。脑卒中患者发病后的半年之内，尤其是前 3 个月内，是功能恢复的最佳时期，切不可忽视，要运用合理的方法，尽早进行康复治疗。

2. 科学合理的康复治疗　遵循个性化治疗、循序渐进等原则，鼓励患者主动参与力所能及的日常训练，在脑卒中后的各个阶段均应遵循全面评定的原则，将康复治疗与日常训练紧密结合。

3. 其他　应减少卧床时间，尽早下床。

二、误用综合征的护理

误用综合征（misuse syndrome）即在康复治疗中由于方法错误，引起医源性的继发性损害，对于脑卒中偏瘫患者，指在康复过程中，由于运动方法不适当使偏瘫肢体肌群运动不协调，从而不能实现有效活动功能的一组症状。在我国现代康复治疗技术尚未普及的情况下，误用综合征很常见，必须引起足够的重视。

误用综合征的康复护理措施如下。

1. **正确的体位摆放** 指导患者完成患侧肢体正确的良肢位摆放。注意对患侧肩关节的保护，避免肩关节半脱位等并发症的发生。

2. **正确进行关节被动活动** 在做关节被动活动时必须做到手法轻柔，注意训练量和强度。一般各关节每次活动 3～5 次，每日重复两三次，即可达到康复的目的，切忌多次、粗暴地进行关节被动活动。

3. **避免错误的康复训练方法** 指导患者掌握正确的康复方法。

（1）肌张力增高时避免不适当的刺激：患者肌张力增高时，任何可促使肌张力增高的刺激都是有害的。

（2）避免用肌力训练来代替运动控制、协调、姿势反应的训练：中枢神经的运动功能障碍是一组肌群的复杂运动控制、协调、精细技巧等的训练，因此，肌力训练不适合中枢神经受损引起的运动功能障碍。

（3）不宜过早进行步行训练：必须在坐及站立能达到一定水平后方可进行步行训练。

三、肩痛的护理

肩痛通常在脑卒中后较早发生，61% 的患者偏瘫后发生肩痛，其中 2/3 患者在卒中后 4 周内出现肩痛，其余的在随后 2 个月内发生。肩痛也可以很晚出现，甚至在数月后出现。偏瘫肩痛一般呈现典型的进行性发展的疼痛，有一些肩痛是由于意外损伤引起，通常表现为在治疗或检查时被动运动患者手臂（做上肢上举或肩外展）时，在关节活动度的终末段可能出现剧烈疼痛。患者能准确指出疼痛部位；如果引起疼痛的因素未及时解除，疼痛可能在一段时间内加重或很快加重，且做任何上肢活动都会引起疼痛。这种在上肢活动时出现的剧痛，无论是立即停止活动还是将上肢再放于体侧都无法缓解。有些患者可能仅在上肢处于某一特定姿势下疼痛或是夜间卧床时感到疼痛。随着病情的发展，患者主诉疼痛扩散，逐渐涉及整个肩关节、三角肌，整个上肢甚至手部，也可向颈部放射，患者越来越难以指出疼痛的确切位置。严重者不能忍受上肢任何被动活动，甚至昼夜疼痛。如未采取有效的治疗措施，最后肩关节可能挛缩固定。应向患者及其家属说明预防的重要性，引起他们足够的重视。鼓励并督促患者坚持上肢自助性锻炼，纠正肩及肱骨头在肱盂窝的位置。教会照顾者如何协助患者进行患侧卧位的体位摆放、正确穿脱衣、正确进行体位转移等。肩痛也可能发生于出院后，应对家属进行护理技巧的培训，指导他们学会避免进行引起肩痛的不适当运动。

（一）早期处理

1. **消除早期的疼痛症状**　一旦发现患者出现肩痛，就应尽早消除患者的疼痛症状，并保持关节无痛的全范围关节活动度。应注意在运动上肢之前，要进行松动肩胛骨练习及应用躯干旋转以抑制痉挛。

2. **鼓励患者保持上肢的运动**　若患者因为肩痛而不愿意活动肩部，且用手把持住疼痛的肩，使肩部处于屈曲位，则会使屈肌张力增高，固定的肩胛骨更加强烈地下沉、后缩，肩关节内旋，形成恶性循环。因此，应鼓励并指导患者正确地完成上肢自助性锻炼，且不致引起疼痛。

3. **避免反复损伤**　应特别注意协助患者翻身、穿衣及扶持步行时，要避免牵拉上肢；检查患者在床上的体位摆放是否正确，应尽可能以正确的姿势向偏瘫侧卧，同时肩部充分前伸。

（二）严重肩痛的处理

当患者肩关节僵硬、疼痛时，处理方法应有所不同。

1. 心理护理 恐惧会使肌张力增高，尤其是屈肌群的张力，包括使肩胛下沉、后缩及肱骨内旋的肌肉。因此，对严重肩痛患者首先应采取各种方法减轻其焦虑，必要时也可采用放松疗法，直到患者恢复了信任和自信心后方可进行上肢的治疗。有研究提示，运用暗示，转移、分散注意力，音乐等方法可减轻患者对肩痛的关注度，有利于肢体运动功能的恢复。此外，护士应主动与患者及其家属沟通，以提高患者康复训练的积极性。

2. 床上的体位摆放 肩关节僵硬并疼痛的患者在床上几乎都被置于仰卧位。为使肩胛骨能自由活动，患者很有必要侧卧，但应循序渐进，刚开始让患者只转成 1/4 侧卧，保持 15 分钟或到出现疼痛为止，然后再转回去，逐渐延长侧卧时间，最后让患者达到完全侧卧，同时应保护好患侧上肢，以保持肩部无疼痛。

3. 肩关节以外的活动 肩关节僵硬并疼痛的患者也需要改善其他运动的方式，如平衡、步态，以达到能够不费力地运动。

4. 正确的肩部运动 肩部运动不应以上肢作为活动的杠杆。最好的活动方式是那些从近端部分活动肩胛骨和肩的运动，而不是从远端的手开始抬起上肢。

（1）治疗者坐于患侧，一只手放于患者腋下，让其重心向患侧转移，同时用手上抬患者肩胛带，有节奏地反复进行该运动，逐渐增加向患侧转移的运动幅度。这种运动训练可有效抑制阻碍患侧肩胛骨运动的痉挛的发生。如果患手平放在侧面，通过伸直的手臂负重，其效果可进一步增强，治疗师应帮助患者保持肘伸直。

（2）患者坐在椅上，双手交叉，可将肱骨外旋，同时将患手手指外展而缓解痉挛。治疗师跪在患者前面，让患者身体前倾，双手去触摸自己的脚，同时治疗师将手放在患者的肩胛骨

（双侧）上，通过使肩胛骨前屈、外展并向上旋转来促进这个活动。当患者能够触到自己的脚趾时，即提示肩关节已经屈曲90°。

（3）患者坐位，双手交叉相握放在面前的一个大球上，身体前倾，将球向前推，然后再返回。这个运动实际上是在髋关节屈曲的同时患者的肩也进一步屈曲，因为双手有球支持，所以不会诱发疼痛，患者能控制运动的幅度。

（4）患者坐于光滑的桌子或治疗床前，双手交叉相握置于一块毛巾上。尽量将毛巾推向前方，通过躯干的运动再次使肩关节产生运动。

（5）从仰卧位向患侧翻身，可抑制躯干和上肢的痉挛。为了防止翻身时损伤肩关节，在翻身之前应双手交叉，上肢伸直，肩胛带前屈，肩关节前屈。对于独立翻身困难者，护理人员可一手协助患者患肩充分前伸，另一手帮助患者柔和、平稳地向患侧翻身，翻身的角度应逐渐加大，以免损伤肩关节。翻回仰卧位时，护理人员应协助患者将患侧上肢抬起，避免肩关节完全外展。随着患者向患侧翻身越来越容易，护理人员可将患侧上肢进一步抬高。做完上述活动，护理人员应随即在刚刚获得的关节活动范围内协助患者做被动运动，并让患者双手交叉相握做进一步的肩关节前屈运动。

（6）患者仰卧位，双腿屈曲，治疗者通过协助患者轻柔地、有节律地摆动双腿使躯干旋转，以缓解整个患侧的肌肉痉挛。此时，肩关节周围肌肉也随之放松，治疗者可在无不适情况下抬高患侧上肢，逐渐加大角度。该方法有利于改善患侧上肢上举的范围。

（7）患者仰卧位，双腿屈曲，治疗者帮助患者进行深呼吸。治疗者一手置于患者肋骨上，手指斜向肋骨的运动方向，在患者呼气时，向下及向中线方向挤压。另一手握住患侧上肢在无痛范

44

围内做最大限度的外旋上举。该方法可抑制肩胛及肩周肌肉的痉挛，有利于患侧上肢做进一步上举的运动。

四、肩关节半脱位的护理

肩关节半脱位普遍发生于脑卒中的早期软瘫期，肩关节半脱位本身并无疼痛，多于病后几周患者开始采用坐位时患侧上肢在体侧悬垂时间过久才出现牵拉不适感或疼痛，当上肢被动上举或有所支撑时，上述症状可减轻或消失，随着时间的延长可出现较剧烈的肩痛。肩部三角肌塌陷、关节囊松弛、肱骨头向下前移位，呈轻度方肩畸形。肩胛骨下移，关节盂向下倾斜，成为"翼状"肩胛骨。关节盂处空虚，肩峰与肱骨头之间可触到明显的凹陷，可容纳 $1/2 \sim 1$ 横指。随着肌张力的增高与运动功能提高，上述体征可逐渐减轻甚至消失，多数患者仅在托起上肢或精神紧张、活动、用力时出现。在患者采用坐位时，上肢无支撑而下悬垂于体侧时仍呈明显的半脱位表现。早期被动活动肩胛骨及肩关节时可感到无明显的阻力，出现痉挛后，被动运动可感到阻力增加，部分患者出现肩痛和肩关节活动受限。因失去了肌肉的保护，若处理不当可因过度牵拉损伤臂丛神经而出现相应的表现，部分患者可见脊柱侧弯。

指导患者配合纠正肩胛骨位置的治疗与护理，同时注意训练时每次应持续尽可能长的时间，因为只有持续性的牵拉才能降低肌张力。所有刺激患侧上肢功能恢复的方法均可用于活化稳定患侧肩关节的肌肉。用冰块快速地按摩有关肌肉，可刺激肌肉的活动；立位、步行训练、健侧上肢的活动等可通过联合反应促进患肩肌肉的收缩与张力提高；对三角肌及冈上肌用功能性电刺激及肌电生物反馈进行治疗也是有效的方法。针灸，尤其是电针治疗也可能对提高肌张力起到一定作用。肩关节半脱位者易出现肩痛和关节活动受限，所以维持关节的活动范围是十分重要的。在不损伤肩关节及周围组织的情况下，可采用被动运动和自助被动运动来维持关节活动度。在治疗中，应注意避免牵拉损伤患侧上肢而引起肩痛和半脱位。在被动活动中一定要注意保护肩关节，每日一两次被动活动即可，不宜过多进行。自助被动运动往往不能达到充分的关节活动范围，不能保护肩关节，在使肘关节充分伸展时有可能过度牵拉肩关节，从而有引起肩痛和半脱位或使其加重的可能性，而且存在不能保持充分的关节活动度的可能，应予以注意。

注意保护肩关节：对患者采取不适当的牵拉可使半脱位加重，且可引起肩痛，如翻身时牵拉其上肢、不正确地将患者从椅子中托起等。除了医护人员以外，还应对患者家属进行指导，使其能正确地转移患者或转换患者的体位。

五、压疮的护理

压疮曾被称为褥疮、溃疡、压力性损伤等。压疮定义为皮肤和（或）皮下组织的局部损伤，通常位于骨隆突处，由压力或压力联合剪切力所致。压疮具有发病率高、病程发展快、难以治愈和治愈后易复发四大特点。压疮一旦发生，不仅会增加患者痛苦，加重经济负担，还会使患者的康复时间延长，甚至可引起脓毒血症而危及生命，同时会消耗巨额的医疗资源，大大增加护理人员的工作量。脑卒中患者由于患病年龄较大、感觉障碍、运动障碍、长期卧床、大小便失禁、病程较长等原因，而成为压疮的高发人群。因此，对于脑卒中患者，做好压疮的预防与护理显得尤为重要。

1. 避免身体组织长时间受压　压疮形成的主要原因是长时间的压迫，因此间歇性解除压力是预防压疮的关键步骤。对于卧床患者，正确的翻身措施、借助减压工具缓解局部皮肤受压是预防压疮的有效手段。①合理的翻身：长期以来，每2小时定时翻身被认为是预防压疮行之有效的方法。对于脑卒中患者的压疮预防，若营养风险筛查≤3分，无低蛋白血症，全身皮肤完好，病情允许翻身，可采取每2.5小时或每小时或每3.5小时，左30°侧卧位和右30°侧卧位交替翻身，尤其在睡眠中。若其间需要仰卧位，则保持仰卧位不得超过2小时，且床头高不应超过30°，以5°~30°为宜，并且尽量缩短抬高床头的时间，这样可以减轻剪切力造成的损伤。②使用减压装置：目前，气垫床作为预防压疮的有效减压器具被广泛应用于临床。但应注意，气垫床并不能减少足跟、骶尾部等处的压力，因此局部必须使用合理的护具，以减少骨隆突处持续受压的时间和严重程度。目前，临床局部减压方法有脚手圈、足跟垫、海绵垫枕、医用多功能翻身护理枕等。

2. 避免局部理化因素的刺激 使用pH值平衡的皮肤清洗剂保持皮肤清洁干燥，不可按摩或用力擦洗有压疮风险的皮肤，制订并实施个体化的失禁管理计划，使用隔离产品避免皮肤暴露在过度潮湿的环境中及考虑使用润肤剂使干燥皮肤保持湿润，以降低压疮的风险。由于脑卒中患者常有感觉障碍、大小便失禁、多汗等，故应常保持患者全身皮肤及床单位的清洁、平整、干燥，应勤换洗。避免使用乙醇按摩皮肤，因为乙醇按摩可导致局部皮肤升温，乙醇挥发导致皮肤干燥同样会造成局部细胞代谢耗氧量增加而使组织缺氧。皮肤过度干燥时可适当使用润肤露；不主张使用爽身粉等吸水粉末物质，因其易堵塞毛孔而对皮肤造成损害；在更换被服时不能拖、拉、扯、拽、推，以免产生摩擦而损伤皮肤；避免按摩，按摩无助于预防压疮。

3. 营养支持 基本的营养对组织健康、恢复和对感染的免疫是必需的。加强脑卒中患者的营养摄取可减少卒中患者发生压疮的风险。丰富的蛋白质摄入，可以预防压迫性损伤发生，对全身营养差的患者，应给予高蛋白、高维生素、易消化食物。此外，维生素 A、维生素 C 及矿物质对伤口的愈合也有重要作用。患者应多吃新鲜蔬菜、水果，多喝水、饮料，如果汁、果浆、蜂蜜等，促进肠蠕动，避免大便干燥；多食植物油，如芝麻油、豆油、菜籽油等有利于缓解便秘。鼓励患者多进食，必要时少食多餐，有利于消化吸收。不能自理者应按时喂水喂食，加强饮食护理，以增强抵抗力和组织修复能力。多食高热量食物；对进食困难者可通过鼻饲或静脉给予高营养液体，以维持其全身营养状况。

4. 预防压疮敷料　预防压疮的关键在于减少压力、剪切力、摩擦力和避免潮湿。《压疮预防和治疗：临床实践指南》已明确在经常受摩擦力与剪切力的骨隆突处使用聚氨酯泡沫敷料可预防压疮，但强调使用预防性敷料时必须继续使用其他压疮预防措施；每天更换敷料或至少每天评估皮肤，并证实目前的预防性敷料应用策略是合适的。若预防性敷料破损、错位、松动或过湿，应予以更换。

≪第二章

脑卒中的中医康复护理指引

第一节　脑卒中中医概述

　　脑卒中患者大多起病较急，有头痛、呕吐、血压变化、体温变化等一般症状，以及意识障碍、运动障碍、感觉障碍、言语障碍等临床表现。由于病变的部位、范围和性质等不同，脑卒中后的表现不尽相同，多见有一侧上下肢瘫痪无力，肌肤不仁，口眼㖞斜，时流口水，面色萎黄，舌强语謇。久之，则肢体逐渐痉挛僵硬，拘急不张，甚则肢体出现失用性强直、挛缩，进而导致肢体畸形和功能丧失等，其中以偏瘫、失语最为常见。

　　传统医学称脑卒中为"中风"，认为本病主要因风（肝风、外风）、火（肝火、心火）、痰（风痰、湿痰）、气（气逆）、虚（阴虚、气虚）、瘀（血瘀）等因素，造成阴阳失调，气血逆乱，上犯于脑导致发病。

　　康复技术主要以针灸、推拿、中药和传统运动疗法等为手段，能减轻结构功能缺损（残损），在促进患者的整体康复方面发挥重要作用。

第二节　中风的中医辨证分型

一、病因病机

本病是由于气血不足，脏腑阴阳失调，痰浊瘀血风火内盛引起。脑血栓形成多由正气内虚、肝风内动为本病致病原因，同时与老年人运化不健，痰湿阻滞经络，气血运行不畅有关。脑栓塞多由于心阳不振、血瘀阻络及气血不足等因素，影响了气血的正常运行，加之肝风内动清窍不利所致。脑出血则多因饮食不节，素体痰盛，阴亏于下，阳亢于上，遇恼怒等诱因引起肝阳暴涨化风，扰动气血，血随气逆，挟痰挟火，上冲于脑，蒙蔽清窍而致。病发之时，风、火、痰等邪势鸱张，阳气或被邪闭，或致外脱。危急过后，可因风痰、瘀血等阻滞经络，气血不复留下后遗症状。

二、辨证分型

临床上常在急性期将本病分为中脏腑与中经络两大类。中脏腑者，病位较深，病情较重，主要表现为神志不清，喝僻不遂，并且常有先兆及后遗症状出现。中经络者，病位较浅，病情较轻，一般无神志改变，仅表现为口眼喝斜，语言不利，半身不遂。一般而言，经四诊可辨证为以下证型。

1. 络脉空虚，风邪入中　手足麻木，肌肤不仁，或突然口眼喝斜、语言不利、口角流涎，甚则半身不遂。或兼见恶寒发热，肢体拘急，关节酸痛等症，舌苔薄白，脉浮弦或弦细。

2. 肝肾阴虚，风阳上扰　平素头晕头痛，耳鸣目眩，腰酸腿软，突然发生口眼喝斜，舌强言謇，半身不遂，舌质红或苔黄，脉弦细数或弦滑。

3. 气虚血瘀，脉络瘀阻　半身不遂，肢软无力，或见肢体麻木，患侧手足浮肿，语言謇涩，口眼㖞斜，面色萎黄，或黯淡无华，舌色淡紫，瘀斑瘀点，苔白，脉细涩无力。

4. 肝阳上亢，痰火阻络　半身不遂，患侧僵硬拘挛，语言謇涩或不语，兼见头痛头晕，面赤耳鸣，舌红苔黄糙或黄腻，脉弦滑有力。

第三节　中医康复的辨证施护

一、辨证要点

1. 辨中经络、中脏腑　中经络者，表现为突发口眼㖞斜、言语不利、半身不遂，一般没有昏仆，意识清醒，病情较轻，若救治及时，一般可以康复，或好转进入恢复期或后遗症期。若病后治疗调养失宜，则转为中脏腑，病情加重。中脏腑者，表现为突然昏仆，不省人事，半身不遂，口舌歪斜，舌强言謇或不语，偏身麻木等。病情较重，常遗留后遗症。若救治得宜，可使邪去而清窍得开，转为中经络，而逐渐康复。若失治误治，邪气炽盛，正气虚衰，终至邪闭正脱，阴阳离决而死亡。两者根本区别在于中经络一般无神志改变，而中脏腑有神志改变。

2. 中脏腑辨闭证与脱证　中脏腑者，因邪正虚实的不同而有闭证和脱证之分。闭证属实，系由邪气内闭清窍所致，常为骤起神志昏迷，牙关紧闭，口噤不开，两手握固，肢体强痉。脱证属虚，为五脏真阳散脱，阴阳即将离绝之候，多由闭证恶变而成，临床可见神志昏聩无知，目合口开，四肢松懈瘫软，手撒肢冷，汗多，二便自溢，鼻息低微等，尚有阴竭阳亡之分，并可互相关联。

3. 闭证辨阳闭和阴闭　因于痰火瘀热者为阳闭，症见身热面赤，气粗鼻鼾，痰声如拽锯，便秘溲黄，舌苔黄腻，舌绛而干，甚则舌体蜷缩，脉弦滑而数。因于痰浊瘀阻者为阴闭，症见面白唇紫，痰涎壅盛，四肢不温，舌苔白腻，脉沉滑等症。

4. **辨病期** 根据病情发展，临床常分为三期。急性期为发病后 2 周以内，中脏腑者可至 1 个月；恢复期指发病后 2 周或 1 个月至半年内；后遗症期指发病半年以上者。

急性期的护治以挽救生命为重点；恢复期邪气虽衰，但正气耗伤，正虚邪实，虚实夹杂，其主要病理变化为气血失调，运行不畅，需要长期辨证护治，使邪祛正复，终获痊愈；或邪祛而正难复者，则进入后遗症期。恢复期或后遗症期者，若遇诱因，极易复中，复中次数越多，治疗越难，预后越差。

二、一般护理

护治原则：中经络者以平肝熄风、化痰祛瘀通络为主。中脏腑的闭证以熄风清火，豁痰开窍为主；脱证以益气固脱，回阳救逆为主；内闭外脱者，宜醒神开窍与扶正固脱兼用。恢复期及后遗症期者，多为虚实兼夹，宜标本兼顾，攻补兼施。

1. 病室宜安静、空气新鲜、温湿度适宜、光线柔和。避免噪声、强光等一切不良刺激。急性期危重患者住单房，室内应备有急救物品，必要时设特护。

2. 取适宜体位卧床休息，避免搬动；及时清除口腔内的分泌物和呕吐物，取出义齿，头侧向一边，及时做好吸氧吸痰的准备，保持呼吸道通畅；烦躁不安者应加床栏保护；定时协助翻身，防止褥疮发生。肢体瘫痪者要保持功能位置，防止足下垂和肩关节脱臼。

3. 要注意做好本人与家属的思想工作，耐心解释病情，了解情志刺激对该病的影响。劝慰患者克制情绪激动，尤其要"制怒"，使气血通畅，减少复发因素。鼓励患者积极配合护治。

4. 饮食应以清淡、少油腻、低糖、营养、易消化的食品，以及新鲜蔬菜、水果为主，忌肥腻、辛辣等刺激之品。昏迷与吞咽困难者应给予鼻饲流质饮食。

5. 中药宜少量频服，或浓煎后滴入，防止呛咳，必要时鼻饲法给药，密切观察服药后反应。

6. 密切观察生命体征，如出现呼吸不畅，或时有间歇，喉中痰鸣辘辘等症状，应及时清除呼吸道异物，防止发生意外。如患侧瞳孔由大变小，或两侧瞳不等大，或患者出现项背强直、抽搐、面赤、鼻鼾、烦躁不安等症状，说明病情加重。如患者表现为静卧不语、昏迷加深、手足逆冷，应警惕由闭证转为脱证。

三、分型护治

（一）中经络

1. 肝阳暴亢，风火上扰

（1）临床表现：肌肤不仁，手足麻木，突然发生口眼㖞斜，语言不利，口角流涎，舌强言謇，甚则半身不遂，或兼见手足拘挛，关节酸痛等症，舌苔薄白或白腻，脉浮数。

（2）护治原则：祛风化痰通络。

（3）护理措施：

①环境要求：病室宜安静，温湿度适宜，光线柔和，空气新鲜。

②起居护理：卧床休息，加置床栏，防止坠床。注意防风，避免直吹。

③情志护理：解释病情，消除紧张恐惧心理，避免不良情绪刺激。

④饮食护理：饮食宜清淡、营养、易消化，以祛风化痰为原则，宜食黑大豆、藕、香菇、桃、梨等，忌食羊肉、牛肉、狗肉、鸡肉、乌鸡肉等。

⑤给药护理：汤药宜温服。

⑥对症护理：口角流涎者应注意口腔及皮肤护理。

⑦病情观察：密切注意生命体征、神志及舌脉变化，及时发现病情的变化。

2. 风痰上扰证

（1）临床表现：素有眩晕头痛，耳鸣目眩，突发口眼㖞斜，半身不遂，偏身麻木，舌强言謇或不语，或面红目赤，口苦咽干，心烦易怒，尿赤便干，舌质红，苔薄黄，脉弦有力。

（2）护治原则：平肝潜阳，通络熄风。

（3）护理措施：

①环境要求：病室宜安静、整洁，空气新鲜、凉爽。

②起居护理：卧床休息，加置床栏，防止坠床。严格限制探视，避免噪声和一切不良刺激。

③情志护理：解释病情，鼓励患者消除恐惧、急躁、忧虑等情绪。

④饮食护理：饮食宜清淡甘寒，如绿豆、芹菜、菠菜、冬瓜、黄瓜、梨等，忌食羊肉、牛肉、狗肉、鸡肉、鳞鱼、韭菜、大蒜、葱等。

⑤给药护理：汤药宜温服或偏凉服。

⑥对症护理：保持大便通畅。入睡困难，烦躁不安者，可遵医嘱服用镇静安神药物，或睡前按摩涌泉穴。

⑦病情观察：密切注意生命体征、神志及舌脉变化，及时发现病情的变化。

3. 阴虚风动证

（1）临床表现：素有眩晕耳鸣，腰酸膝软，烦躁失眠，五心烦热，手足蠕动等，突然出现口眼㖞斜，言语不利，半身不遂，舌质红或暗红，少苔或无苔，脉细弦或细弦数。

（2）护治原则：滋阴潜阳，熄风通络。

（3）护理措施：

①环境要求：病室宜通风凉爽，避免直吹。

②起居护理：卧床静养，保证睡眠。加置床栏，防止坠床。衣被不宜太厚。

③情志护理：解释病情，稳定患者情绪，避免情志刺激，防止复发。

④饮食护理：饮食以养阴清热为主，如百合莲子苡仁粥、甲鱼汤、淡菜汤、面汤、银耳汤、黄瓜、芹菜等。

⑤给药护理：汤药宜温服或偏凉服。

⑥对症护理：保持大便通畅。入睡困难，烦躁不安者，可遵医嘱服用镇静安神药物，或睡前按摩涌泉穴。

⑦病情观察：密切注意生命体征、神志及舌脉变化，及时发现病情的变化。

4. 气虚血瘀证

（1）临床表现：素有眩晕耳鸣，腰酸膝软，烦躁失眠，五心烦热，手足蠕动等，突然出现口眼㖞斜，言语不利，半身不遂，舌质红或暗红，少苔或无苔，脉细弦或细弦数。

（2）护治原则：滋阴潜阳，熄风通络。

（3）护理措施：

①环境要求：病室宜通风凉爽，避免直吹。

②起居护理：卧床静养，保证睡眠。加置床栏，防止坠床。衣被不宜太厚。

③情志护理：解释病情，稳定患者情绪，避免情志刺激，防止复中。

④饮食护理：饮食以养阴清热为主，如百合莲子苡仁粥、甲鱼汤、淡菜汤、面汤、银耳汤、黄瓜、芹菜等。

⑤给药护理：汤药宜温服或偏凉服。

⑥对症护理：保持大便通畅。阴虚火旺明显者，用五倍子粉

水调外敷神阙穴。

⑦病情观察：密切注意生命体征、神志及舌脉变化，及时发现病情的变化。

（二）中脏腑

1. 闭证

（1）痰火瘀闭证

临床表现：平时多有眩晕、头痛、痰多、面红目赤、心烦易怒、便秘等症，突然昏仆，不省人事，半身不遂，口眼㖞斜，语言不利，肢体强痉拘急，项强身热，躁扰不宁，甚则手足厥冷，频繁抽搐，鼻鼾痰鸣，气粗口臭，偶见呕血，舌质红，苔黄腻，脉弦滑数。

护治原则：通腑泄热，熄风化痰。

护理措施：

①环境要求：病室宜安静，温湿度适宜，光线偏暗，空气清新流通。

②起居护理：卧床静养，减少探视，衣被不宜太厚。加强口腔及皮肤护理。加置床栏，防止坠床。

③情志护理：稳定患者情绪，避免一切刺激。

④饮食护理：神志清醒患者，可用吸管进药。饮食以清热、化痰、润燥为原则，如萝卜、绿豆、丝瓜、冬瓜、梨、香蕉、芹菜等，忌食羊肉、牛肉、鸡肉、对虾、韭菜、辣椒、大蒜等。

⑤给药护理：汤剂宜温服或偏凉服。少量频服，或浓煎后滴入，防止咳呛或呕吐，必要时用鼻饲法给药，密切观察服药后反应。

⑥对症护理：高热者，可用冰袋冷敷；躁动不安，或肢体抽搐者，应将指甲剪短，双手握固软物，防止自伤；便干便秘者，可用生大黄粉 1~3g 装胶囊口服或溶化鼻饲；小便不通者，应导尿或用针刺法利尿；喉间痰鸣者，尽早吸痰，或鼻饲竹沥水、猴

枣散；呼吸困难者，给予吸氧；口噤不开者，可加牙垫，以免咬伤舌头，并做好口腔护理；大小便失禁者，及时清理以保持卫生。

⑦病情观察：严密观察生命体征、神志及舌脉变化并做好记录，如见嗜睡、朦胧，或高热抽搐、喷射状呕吐等，是病情加重的征兆，应立即通知医生，配合医生随时做好急救准备。

（2）痰浊瘀闭证

临床表现：突然昏仆，不省人事，半身不遂，口眼㖞斜，口吐痰涎，语言不利，肢体强痉拘急，面白唇暗，四肢厥温，甚则四肢厥冷，舌质淡，苔白腻或白滑，脉沉滑或沉缓。

护治原则：化痰熄风，醒神开窍。

护理措施：

①环境要求：病室宜安静温暖，空气清新。

②起居护理：卧床静养，减少探视。加置床栏，防止坠床。

③情志护理：关心、体贴、安慰患者，稳定患者情绪，使其配合治疗。

④饮食护理：神志清醒者，可用吸管进药。饮食宜偏温性为宜，如石花菜、萝卜、小油菜、菠菜、南瓜、糯米粥等。忌食生冷食物，以防助湿生痰。

⑤给药护理：汤剂宜偏热服或温服。

⑥对症护理：及时清除呼吸道痰涎或异物，防止窒息。四肢逆冷者，注意保暖。保持口腔、皮肤清洁，防止压疮的发生。

⑦病情观察：密切注意生命体征、神志及舌脉变化，配合医生随时做好急救准备。

2. 脱证（阴竭阳亡）

（1）临床表现：突然昏仆，不省人事，半身不遂，肢体软瘫，口眼㖞斜，语言不利，目合口张，鼻鼾息微，手撒肢冷，冷汗淋漓，大小便自遗，舌萎软，脉细弱或脉微欲绝。

（2）护治原则：益气回阳，救逆固脱。

（3）护理措施：

①环境要求：病室应安静、温暖，空气新鲜。室内备齐抢救物品。

②起居护理：卧床静养，专人护理。减少探视。加置床栏，防止坠床。

③情志护理：严格控制探视，避免一切刺激。安慰患者，消除恐惧等消极心理，稳定患者情绪，使其配合治疗。

④饮食护理：神志清醒者，可用吸管进药，亦可采用鼻饲法给流食，如混合奶、米汤、果汁、豆浆、菜汤、藕粉等。必要时，可从静脉内肠外供给营养。

⑤给药护理：汤剂宜偏热服用，或鼻饲给药。

⑥对症护理：四肢逆冷者，注意保暖。二便失禁者，加强皮肤护理，保持清洁。

⑦病情观察：密切注意生命体征、神志及舌脉变化，配合医生随时做好急救准备。

（三）恢复期

1. 风痰瘀阻证

（1）临床表现：半身不遂，口眼㖞斜，舌强言謇或失语，舌紫，苔腻，脉弦滑。

（2）护治原则：搜风化痰，行瘀通络。

（3）护理措施：

①环境要求：病室应清爽干燥，保持空气新鲜。

②起居护理：起居有节，避风寒，注意保暖。进行规律的休息与锻炼，勿过劳累。

③情志护理：解释病情，鼓励患者保持精神愉快。

④饮食护理：饮食宜清淡、营养、易消化，忌肥甘厚味、甜腻辛辣之品。酌情给予半流食或稀、软食品，少食多餐。可适当

选用山楂、木耳、萝卜、玉米、花生、大枣等。

⑤给药护理：汤剂宜偏热服或温服。

⑥对症护理：长期卧床的患者，按时进行口腔及皮肤护理，预防褥疮的发生；及早规律地进行功能锻炼及语言训练，根据情况可配合选用推拿、按摩、气功、针灸等方法协助护治。

⑦病情观察：观察记录患者的生命体征、舌脉，以及肢体、言语功能的恢复情况，及时调整护治方案。

2. 气虚络瘀证

（1）临床表现：肢体偏枯废用，口眼㖞斜，肢软无力，面色萎黄，气短乏力，自汗出，舌质淡紫，或见瘀斑，苔薄白，脉沉细涩或细弱。

（2）护治原则：益气养血，化瘀通络。

（3）护理措施：

①环境要求：病室宜温暖、安静，注意避风。

②起居护理：起居有节，避风寒，注意保暖。汗出较多者，及时帮助擦汗，更换衣被。进行规律的休息与锻炼，勿过劳累。

③情志护理：避免七情刺激，稳定情绪，鼓励其积极配合治疗。

④饮食护理：饮食宜选用益气、健脾与通络之品，如山药、薏苡仁、黄芪、莲子、木耳、赤小豆等做粥食用。

⑤给药护理：汤剂宜偏热服或温服。

⑥对症护理：长期卧床的患者，按时进行口腔及皮肤护理，预防褥疮的发生。气虚血瘀、手足肿胀或肤色紫暗，可用红花、川乌、当归、川芎、桑枝等煎水浸洗或浸泡。及早规律地进行功能锻炼及语言训练，根据情况可配合选用推拿、按摩、气功、针灸等方法协助护治。

⑦病情观察：观察记录患者的生命体征、舌脉，以及肢体、言语功能的恢复情况，及时调整护治方案。

3. 肝肾亏虚证

（1）临床表现：半身不遂，患肢僵硬，拘挛变形，肢体肌肉萎缩，口眼㖞斜，言语不利，眩晕耳鸣，腰膝酸软，舌质红，少苔或无苔，脉细弦或细弦数。

（2）护治原则：滋养肝肾。

（3）护理措施：

①环境要求：病室宜安静、舒适，空气清新、流通。

②起居护理：起居有规律，多卧床休息。进行规律的休息与锻炼，勿过劳累。眩晕严重者应加强陪护。

③情志护理：关心、体谅、疏导患者，解释病情，鼓励其树立信心，积极配合治疗。

④饮食护理：饮食宜清淡、营养、易消化，以滋养肝肾为原则，忌辛辣刺激之品。可用黄芪 50g、人参 5g、粳米 100g 做粥食用。自行进食有困难者，应及时鼻饲。

⑤给药护理：汤剂宜文火慢煎，空腹温服。

⑥对症护理：长期卧床的患者应按时进行口腔及皮肤护理，预防褥疮的发生。积极规律地进行功能锻炼及语言训练，根据情况可配合选用推拿、按摩、气功、针灸等方法协助护治。

⑦病情观察：观察记录患者的生命体征、舌脉，以及肢体、言语功能的恢复情况，及时调整护治方案。

（四）健康指导

1. 积极治疗原发病，坚持锻炼，增强体质。

2. 避免中风发作的诱因：顺应四时气候，保持情绪稳定，起居有常，饮食有节，保持大便通畅。

3. 留意中风先兆，密切关注血压变化，尤其是中年人或恢复期患者。

4. 后遗症期患者应及时、科学地坚持功能锻炼。

第四节 中医药特色康复技术

一、针刺法

(一) 毫针法

1. 操作目的

(1) 遵照医嘱选择穴位,解除或缓解各种急、慢性疾病的临床症状。

(2) 通过其疏通经络,调整脏腑气血功能,促进机体的阴阳平衡,以达到防病治病的目的。

2. 评估内容

(1) 评估患者当前主要症状、临床表现、既往史及对疼痛的耐受程度。

(2) 针刺取穴部位的局部皮肤情况。

(3) 询问患者是否进食。

(4) 评估患者年龄、文化层次、目前心理状况及对疾病的认识。

3. 注意事项

(1) 操作前检查用物是否齐备,对硬弯、锈蚀、有钩等不符合要求的针具,应剔除不用。严格执行无菌技术操作。

(2) 选择合理体位,暴露腧穴,方便操作,注意保暖。

(3) 遵医嘱准确取穴,正确运用进针方法、进针角度和深度,勿将针身全部刺入,以防折针。刺激强度因人而异,急性病、体质强者宜强刺激,慢性病、体质弱者宜弱刺激。

(4) 针刺中应密切观察患者的反应,发现病情变化应报告医生并配合处理。

(5) 起针时要核对穴位及针数,以免毫针遗留在患者身上。

（6）对胸胁、腰背部位的腧穴，不宜直刺、深刺，以免刺伤内脏。

（7）孕妇禁止针刺。

（二）水针法（穴位注射）

1. 操作目的

（1）疏通经络，调整脏腑气血功能。

（2）促进机体的阴阳平衡，以达到防病治病的目的。

2. 评估内容

（1）评估患者主要症状、临床表现、既往史、对疼痛的耐受程度及药物过敏史。

（2）评估患者体质及穴位注射部位的局部皮肤情况。

（3）了解患者年龄、文化层次、目前心理状况及对疾病的认识。

（4）向患者解释穴位注射目的，取得患者配合，注射前排尿排便，取舒适卧位。

3. 注意事项

（1）执行"三查七对"及无菌操作规程，注意药物配伍禁忌。有毒性作用或刺激性较强的药物不宜采用；凡能引起过敏反应的药物必须先做过敏试验，结果为阴性方可使用。

（2）按医嘱处方进行操作，熟练掌握穴位的部位和注射的深度。每穴注射的药量，一般为 1～2ml，胸背部可注射 0.5～1ml，腰臀部通常注射 5ml。

（3）注射时避开血管丰富部位，避免药物注入血管内。患者有触电感时针体往外退出少许后再进行注射。

（4）操作前应检查注射器有无漏气，针头是否有钩等情况。

（5）注射时应避开神经干，以免损伤神经。

（6）年老体弱者，选穴宜少，药液剂量酌减。

二、艾灸法

1. 操作目的

（1）借灸火的热力给人体以温热性刺激，通过经络腧穴的作用，解除或缓解各种虚寒性病证。

（2）通过温通经络、调和气血、消肿散结、祛湿散寒、回阳救逆等法，以达到防病保健、治病强身的目的。

2. 评估内容

（1）评估患者主要症状、临床表现、既往史、对疼痛的耐受程度及药物过敏史。

（2）评估患者艾条施灸处的皮肤情况。

（3）了解患者年龄、文化层次、目前心理状况及对疾病的认识。

（4）向患者解释操作的目的，取得患者配合。

3. 注意事项

（1）凡属实热证或阴虚发热者，颜面部、大血管处、孕妇腹部及腰骶部不宜施灸。

（2）施灸过程中应及时将艾条灰弹入弯盘，防止灼伤皮肤。

（3）施灸过程中，随时询问患者有无灼痛感，调整距离，防止烧伤。施灸后局部皮肤出现微红灼热，属正常现象。如灸后出现小水疱时，无须处理，可自行吸收。如水疱较大时，可用无菌注射器抽去疱内液体，覆盖消毒纱布，保持干燥，防止感染。

（4）艾条灸后彻底熄灭，以防止复燃发生火灾。

三、拔火罐法

1. 操作目的　温通经络、驱风散寒、消肿止痛、吸毒排脓。

2. 评估内容

（1）评估患者当前主要症状、临床表现及既往史。

（2）评估患者体质及实施拔罐处的皮肤情况。

（3）了解患者年龄、文化层次、目前心理状况及对疾病的认识。

（4）向患者解释操作的目的，取得患者配合。

3. 注意事项

（1）拔罐时应采取合理体位，拔罐过程中不宜移动体位，以免罐体脱落。

（2）拔罐时选择肌肉较厚的部位，骨骼凹凸不平和毛发较多处不宜拔罐。

（3）操作前一定要检查罐口周围是否光滑，有无裂痕。

（4）防止烫伤。拔罐时动作要稳、准、快，起罐时切勿强拉。

（5）起罐后，如局部出现小水疱，可不必处理，可自行吸收。如水疱较大，消毒局部皮肤后，用注射器吸出液体，覆盖消毒敷料。

（6）拔罐时要根据病情及所拔部位的面积大小而决定采用拔罐的方法及大小适宜的罐具。

（7）使用过的火罐，均应消毒后备用。

四、刮痧法

1. 操作目的

（1）缓解或解除外感时邪所致高热头痛、恶心呕吐、腹痛腹泻等症状。

（2）使脏腑秽浊之气通达于外，促使周身气血通畅，达到治疗疾病的目的。

2. 评估内容

（1）评估患者当前主要症状、临床表现及既往史。

（2）评估患者体质及刮痧部位的皮肤情况。

（3）了解患者年龄、文化层次、目前心理状况及对疼痛的耐受程度。

（4）向患者解释操作的目的，取得患者配合。

3. 注意事项

（1）保持空气清新，以防复感风寒而加重病情。

（2）操作中用力要均匀，勿损伤皮肤。

（3）刮痧过程中随时观察病情变化，发现异常，立即停止，报告医生配合处理。

（4）刮痧后嘱患者保持情绪安定，饮食清淡，忌食生冷油腻之品。

（5）使用过的刮具，应消毒后备用。

五、中药熏洗法

1. 操作目的　疏通腠理、祛风除湿、清热解毒、杀虫止痒。

2. 评估内容

（1）评估患者当前主要症状、临床表现、既往史及药物过敏史。

（2）评估患者熏洗部位的皮肤情况。

（3）了解患者年龄、文化层次、目前心理状况及对疾病的认识。

（4）向患者解释操作的目的，取得患者配合。

（5）女患者评估胎、产、经、带情况。

3. 注意事项

（1）冬季注意保暖，暴露部位尽量加盖衣被。

（2）熏洗药液不宜过热，一般以 50 ~ 70℃ 为宜，以防烫伤。

（3）在伤口部位熏洗时，按无菌技术操作执行。

（4）根据熏洗部位，选用合适物品。必要时可在浴室内进行。

（5）包扎部位熏洗时，应揭去敷料，熏洗完毕更换消毒敷料。

（6）所用物品应清洁消毒，每人 1 份，避免交叉感染。

（7）熏洗每日 1 次，熏洗时间不宜过长，以 20～30 分钟为宜。

六、穴位贴敷法

1. 操作目的　将中医"坎离贴"贴附于患者双足涌泉穴，依赖药物的作用，达到引火归元、引血下行的治疗目的。

2. 评估内容

（1）评估患者当前主要症状、临床表现及既往史。

（2）评估患者体质及敷贴部位的皮肤情况。

（3）了解患者年龄、文化层次、目前心理状况及有无药物过敏史。

（4）向患者解释操作的目的，取得患者配合。

3. 注意事项

（1）有皮肤过敏、局部溃破、皮肤感染者慎用。

（2）贴药时间一般为傍晚，贴药前清洗皮肤，贴至第 2 天清晨揭去。贴药时间不宜过长。

（3）膏药应逐渐加温，以烊化为度，过久烘烤易烫伤皮肤。

（4）使用膏药后，如出现皮肤发红、起丘疹、水疱，瘙痒、糜烂等，这种现象称为膏药风，现代医学称为过敏性皮炎，应停止使用，皮损处以康复新外敷。有水疱者应抽吸疱内液体，给予烧伤 2 号湿敷。溃烂者应用黄连膏、冰石散换药。

第五节　中医康复饮食指导

一、中医辨证施膳的特点

1. **整体观念**　中医学认为，人体是统一的有机体，通过经络等作用互相联系，构成整体。如对食物的受纳、消化、吸收、运行和排泄的过程，正是通过脾胃和大小肠等脏腑的协调来完成的。在病理方面，通过四诊了解脏腑的虚实、气血的盛衰、正邪的消长，进行辨证、综合分析，最后确定治疗方案。而辨证施膳就是遵循中医学整体观的基本理论，注意协调人体内部、人体与自然环境间的相互关系，保持稳定人体内外环境的统一性。疾病发展是阴阳失调、邪正斗争的过程，所以治疗疾病就是扶正祛邪，调整阴阳。如阳热亢盛，易耗伤阴液，施膳可采用清热保津法，选食芥菜炒香菇、甘蔗粥等，以泻阳和阴。如阳虚不能制阴，阴寒偏盛的病证，施膳采用温经散寒法，选用当归、生姜、羊肉汤、核桃仁炒韭菜等，以补阳制阴。气血两虚的病证，施膳采用双补气血法，选用枸杞、桃仁、鸡丁等。

一个脏腑发生病变，往往会影响其他脏腑的功能。故在施膳时应注意协调脏腑整体与局部之间的关系，以食物之偏性来矫正脏腑机能之偏，使之恢复正常，或增强机体抵抗力和免疫功能。如视物昏花的病证，为肝血不足，表现于目，施膳可采用滋补肝肾法，选用银杞明目汤（银耳、枸杞子、鸡肝）、猪肝羹等；口舌生疮的病证，为心胃火旺，反映于口舌，可采用清心泻火法，选食灯芯粥、竹叶芦根茶等。

2. **调和五味，饮食有节**　除不宜过饱过饥、暴饮暴食外，还要注意饮食多样化，使五味得当，荤素协调，饮食须寒、热、温、凉适度。若饮食有所偏嗜，则可能导致人体脏腑功能失调，阴阳偏盛或偏衰。如果长期偏食某种食物，久之则损伤内脏，发生病变。《素问·五脏生成篇》又说："多食咸，则脉凝涩而色变；多食苦，则皮槁而毛拔；多食辛，则筋急而爪枯；多食酸，则肉胝而唇揭；多食甘，则骨痛而发落。"这些论述说明五味偏嗜，会给人体健康带来不良后果。

饮食的冷热也不宜有偏嗜，如果过食寒凉，贪食生冷瓜果，日久则损伤脾胃阳气，导致脾胃虚弱，寒湿内生，而发生腹痛、泄泻等病。若过食辛温燥热，则可使胃肠积热，出现口渴、腹满胀痛、便秘等。因此，需要纠正偏食的不良习惯。

3. 因证施膳　根据不同病情、证候、体质、健康等情况，加以辨证分析，有区别地选择食物。

4. 因时施膳　注意四季气候变化的特点极为重要，否则对机体会产生一定的影响。春季气候转温，五脏中属肝，以肝主疏泄为特征，适宜进补，饮食以补肝疏散为主，可选食韭菜炒猪肝等。夏季炎热酷暑，五脏属心，以喜凉为特征，适宜清补，饮食以清暑生津为主，可选食绿豆粥等。长夏，阳热下降，水气上腾，为一年之中湿气最盛的季节，五脏属脾，应以解暑为宜，适宜补饮食，如薏仁粥、芦根等。秋季气候凉爽，五脏属肺，以收敛为特征，适宜平补，饮食应平补润肺，可选柿饼银耳羹等。冬季气候寒冷，五脏属肾，以收敛潜藏为特征，适宜温补，饮食以补肾温阳为主。由于气温骤降，易感寒邪，易伤阳气，所谓"阴盛则阳病"，又寒客经络，关节经脉拘急，气血凝滞阻闭，饮食可选用羊肉、狗肉等。

5. 因地施膳　由于不同地区的地势环境、气候条件及生活习惯不同，人的生理活动和病变特点也不尽相同，故施膳时应区别对待。如西北严寒地区，气候寒冷干燥，易受寒伤燥，宜食温阳散寒或生津润燥之食物；而在东南温热地区，气候温暖潮湿，易感湿邪，宜食清淡、除湿之食物。加之各地区口味习惯的异同，如山西、陕西多喜食酸，云贵川湘等地喜辛辣，江浙等地喜甜咸，而东北、华北各地又喜食咸与辛辣，东南沿海喜食海味，西北喜食乳酪等。

6. **因人施膳**　由于人的体质的寒、热之分，其气血盛衰有强弱之殊，老年人、青年、小儿、孕妇、经期、哺乳期、产妇等，施膳也应根据不同特点加以区别。如小儿生机蓬勃，发育迅速，适当增加营养物质是完全必要的；但因小儿脏腑娇嫩，气血未充，稚阴稚阳，生活不能自理，多饥饱不均，易伤罹虫，宜健脾消食，选用怀山药粥、红枣粥、山楂等温热、软烂之峻补食物。老年人气少血衰，生理机能减退，宜选择易消化而有补益之食物，如蒸子鸡等。

由于体质的差异，对于食物温凉的食用方法应加以选择。阴虚阳热之体，饮食宜凉，选择养阴为主的食物，如银耳等；阳虚阴盛之体则饮食宜温，选择补阳食物，如羊肉、狗肉等；气虚之体，宜补气，如人参粥等；血虚之体宜补血，如猪肝等；妇女有经期、怀孕、产后、哺乳等生理时期，应根据各期选择补气、补血、补肾、通乳之品，如鸡、糯米粥、鳝鱼、猪蹄等。

7. **同病忌食**　是指相同的疾病因证不同，选用不同的饮食。

8. **异病同食**　是指不同的疾病，也可在不同的发展过程中出现相同的证候，可选用相同的饮食。

由此可见，在辨证施膳过程中，不在于病的异同，而在于证的区别。重视饮食疗法是脑梗死中医康复的传统，由于饮食不节，脾失健运，聚郁化热，阻滞经络，蒙蔽清窍也会引起脑梗死。所以脑梗死恢复期应注意饮食调节，以防病情加重和复发。脑梗死阴虚者宜食甘凉食物，如绿豆、小米等；阳虚者宜食甘温食物，如麦面、胡萝卜等；脑梗死肝肾不足，头晕目眩者，宜多食白菜、黄瓜等蔬菜；脑梗死便秘者宜食高纤维素食物，如蔬菜、水果等；脑梗死高脂血症者忌食动物内脏，少食花生等含油脂多、胆固醇高的食物；脑梗死患者应注意定时定量，少食多餐，不宜采用油炸、煎炒、烧烤烹调；忌肥甘甜腻、辛辣、过咸刺激助火生痰之品；戒烟酒。

二、中风患者辅助食疗方

1. 黑木耳　性甘平，补气，耐饥，活血。黑木耳 6g，用水泡发，加入菜肴或蒸食。可降血脂、抗血栓和抗血小板聚集。

2. 芹菜　性甘凉，清胃、涤热、祛风，利口齿咽喉、头目。烹饪时不宜过熟。芹菜根 5 个，红枣 10 个，水煎服，食枣饮汤，可起到降低血胆固醇作用。

3. 山楂　性酸甘温，醒脾气，消肉食，破瘀血，散结，消胀，解酒，化痰，多食易耗气、损齿、易饥，故空腹、体虚者慎用。可吃鲜山楂或用山楂泡开水，加适量蜂蜜，冷却后当茶饮。若脑梗死并发糖尿病，不宜加蜂蜜。

4. 萝卜　生者性辛甘凉，润肺化痰，祛风涤热。熟者性甘温，下气和中，补脾运食，生津液，百病皆宜。取汁煮水可以扩张血管而降压，还可提高高密度脂蛋白含量。鲜萝卜榨汁长期服用（每日 2 次，每次 15～20ml），在治疗血清胆固醇升高、防治冠状动脉粥样硬化和预防冠心病方面也可能有一定作用。

5. 冬瓜　性甘平，清热，养胃，生津，涤秽，除烦，消痈，行水，治胀满、泻痢、霍乱，解鱼、酒等毒。诸病不忌，荤素咸宜。冬瓜 500g，芹菜 100g，蜂蜜 50g，冬瓜去皮去籽，芹菜洗净切碎捣汁，入锅煮沸，待凉，入蜂蜜调匀。每日 1 剂，分早晚 2 次饮用。具有清热祛风、利水降压等功用，适用于肝火上炎、肝阳上亢型高血压病等。脾胃虚弱、肾脏虚寒、久病滑泄、阳虚肢冷者忌食。

三、后遗症患者的食疗方

1. **三味粟米粥**　取荆芥穗、薄荷叶各 50g，豆豉 150g，水煎取汁，去渣后入粟米（色白者佳）150g，酌加清水共煨粥。每日 1 次，空腹服。适用于脑梗死后言语謇涩、精神昏聩者。

2. **大枣粳米粥**　以黄芪、生姜各 15g，桂枝、白芍各 10g，加水浓煎取汁，去渣。取粳米 100g，红枣 4 枚加水煨粥。粥成后倒入药汁，调匀即可。每日 1 次。可益气通脉、温经和血，适用于治疗脑梗死后遗症。

3. **羊肚山药汤**　取羊肚 1 具，去筋膜后洗净切片，加水煮烂后下入鲜山药 200g，煮至汤汁浓稠，代粥服。适用于脑梗死后体质虚弱者。

4. **乌鸡汤**　取乌骨母鸡 1 只，去毛及肠杂，洗净切块后加入清水、黄酒等量，文火煨炖至骨酥肉烂时即成。食肉饮汤，数日食毕。适用于脑梗死后言语謇涩、行走不便者。高血压患者须同服降压药，密切观察血压变化。

5. **黑豆汤**　取大粒黑豆 500g，加水入砂锅中煮至汤汁浓稠即成。每日 3 次，每服 15ml，含服，缓咽。适用于言语謇涩者。

6. **四味粳米粥**　取天麻 9g（以布包好），枸杞 15g，红枣 7 枚，人参 3g，加水烧沸后用文火煎煮约 20 分钟。去天麻、枣核，下粳米 50～100g 共煨粥。每日 2 次。适用于治疗脑梗死后偏瘫伴高血压。

7. **栗子桂圆粥**　栗子 10 个（去壳用肉），桂圆肉 15g，粳米 50g，白糖少许。先将栗子切成碎块，与米同煮成粥，将熟时放桂圆肉，食用时加白糖少许。可做早餐，或不拘时食用。补肾、强筋、通脉。可辅治脑梗死后遗症。

8. **枸杞羊肾粥**　枸杞子 30g，羊肾 1 个，羊肉 50g，粳米 50g，葱、五香粉适量。将羊肾、羊肉片与枸杞子并入佐料先煮

20分钟,下米熬成粥即可。晨起做早餐食用。益气、补虚、通脉。可辅治脑梗死后遗症。

9. 北芪炖南蛇肉　黄芪60g,南蛇肉200g,生姜3片。将蛇肉洗净,与黄芪、生姜共炖汤,加油、盐调味即可。饮汤食肉。益气通络。适用于气虚血瘀、脉络闭阻、口眼㖞斜、口角流涎、言语不利、半身不遂、肢体麻木等症。

10. 天麻焖鸡块　母鸡1只(约重1500g),天麻15g,水发冬菇50g,鸡汤500ml,调料适量。将天麻洗净,切薄片,放碗内,上屉蒸10分钟取出。鸡去骨,切成3cm见方的块,用油氽一下,捞出备用。将葱、姜用油煸出香味,加入鸡汤和调料,倒入鸡块,文火焖40分钟。入天麻片,5分钟后淀粉勾芡,淋上鸡油即可,佐餐食。平肝熄风,养血安神。适用于肝阳上亢之眩晕头痛,风湿着痹之肢体麻木、酸痛、脑梗死瘫痪等症。

四、小结

通常认为,食物是为人体提供生长发育和健康生存所需的各种营养素的可食性物质。也就是说,食物最主要的作用是提供营养。其实不然,中医很早就认识到食物不仅能提供营养,而且还能疗疾祛病。如近代医家张锡纯在《医学衷中参西录》中曾指出,食物"病人服之,不但疗病,并可充饥;不但充饥,更可适口,用之对症,病自渐愈,即不对症,亦无他患"。可见,传统中医早已指出食物本身就具有"养"和"疗"两方面的作用。而现代则更重视食物在"养"和"治"方面的特性。

饮食疗法是中国人的传统疗法,通过饮食达到调理身体,强壮体魄的目的。古人通过食疗调理身体,现在的人往往通过食疗达到减肥、护肤、护发的目的。应顺应四季变化,适时施用食疗:①春为发陈之季,食宜护阳保肝;②初夏骄阳似火,食宜益气清心;③长夏湿邪氤氲,食宜利湿健脾;④秋令燥胜地干,食宜滋阴润肺。⑤冬月寒司物化，食宜温散补肾。

1. 风痰瘀阻证：进食祛风化痰开窍的食物。

2. 气虚血瘀证：进食益气活血的食物。

3. 肝肾亏虚证：进食滋养肝肾的食物。

4. 中脏腑昏迷或吞咽障碍的患者，遵医嘱禁食或鼻饲饮食。

5. 糖尿病患者注意控制葡萄糖及糖类的摄入，高血脂患者注意控制脂肪、胆固醇的摄入。

6. 保持大便通畅，避免用力过度，以免再发脑出血。

7. 积极治疗原发病，按时服药，注意血压的变化，定期到医院复查。

第六节　中医康复心理护理

中风是当前严重威胁老年人身心健康的常见病，它不仅患病率高，致残率高，死亡率也很高。人的心理活动是脑的神经功能活动的表现。突如其来的中风，会使脑神经功能骤然受到损伤，常带来不同程度的心理反应。一个平时看上去好好的人，在短时间内突然变得手足不听指挥，生活不能自理，说话别人听不懂。这种风云突变的情景，会对患者造成很大的心理创伤。加之老年患者身体各脏器功能逐渐衰退，储备减少，对突发应急事件缺乏足够的适应能力，所以一些老年人就会表现出悲哀、沮丧、情绪低落、思虑过度等情绪，更有部分老年患者出现自闭，不愿沟通，拒绝西医治疗和康复训练，甚至出现绝望情绪，这种状态称之为中风后心理障碍。这种情况多发生在中风后 3 个月内，发生率高达 40%~50%。此时如果不加以干预治疗则会严重影响患者的康复进程，严重者将会再次诱发脑中风。

中风患者最关心的问题，莫过于瘫痪的肢体能否恢复健康，为此整天焦虑不安。情绪过度紧张，日子一长，茶不思饭不想，就会导致营养状况低下，身体免疫能力下降，并发症也就与日俱增了。有的患者因肢体瘫痪，生活不能自理，往往苦闷、自卑、抑郁、忧愁，年轻人肢体瘫痪担心婚姻破裂，老年人生怕"久病无孝子"而暗自伤感；有的患者因经过一段时间治疗效果不理想，感到急躁和烦恼，常为一点小事而发火；也有一些患者只要家属在场，事事依赖，本来自己可以料理的事，也要让别人去做。

对中风患者进行心理治疗与护理十分重要。在心理治疗中，要帮助患者学会主动进行心理调节和自我控制，正确对待疾病，树立战胜疾病的信心。让他们保持愉快乐观的情绪，消除恐惧和悲观，积极配合医生治疗，坚持主动锻炼和被动锻炼。在心理治疗和心理护理中，最好给患者创造一个安静、舒适的环境，这样有利于增进患者的身心健康和保持良好的心理状态，在情绪上得到稳定，可以增强心理治疗的效果。

家庭所有成员都应积极关心、体贴、尊重和谅解患者，使患者感受到家庭的温暖和照顾。绝不能在患者面前表现出烦躁、讨厌情绪或随意训斥患者，也不可装聋作哑，不理睬患者。对待患者的合理需要，要尽量设法给予满足。

中风患者的心理障碍往往从认识活动障碍开始，进一步引起智能障碍和情感障碍。因此，不能单独依靠使用药物来恢复患者脑神经的功能，更重要的是，要根据患者不同的文化程度，从简到繁，指导患者去进行分析、归纳、判断、推理，帮助其重新认识周围事物。

只要病情许可，还应鼓励中风患者下床活动，适当地进行锻炼，日常生活尽量做到自理，并力所能及地进行一些家务、学习、娱乐及社交活动，逐渐恢复对社会的适应，这对患者的心理有着积极的影响。

一、心理特点

1. 震惊、恐惧、孤独　表现为患者不能面对现实、不能接受疾病的打击，盼望有亲人看望自己；表现为沉默、无感觉、无反应、害怕、暗自流泪、不安等。

2. 否认、自我保护　表现为患者对自己的疾病抱有侥幸心理，在心理上处于应激状态，对病情产生部分或完全的曲解，总幻想自己没有患病，躲避心理上的负担和痛苦。

3. 抑郁、焦虑　这是大多数中风患者在患病后必经的心理阶段，随着对病情的深入了解，否认期突然消失，一旦面对现实，承认自己的终生残疾，就表现出内心的压抑、失眠、孤独，从闷闷不乐到悲痛欲绝，甚至发生木僵。患者如出现幻觉、幻想等精神症状时，需要到精神科进行专科治疗。

4. 依赖、反对独立　表现为部分患者在患病后，凡事都要依赖家属，必须靠别人的帮助才能去做一些事，抵制康复训练或提出一些过高、不能实现的要求。

5. 适应期表现　患者随着时间推移，对自己身体造成的伤残逐渐适应并能正视现状，心理防御机能建立，恢复心理平衡。

二、脑卒中患者康复期的心理护理

帮助患者完善家庭支持系统，患者需要更多来自家庭的关爱，首先应在家庭里营造一个和谐、温馨的气氛，解除患者各种顾虑和精神负担，避免情感刺激。

1. 满足脑卒中患者的心理需要　每位患者都希望在自己生病后得到医务人员的关切。因此，护士在脑卒中的心理康复过程中应尽快了解每一位患者的病情及心理，正确地评估患者的社会、心理、生理、家庭经济状况等影响患者康复的因素，帮助他们尽快适应医院的环境，建立新的人际关系，充分调动患者康复锻炼的主观能动性。

2. 康复早期　注意密切观察患者的精神状态，了解思想变化，及时予以心理干预。制订切合实际的护理计划，恰当解释病情，提供有关疾病、治疗及预后的可靠信息，帮助患者正确面对现实，有正确的心理预期，了解康复治疗对今后生活质量及回归社会的重要意义。鼓励患者进行主动锻炼，要尽可能地让患者树立积极的心态，克服急躁心理、悲观情绪，消除顾虑，稳定情绪，告知积极的情绪对疾病康复并且能大大提高治疗的效果，有利于心理障碍的康复。

3. 偏瘫恢复期　此期患者的心理问题较多，护士应协助做好生活护理，如擦澡、洗脚、修剪指甲等。对患者进行语言安慰，关心体贴患者，增强患者对护士的信任感，消除焦虑抑郁心理。尽量帮助患者摆脱孤独的境地，督促和教育其亲属按时到医院探视，明确答复患者提出的有关病情的问题，使患者对自己的病情有正确的认识。学会看懂患者的手势来代替语言的表达，要通过患者的面部表情、举止行为了解患者内心活动，采取与之吻合的护理。

4. 配合医生进行心理治疗护理　大多数中风患者都会出现紊乱的思维和情绪，对自身疾病的转归存有顾虑，故护士对患者要耐心开导，精神愉快是脑卒中偏瘫患者自我调节的闸门和自我心理康复的首要因素。要帮助患者学会跳出烦恼之圈，改变他人不如改变自己，不要反复回首往事，同时应鼓励患者摆脱自卑的困扰和冲破固执屏障。对家属要详细解释，并强调康复训练的好处和不锻炼的严重后果，只有坚持不懈地治疗与锻炼，才能达到康复的目的，并列举成功的病例，使患者及家属树立起信心，密切配合。因此，心理护理应贯穿在整个康复过程中。

三、中医心理护理

传统中医将中风的致病因素列为三类：一为内因，即所谓七情、饮食、劳倦所伤；二为外因，即六淫伤人；三为不内外因，即现在所言外伤等突发事情造成的损伤。因此，各种情绪的过度变化，均是导致疾病发生的重要因素。

情志活动与脏腑的关系密切。"喜、怒、忧、思、悲、恐、惊"，此谓"七情"，七情是人类情感过程中所产生的不同情志变化。中医学认为，情志活动是内脏机能的反应，是以脏腑为物质基础的，情志活动与五脏的关系为：肝在志为怒、心在志为喜、脾在志为思、肺在志为忧、肾在志为恐。当脏腑功能发生变化时，人的情志也相应变化。如肝气盛时人易怒；心气盛时人易喜；肺气盛时人易悲；肾气虚时人易惊恐等。情志过急，又会伤及内脏，如暴怒伤肝、过喜伤心、忧愁伤肺、思虑伤脾、惊恐伤肾等。

心理疗法与药物疗法、针灸疗法、体育疗法、饮食疗法等构成中医治疗疾病的基本手段，其中心理疗法在治疗上占有重要的地位。《内经》中对此提出"移情"学说。移情易性法是通过改变患者的生活环境和方式，转移或分散感知觉的集中点，达到改变患者紧张状态和不良认知的方法。其可以理解为心理学上的工娱、艺术、运动等疗法，尤其适用于脑血管病后出现抑郁症、神经症、精神异常等，对老年痴呆、心理障碍等重症精神疾病也有一定作用，正如叶天士在"情志之郁……盖郁证全在病者能移情易性"的描述范围。通过对患者的异常情绪的转移，解除患者在精神上的负担，达到治疗疾病的目的，这种思想构成以情治情的理论基础。同时，根据辨证的理论体系，将五脏所伤，七情之异相联系。《内经》进一步指出"相克"理论在心理治疗上的作用，即运用不同的情绪变化，以"相克"的方式来改变另一种异常的情绪变化。《素问》指出："怒伤肝，悲胜怒"，"喜伤心，恐胜喜"，"思伤脾，怒胜思"，"忧伤肺，喜胜忧"，"恐伤肾，思胜恐"。这是在五行学说的基础上形成的一种治疗方式，原理是针对患者病理原因施加一种对立的或更为强大的情绪或刺激，使患者主动回避原有的病理行为，感知原有情绪和认知的狭隘性，从而矫正病情。如在偏瘫患者的不良情绪上施加一个更为强大的情绪或刺激，以达到校正病情的目的。这种主动的治疗过程为临床心理疗法提供了辨证施护的依据。由此，通过利用中医有关理论，指导临床中医心理护理具有很大的帮助。

脑卒中的延续性护理指引

第一节 延续性护理概况

一、概念

随着疾病谱的改变，以脑卒中、肿瘤等为主的慢性病逐渐代替传染性疾病，居全球疾病负担前列，人们对卫生服务需求尤其是出院后护理服务需求日益增加，延续护理应运而生。延续护理是将住院护理服务延伸至社区或家庭的一种新型护理模式。自延续护理出现以来，国内外学者从不同角度提出了延续护理的定义，但至今尚未形成共识。目前，使用较多的是 20 世纪 80 年代美国老年学会对延续护理的定义，即设计一系列护理活动，确保患者在不同健康照护场所间或不同等级医疗机构间转移时所接受护理服务具有协调性和连续性。

二、延续护理模式

20 世纪 90 年代，在美国同时出现了过渡期护理模式（transitional care model，TCM）和过渡期护理干预模式（care transitions intervention，CTI）两种延续护理模式，随后被研究者成功应用到脑卒中领域。TCM 模式和 CTI 模式的服务对象主要是医院向家庭或护理机构转移的患者。两者在服务理念上存在差异：TCM

将减少患者健康问题出现的可能作为护理干预的主要目的；CTI
模式通过护士及其训练小组教授患者及其家属自我健康管理的知
识、工具和方法，提高其应对健康问题的能力。因此，CTI 模式
将家属也纳入延续护理的服务对象，并让家属和患者接受相同的
健康照护训练。高致残率的特点使脑卒中患者出院后需要长期照
护，我国脑卒中患者长期照护的主要形式是居家护理，CTI 模式
关注患者和家属自护能力的提升，更能满足我国脑卒中患者长期
护理的需求。

三、脑卒中延续护理面临的挑战

脑卒中延续护理模式的实施依赖高素质的医疗服务团队和优
质的基层医疗资源，在我国的护理实践中面临巨大挑战：① 医
疗资源不足，基层医疗机构服务能力低下；② 护理人员素质参
差不齐，人员结构和职能设置不合理；③ 医院和社区在脑卒中
患者的延续护理模式中缺乏连续性和协作性，医院同时承担治
疗、康复和随访工作，不能发挥社区的优势；④ 现有研究大多
数关注患者的近况，而延续护理模式更加强调长期危险因素的降
低和患者重返社会的可能。

第二节　社区延续性护理

一、成立脑卒中患者延续性护理服务团队

1. 延续护理网络　脑卒中患者出院后，组成"临床责任护
士－社区护士－家庭护理"的延续护理网络。团队成员包括患
者医院的康复医生、责任护士、社区护士和家庭医生，团队中的
人员各司其职，负责为患者制订出院计划并监督患者严格执行，
其中包含患者出院在家期间的用药剂量、睡眠时间、每天的运动

量、营养食谱、心理健康情况等。与此同时，还应定期对成员培训脑卒中患者护理的核心技能、专业知识、心理学知识和康复技能。

2. **建立居民健康档案** 社区护士为患者建立居民健康档案，详细记录脑卒中患者现存主要问题、主要用药情况、健康评价、健康指导、危险因素控制等。建立完整、真实的健康档案可以全面了解居民健康状况，从而提供优质、综合、连续的健康管理服务，通过长期跟踪管理，易于发现居民现存的健康危险因素，提供预防保健服务。

3. **重点人群管理** 在社区管理中，将该类人群划入重点人群管理范围，为患者签署家庭医生服务，以便于家庭医生更好地掌握患者的病情、心理变化，制订个性化干预方案。

二、延续性康复训练

1. **康复人员的能力** 是延续性康复护理的基础，其必须有优秀的评估能力及教育能力。康复护理师为患者量身定做个性化的护理康复方案，每天督促患者做一些恢复肢体功能的康复训练，同时向患者传授康复技巧，包括吞咽能力、日常活动能力的训练。

2. **向家属传授康复技能** 指导患者及其家属如何正确进行相关康复训练，恢复身体能力与日常生活能力，由社区康复生向患者及其家属讲授脑卒中患者的护理重点。教会家属紧急训练和简单自救能力，每周组织专题讲座，由专业医师向家属和患者讲解日常生活中脑卒中的危险因素、面对突发事件的处理措施等，提高患者及其家属对突发病情的应对能力。

3. **成立延续性护理交流平台** 由科室的护士长、家庭医生、护士、患者及家属，组织建立微信交流群。如果患者问题在第一时间不能及时解答，可由家庭医生回答，提供正确指导，解决患者及其家属的实际需求。对于不方便出门活动的患者，可以通过电话随访或上门面对面随访服务，解答患者疑惑问题，护士对患者病情进行评估，加强患者合理用药指导，明确自身健康责任和健康运动的内容和范围，康复期间戒烟、酒等，全面进行自我行为监督。

三、社区干预性护理内容

1. **心理护理** 时刻关注患者心理情绪有无变化，与患者多进行沟通与交流，多互动，及时排解患者抑郁的心理，使其保持一种积极向上的心态，配合治疗。让家属做好护理上的帮手，帮助患者配合治疗。社区护士要对他们提出的疑问保持耐心，及时解决他们的疑问，建立良好的医护关系。

2. **健康教育的普及** 进行疾病紧急处理、疾病安全用药、疾病预防相关知识、疾病危险因素和诱发因素、疾病病因及症状相关知识的宣教和指导。向患者及其家属普及与病情有关的健康教育知识，让患者与及其家属对患者自身的疾病有一定的认识，有利于患者的治疗。注意生活中的饮食护理与康复护理，家属及护理者应鼓励患者多运动，不能总是待在房间里。天气好阳光充足时，多出门散散步，晒晒太阳。除了及时运动，还需要搭配各种健康饮食来一起调理患者的身体。

3. **环境护理** 保持环境空气新鲜。定时开窗通风换气，但也要避免直流风吹到患者而引起感冒。清新空气的环境里污染细菌数量较低有利于疾病的调养。常更换被褥，给患者一个舒适安逸的环境。

4. **饮食护理** 根据不同患者的情况制订个人饮食计划。少食用刺激性食物如辛辣、油腻食品，勤喝水，但也要注意饮水适量，防止水肿。保持充足的水分可以提高人体纤毛运动的能力，也可以加速身体循环。保证患者的营养充实，维生素、蛋白质的补充要及时，提供高热量、高蛋白及维生素和纤维素含量高的饮食。

5. 生活护理 指导患者饮食，告知日常生活中的注意事项、睡眠调节方法、预防跌倒的相关措施、家居生活设施调整及口腔、皮肤护理方法等。

6. 并发症护理 指导患者预防便秘、压疮、吞咽困难、呛咳、肺部感染、尿失禁及尿潴留等。

7. 自我护理 指导患者摒弃不良生活习惯，鼓励患者进行自我康复训练、自行寻找控制疾病发展的知识及心理调节技巧。

8. 护理技术指导 指导患者及家属血压、血糖、血脂监测和控制方法，帮助其掌握胰岛素注射技术，胃管、尿管、切口及造瘘口的护理方法等。

四、脑卒中高危因素的干预

脑血管病已成为国人首位死亡及致残原因。脑卒中发病风险中90%归咎为已知的10个危险因素的作用，其中高血压是引起脑卒中最常见的原因，其他因素心脏病、糖尿病、高脂血症及饮酒和吸烟等均可导致脑卒中的发生。脑卒中社区延续护理中的三级预防就尤为重要。

1. 脑卒中社区门诊随访联合高血压诊疗干预 高血压是以动脉血压持续升高为特征的心血管综合征。高血压是引起脑卒中的最重要的危险因素，据统计，我国高血压病患者已超过1.6亿人，70%～80%脑卒中患者都有高血压，而没有症状的高血压发生脑血管病的机会是正常血压者的4倍。大量临床研究证实，长期坚持有效地控制血压，可显著减少脑卒中的发生。加强和规范高血压患者的随访管理和健康教育，是减少或延缓心、脑、肾等并发症的发生、提高生活质量的有效举措。监测血压水平为130～139/85～89mmHg时，纳入慢性病高危人群管理。

2. 脑卒中社区门诊随访联合糖尿病诊疗干预　糖尿病是一种慢性代谢性疾病，其特点是高血糖，有两种类型，即1型和2型糖尿病，而胰岛素抵抗是2型糖尿病的主要发病机制。如果糖尿病患者对血糖控制不佳，后期将显示心、脑、肾和其他器官的病理变化，严重威胁人的身心健康。糖尿病被认为是一种终生的疾病，改善患者的治疗依从性已急不可待。2型糖尿病患者发生脑卒中的危险是非糖尿病患者的2~4倍。据国内数据统计，脑血管病患者同时患有糖尿病者将近20%，糖尿病患者患动脉硬化的危险性比正常人高5倍。居民空腹血糖（FBG）为 $6.1 \leqslant FBG < 7.0$ mmol/L，应纳入慢性病高危人群管理。

3. 脑卒中社区门诊随访联合康复科诊疗干预　在突发脑卒中的6个月内，接受系统的、科学的康复训练，有80%以上的患者可以恢复自主运动功能。脑卒中患者及家属来院门诊随访过程中，专科护士可以给予专业的基本康复指导，指导患者掌握正确的卧位、肢体功能训练、站立和步行训练的方法。

脑卒中常用药物

药物治疗是治疗神经内科疾病的方法之一，必须做到既有效又安全。这就要求护士执行医嘱时不仅要做到"三查八对"，还要纠正医生或药师可能发生的失误，同时积极配合医生，做好疗效观察和不良反应的预防工作。

第一节　降低颅内压类药物

一、20%甘露醇注射液

（一）临床应用

常用于各种原因引起的急性颅内压增高综合征和脑水肿。

用法：静脉快速滴注。

（二）护理注意事项

1. 溶液应室温避光保存。室温在20℃以下时，溶液可有药物结晶析出现象，使用前应加热使结晶完全溶解，以免影响疗效。

2. 一般以20%的甘露醇125～250ml快速静脉滴注，滴速为5～10ml/min，15～30分钟内滴完。

3. 应用甘露醇时宜选用粗大的血管，并确保针头在血管内，以避免药液外漏而导致组织水肿和皮肤坏死。

4. 急性肺水肿和严重失水者禁用，冠心病、心肌梗死、心

85

力衰竭者慎用。

5. 65 岁以上老年人应用易引起肾功能不全，应注意观察患者尿量。

6. 长期应用的患者可发生低钠血症、低钾血症。须注意抽血复查肾功能、监测血压等，发现异常及时报告医生；有肾功能异常者宜选用其他脱水剂。

7. 严格遵照医嘱按时按量给药，并注意病情变化。本药可引起高渗性口渴，若一次用量过大还可导致惊厥发生。

二、甘油果糖注射液

（一）临床应用

常用于脑血管病、脑外伤、脑肿瘤、颅内炎症，以及其他原因引起的急性和慢性颅内压增高、脑水肿等。

用法：成年人一般 250 ~ 500ml，分次静脉滴注，每天 1 ~ 2 次，1 ~ 3 小时滴完。

（二）护理注意事项

1. 严重循环系统功能障碍、尿毒症及糖尿病患者慎用，因为本品含果糖和氯化钠。

2. 一般无不良反应，滴注速度过快时可出现溶血、血红蛋白尿甚至急性肾功能衰竭，应告诉患者及家属不可随意调整输液速度。

3. 遵医嘱定时监测血常规、尿常规和肾功能。

三、呋塞米

（一）临床应用

适用于脑水肿合并左心衰竭或肾功能不全者，肝硬化所致的水肿或腹水患者等。

用法：口服、肌内注射或静脉推注。

（二）护理注意事项

1. 药物应避光保存于阴凉处。

2. 禁用于严重肾功能不全伴有电解质紊乱患者，孕妇、小儿及对本品过敏者。

3. 主要不良反应有低钠血症、低钾血症、低血容量性休克、视物模糊、恶心等。应严密观察病情变化，遵医嘱定期抽血复查。定期监测血常规、肾功能变化，并注意观察尿色、尿量，以防发生贫血、粒细胞减少、血尿等。

4. 合并心功能衰竭且不能进食者用药时应先补足血容量，监测血压、电解质变化，特别是在开始用药时，以防发生直立性低血压；老年人应用时还应警惕血管内血栓形成和栓塞症状，如注意有无肢体麻木、无力等。

5. 了解患者是否有肾功能不全或同时使用了其他耳毒性药物，注意观察有无耳鸣、头晕、眩晕及听力改变。

6. 本药常与甘露醇交替使用，以减少各自的不良反应。但不可与利尿剂同用。

7. 即使使用小剂量阿司匹林类药物也可能发生水杨酸钠中毒，故应尽量避免与阿司匹林类药物合用。

四、人血清蛋白和浓缩血浆

（一）临床应用

适用于血容量不足、低蛋白血症的颅内高压、脑水肿患者。

用法：静脉滴注。

（二）护理注意事项

1. 本品要求冰箱冷藏保存（0～5℃），一次未用完者应废弃。

2. 有心功能不全者慎用，因其可增加心脏负荷。

3. 血脑屏障严重破坏者，血清蛋白能漏出毛细血管而加剧颅内高压，故应严密观察患者意识、瞳孔及生命体征变化，发现异常及时报告医生。

五、叶皂苷钠

（一）临床应用

用于脑水肿，创伤或手术后引起的肿胀，亦可用于静脉回流障碍性疾病。

（二）护理注意事项

1. 避光、密封保存；禁用于动脉、肌内或皮下注射。

2. 禁用于肾功能衰竭、肾功能不全和 Rh 血型不和的妊娠患者。用药前后应监测肾功能及尿量变化。

3. 偶见皮疹、静脉炎等不良反应，如发现上述反应，应及时报告医生停药或换药，并耐心告知患者这些现象在停药后能自行消失。

4. 选择粗大、浅表静脉进行注射，并确保针头在血管内，注射后局部按压 5～10 分钟；若已发生外漏，应及时更换注射部位，同时可用普鲁卡因局部封闭或消肿镇痛药物涂抹，防止发生组织坏死。

5. 注意配伍禁忌，严格遵医嘱给药。忌与肾毒性较大的药物合用；不宜与血管刺激性药物同用，以免引起注射部位剧痛、静脉炎等；慎与其他能和血浆蛋白结合的药物合用。

第二节　降压及升压类药物

一、乌拉地尔注射液

（一）临床应用

用于治疗高血压危象（如高血压急剧增高）、重度和极重度高血压及难治性高血压；用于控制围术期高血压。

用法：静脉注射、持续静脉滴注或使用输液泵。

（二）护理注意事项

1. 溶液应在25℃以下保存，不使用过期药。

2. 本药不能与碱性液体混合，因其酸性性质可能引起溶液混浊或絮状物形成。

3. 用药后注意观察患者有无头痛、头晕、恶心、呕吐、出汗、乏力等症状，其多由血压降得太快所致，通常在数分钟内即可消失，一般无须中断治疗。

4. 肝功能障碍患者、中度到重度肾功能不全患者、老年患者、合用西咪替丁的患者慎用本药。

5. 用药期间，注意观察患者血压变化，血压骤然下降可能引起心动过缓甚至心脏停搏。

6. 过敏患者及哺乳期妇女禁用。

二、厄贝沙坦片

（一）临床应用

主要用于治疗原发性高血压、合并高血压的2型糖尿病、肾病的治疗。

用法：口服。

（二）护理注意事项

1. 本药宜在30℃以下干燥处保存。

2. 对本品过敏的患者禁用；怀孕第4~9个月、哺乳期禁用。

3. 使用本品过程中可能会发生高血钾，尤其是存在肾功能损害、糖尿病肾损害所致的明显蛋白尿或心力衰竭时，应密切监测血清钾的水平。

4. 不良反应：眩晕、体位性低血压。

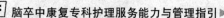

5. 胃肠道症状：恶心、呕吐。

6. 其他：骨骼肌疼痛、疲劳。

三、苯磺酸氨氯地平片

（一）临床应用

1. 治疗高血压病，可单独使用本品治疗，也可与血压药物合用。

2. 治疗慢性稳定型心绞痛及变异型心绞痛，可单独用本药治疗，也可与其他抗心绞痛药物合用。

用法：口服，每日 1 次。

（二）护理注意事项

1. 药物过量可导致外周血管过度扩张，引起低血压，还可能出现反射性心动过速。发生药物过量后，必须监测血压，同时进行心脏和呼吸监测。一旦发生低血压，则应采取支持疗法。

2. 对二氢吡啶类钙拮抗剂类药物或该品任何成分过敏禁用。

3. 肝、肾功能受损患者应慎用。

四、硝苯地平控释片

（一）临床应用

用于高血压、冠心病、慢性稳定型心绞痛（劳累性心绞痛）的治疗。

用法：口服，每日 1 次，整片吞服。

（二）护理注意事项

1. 精神障碍：焦虑、睡眠障碍。

2. 神经系统：眩晕、偏头痛、头晕、震颤。

3. 心脏：心动过速、心悸。

4. 血管：水肿、血管扩张、低血压。

5. 胃肠道症状：便秘、胃肠和腹部疼痛、恶心、消化不良、肠胃胀气。

6. 肝胆：一过性肝酶升高。

7. 肾脏和泌尿系统：多尿、排尿困难。

8. 其他：红斑，肌肉痉挛，关节肿大、疼痛，寒战。

9. 禁用于对硝苯地平或本品中任何成分过敏者。

10. 禁用于怀孕 20 周内和哺乳期妇女。

五、盐酸特拉唑嗪片

（一）临床应用

1. 用于治疗高血压，可单独使用或与其他抗高血压药同时使用。

2. 用于改善良性前列腺增生症患者的排尿症状，如尿频、尿急、尿线变细、排尿困难、夜尿增多、排尿不尽等。

用法：口服，每日 1 次，首次睡前服用。

（二）护理注意事项

1. 不良反应：头痛、头晕、乏力、心悸、恶心、直立性低血压等。

2. 加用噻嗪类利尿药或其他抗高血压药时应减少特拉唑嗪的用量，必要时应重新调整剂量。

六、盐酸多巴胺注射液

（一）临床应用

适用于心肌梗死、创伤、内毒素败血症、心脏手术、肾功能衰竭、充血性心力衰竭或血压较低的休克。由于本品可增加心排血量，也用于洋地黄和利尿剂无效的心功能不全。

用法：静脉注射。

（二）护理注意事项

1. 本品宜避光、密闭保存。

2. 用药期间注意观察患者有无胸闷、呼吸困难、心悸、心律失常等症状，过量时可出现血压升高，此时应停药，必要时给予受体阻滞剂。

3. 交叉过敏反应：对其他拟交感胺类药过度敏感的患者对本品也异常敏感。

4. 在滴注前必须稀释，稀释液的浓度取决于剂量及个体需要的液量。选用粗大的静脉输注，以防药外溢造成组织坏死。

5. 静脉滴注时应控制滴速，滴注过程中注意观察患者血压及尿量。

6. 休克纠正时即减慢滴速；如在滴注多巴胺时血压继续下降或经调整剂量仍持续低血压，应停用多巴胺，改用更强的血管收缩药；突然停药可产生严重低血压，故停用时应逐渐递减。

第三节　止血类药物

一、卡络磺钠氯化钠注射液

（一）临床应用

适用于血小板性出血，如皮肤紫癜、牙龈出血、内脏出血。

用法：静脉滴注。

（二）护理注意事项

1. 对本品过敏者禁用，癫痫、精神病患者慎用。

2. 用药期间，应观察患者有无头痛、头晕、耳鸣、视力减退等症状。

3. 大量使用可导致精神紊乱，过快输注可引起心悸等症状。

二、氨甲环酸注射液

（一）临床应用

主要用于急性或慢性、局限性或全身性原发性纤维蛋白溶解亢进所致的各种出血，中枢动脉瘤破裂所致的轻度出血等。

用法：静脉滴注。

（二）护理注意事项

1. 本药应避光、密闭保存。

2. 用药过程中注意观察患者有无腹泻、呕吐、视物模糊、头痛、头晕等中枢神经系统症状。

3. 有血栓形成倾向者（如急性心肌梗死）慎用。

4. 慢性肾功能不全时，用量应酌减。与青霉素或尿激酶等溶栓剂有配伍禁忌。

5. 一般高龄患者因生理功能的减退，应注意减少药量或遵医嘱。

第四节　激素类药物

一、地塞米松磷酸钠注射液

（一）临床应用

主要用于脑水肿，抗过敏，抗休克，增强应激反应。

用法：静脉输注。

（二）护理注意事项

1. 长期使用可引起医源性库欣综合征、创口愈合不良、痤疮、月经紊乱、低血钾综合征、恶心、呕吐、消化性溃疡或穿孔。

2. 长期使用可引起物质代谢和水盐代谢紊乱。

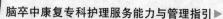

3. 诱发或加重感染，以真菌、结核菌、葡萄球菌、变形杆菌、铜绿假单胞菌和各种疱疹病毒为主。

4. 孕妇及哺乳期妇女慎用。

二、注射用甲泼尼龙琥珀酸钠

（一）临床应用

主要用于脑水肿，抗过敏，急性脊髓损伤。

用法：静脉输注。

（二）护理注意事项

1. 长期使用可引起医源性库欣综合征、创口愈合不良、痤疮、月经紊乱、低血钾综合征、恶心、呕吐、消化性溃疡或穿孔。

2. 长期使用可引起物质代谢和水盐代谢紊乱。

3. 诱发或加重感染，以真菌、结核菌、葡萄球菌、变形杆菌、铜绿假单胞菌和各种疱疹病毒为主。

4. 孕妇及哺乳期妇女慎用。

三、左甲状腺素钠片

（一）临床应用

用于非毒性的甲状腺肿（甲状腺功能正常）、甲状腺肿切除术后，以及预防甲状腺肿复发、甲状腺功能减退的替代治疗、抗甲状腺药物治疗、甲状腺功能亢进症的辅助治疗。

用法：口服，每日 1 次。

（二）护理注意事项

1. 警惕出现甲状腺功能亢进的临床症状，包括心动过速、心悸、心律失常、心绞痛等。

2. 可能出现过敏反应。

3. 对本品高度敏感者禁用。

4. 未经治疗的肾上腺功能不足、垂体功能不足和甲状腺毒症禁用。

5. 甲状腺功能亢进者禁用。

四、醋酸泼尼松片

（一）临床应用

适用于过敏性与自身免疫性炎症性疾病，如结缔组织病，系统性红斑狼疮，严重的支气管哮喘、皮肌炎、血管炎等过敏性疾病，急性白血病，恶性淋巴瘤及适用于其他肾上腺皮质激素类药物的病症等。

用法：口服。

（二）护理注意事项

1. 本品较大剂量易引起糖尿病、消化道溃疡和类库欣综合征症状，对下丘脑－垂体－肾上腺轴抑制作用较强。

2. 并发感染为主要的不良反应。

3. 对本品及肾上腺皮质激素类药物有过敏史者禁用。

4. 结核病、急性细菌性或病毒性感染患者慎用。必须用时可给予适当的抗感染治疗。

5. 长期服药后，停药前应逐渐减量。

6. 糖尿病、骨质疏松症、肝硬化、肾功能不全、甲状腺功能低下患者慎用。

7. 对有细菌、真菌、病毒感染者，应用足量抗生素的同时谨慎使用。

第五节 解热类药物

柴胡注射液

（一）临床应用

主要用于发热。

（二）护理注意事项

1. 用药期间注意观察患者有无过敏性反应、过敏性休克、固定性药疹等症状。

2. 孕妇禁用，有药物过敏史者或过敏体质的患者禁用。

第六节 抗凝、溶栓类药物

一、低分子肝素钙

（一）临床应用

多用于预防和治疗血栓栓塞疾病，在血液透析中预防血细胞凝集块形成。

用法：皮下注射。

（二）护理注意事项

1. 药品应于30℃以下室温保存，避热，条件允许可放冰箱、冷藏室。

2. 对本药过敏者，有出血性脑血管病、活动性消化性溃疡、血小板减少和出血倾向、活动性出血史者禁用；严重肝、肾功能衰竭和严重的动脉性高血压、近期手术史者应慎用或不用；妊娠期及哺乳期一般不用。

3. 注射过量可导致自发性出血倾向，告知患者注意安全。

防止发生跌倒、碰伤等情况，如发现上、下肢体皮肤或注射后局部出现青紫现象应及时报告医生处理。必要时可给予1%鱼精蛋白对抗，一般以0.6ml硫酸鱼精蛋白中和约0.1ml低分子肝素钙。

4. 偶有全身性变态反应，包括血管性神经性水肿。注射前后应注意观察患者，若有不适主诉时应及时报告医生处理。

5. 注射于腹壁前外侧时，应左右交替注射，针头垂直进入拇指和示指捏起的皮肤皱褶。皮下注射后局部按压时间应 >5分钟。

6. 遵医嘱严密监测血小板计数和凝血功能全套，定期复查血常规。

二、拜阿司匹林肠溶片

（一）临床应用

降低急性心肌梗死疑似患者的发病风险，脑卒中的二级预防，降低短暂性脑缺血发作及其继发脑卒中的风险，血管外科手术或介入手术后，预防大手术后深静脉血栓，降低心血管危险因素者心肌梗死发作的风险。

（二）护理注意事项

1. 观察患者有无手术期间出血、血肿、鼻出血、泌尿生殖器出血、牙龈出血等症状。

2. 观察患者有无胃肠道不适，如消化不良、胃肠道和腹部疼痛。

3. 布洛芬可能干扰阿司匹林肠溶片的作用，如患者合用阿司匹林和布洛芬，应咨询医生。

三、硫酸氯吡格雷片

（一）临床应用

预防和治疗因血小板高聚集状态引起的循环障碍疾病。

用法：口服。

（二）护理注意事项

1. 使用本品的患者须手术时应告知主管医生。

2. 肝脏损伤、有出血倾向的患者慎用。

3. 本药与阿司匹林长期合并使用。

4. 肾功能不全及老年患者使用本品时需要调整剂量。

5. 如急需逆转本品的药理作用可进行血小板输注。

四、尿激酶

（一）临床应用

用于脑梗死的超早期（3～6小时），治疗静脉栓塞、肺栓塞、动脉血栓形成（脑、冠状动脉栓塞除外）。

用法：静脉推注。

（二）护理注意事项

1. 药品应置于冰箱冷藏、避光保存；药液余液应弃去，不能再用。

2. 常用量为50万～150万U，其中25万U在10分钟内静脉推注完毕后，剩余量可溶于5%葡萄糖注射液或生理盐水中2小时内静脉滴完。

3. 有出血、出血倾向或出血史，近期大手术或创口未愈、严重高血压、活动性溃疡、严重肝肾功能不全等禁用。

4. 主要不良反应有变态反应和出血，因此注射药物应注意判断患者意识；询问大便情况；仔细检查全身皮肤，注意注射部位和手术后创口有无渗血等，并如实记录。如发现异常情况立即报告医生停药，并积极配合医生做好相应处理。

5. 监测患者生命体征变化及病情进展，溶栓后前 3 天每天监测血小板计数、出血/凝血时间、凝血酶原时间、尿常规、大便常规与潜血试验，以后遵医嘱定期复查，并及时追查结果。

6. 防止损伤与出血。如避免不必要地触及患者；尽量减少肌内、动脉和静脉注射次数，以防注射部位出血；药物注射完毕局部按压 5 ~ 10 分钟。

7. 仔细倾听患者主诉，及时发现栓子脱落阻塞其他部位症状，及时报告医生，并给予相应处理。

8. 做好宣教工作，告知患者不可擅自服用吲哚美辛、保泰松或阿司匹林等，因为这些药物可改变血小板功能，加重出血。

第七节 扩血管类药物

一、尼莫地平（片）注射液

（一）临床应用

常用于预防和治疗动脉瘤性、创伤性蛛网膜下腔出血后脑血管痉挛引起的缺血性神经损伤，以及急性脑血管病恢复期的血液循环改善。

用法：口服或缓慢滴注。

（二）护理注意事项

1. 本品贮存于 25℃以下，避免阳光直射，采用避光措施。禁止将尼莫地平加入其他输液瓶或输液袋中，严禁与其他药品混用。

2. 低血压（收缩压 < 100mmHg）、脑水肿和颅内压明显升高患者慎用。

3. 有反应时应酌情减慢滴速，一般要求 6 ~ 8 小时滴完。输注过快时可出现明显低血压现象，应立即停用尼莫地平，或遵医给予多巴胺或去甲肾上腺素注射。

4. 告知患者本药可偶有恶心、胃肠道不适的反应，停药后即可缓解。

5. 输液前后了解患者血压变化并记录，如输液中患者出现面色潮红、发热或血压过低等现象，应调慢输液速度并及时报告医生，必要时中止输液。

6. 宜选择大静脉注射，以减轻药液对血管的刺激；如出现静脉炎应及时予以局部热敷或硫酸镁湿热敷。

二、硝酸甘油

（一）临床应用

适用于治疗或预防心绞痛，亦可作为血管扩张药治疗充血性心力衰竭。

用法：口服；静脉滴注（微量泵入）。

（二）护理注意事项

1. 注意体位性低血压引起起的眩晕、头晕、面部潮红，严重时可出现持续的头痛、呕吐、心动过速、皮疹、视力模糊。

2. 过量时的临床表现：口唇指甲青紫、眩晕、头胀、气短、极度乏力、心跳快而弱、发热，甚至抽搐。

3. 心绞痛频繁发作的患者在大便前含服可预防发作。

三、硝酸异山梨酯片

（一）临床应用

适应证为冠心病的长期治疗；心绞痛的预防。

用法：口服

（二）护理注意事项

1. 用药初期可能会出现血管扩张性头痛，通常连续服用数日后，症状可消失。

2. 急性心肌梗死患者，应避免收缩压低于 90mmHg。主动脉和二尖瓣狭窄、体位性低血压及肾功能不全者慎用。

3. 急性循环衰竭（休克、循环性虚脱）、严重低血压（受损、收缩压 ≤90mmHg）、肥厚梗阻型心肌病、缩窄性心包炎或心包填塞、严重贫血、青光眼及颅内压增高患者禁用。

四、硝普钠

（一）临床应用

用于高血压急症、急性心力衰竭及急性肺水肿，亦用于急性心肌梗死或瓣膜（二尖瓣或主动脉瓣）关闭不全时的急性心力衰竭。

用法用量：静脉滴注（微量泵入）。

（二）护理注意事项

1. 用药过程中可出现恶心、呕吐、精神不安、肌肉痉挛、头痛、厌食、皮疹、出汗、发热等。

2. 长期或大剂量使用，特别在肾衰竭患者，可能导致甲状腺功能减退，亦可出现低血压症，须严密监测血压。

3. 液体现配现用，并于 12 小时内用完；由于见光易变质，应避光使用；除用 5% 葡萄糖注射液稀释外，不可加其他药物。

4. 肾功能不全及甲状腺功能低下者慎用。

5. 代谢性高血压禁用本品。

第八节　降脂类药物

一、阿托伐他汀钙片

（一）临床应用

主要用于治疗高胆固醇血症和混合型高脂血症；防治冠心病和脑卒中。

用法：口服。

（二）护理注意事项

1. 用药期间应定期检查血胆固醇和血肌酸磷酸激酶。应用本品时血氨基转移酶可能增高，有肝病史者服用本品还应定期监测肝功能。

2. 应用本品时如有低血压、严重急性感染、创伤、代谢紊乱等情况，须注意可能出现继发于肌溶解后的肾功能衰竭。

3. 肾功能不全时应减少本品用量。

4. 本品宜与饮食共进，以利于吸收。

5. 饮食疗法是治疗高脂血症的首要方法；加强锻炼和减轻体重等方式也都优于任何形式的药物治疗。

第九节　抗癫痫类药物

一、苯巴比妥

（一）临床应用

主要用于癫痫、惊厥、睡眠障碍。

用法：静脉输注、口服和肌注。

（二）护理注意事项

1. 本品应密闭避光保存。

2. 严重肺、肝、肾功能不全者，昏迷者，休克者，间歇性卟啉症患者禁用。

3. 常见不良反应有头晕、嗜睡、精神萎靡、关节疼痛，偶见发热、皮疹、剥脱性皮炎、呼吸抑制。

二、卡马西平

（一）临床应用

主要用于癫痫发作、躁狂症、戒酒综合征、原发或继发性三叉神经痛、原发性舌咽神经痛等。

（二）护理注意事项

1. 应于阴凉干燥处保存，防止药物受潮。

2. 心、肝、肾功能不全者及初孕妇、哺乳妇女禁用。

3. 常见不良反应有头晕、嗜睡、共济失调等神经系统症状，以及皮肤过敏反应、荨麻疹、恶心、呕吐、口干。

三、丙戊酸钠

（一）临床应用

用于单纯性、多发性和失神发作性癫痫或癫痫小发作。

用法：静脉输注或口服。

（二）护理注意事项

1. 药品应防潮保存。

2. 妊娠与哺乳期妇女禁用；有肝病者慎用；对于必须严格限制钠盐摄入者，不应服用丙戊酸钠。

3. 可有恶心、呕吐、消化不良等反应，故应饭后服用或与饭同服，并从小剂量开始逐渐加量；服用胶囊制剂时，为避免刺激口腔黏膜和咽喉部，故不应弄碎，可与食物一起整个吞服。

4. 药物可影响血液凝固和肝功能，故服药前后及服药期间应监测患者凝血功能、肝功能及血药浓度，发现异常及时通知医生。

5. 长期服药患者应避免从事汽车驾驶、高空、炉火旁及操作机器的工作，且最好有专人陪护，以免发生意外。

第十节　消化系统类药物

一、奥美拉唑

（一）临床应用

主要用于十二指肠、胃溃疡，预防和治疗非甾体类抗炎类药物（non – steroidal anti – inflammatory drug，NSAID）引起的溃疡，预防危重患者发生应激性溃疡和出血。

用法：静脉输注。

（二）护理注意事项

1. 孕妇及哺乳期妇女慎用。

2. 肝、肾功能不全者应慎用。

3. 对本品过敏者禁用

4. 用药过程中注意观察患者有无头痛、腹泻、恶心、呕吐、便秘、腹胀等反应，偶见头晕、嗜睡、乏力、睡眠紊乱等症状。

二、注射用兰索拉唑

（一）临床应用

主要用于十二指肠溃疡出血的患者。

用法：静脉输注。

（二）护理注意事项

1. 对本品过敏者禁用，正在使用硫酸阿扎那韦的患者禁用。

2. 用药过程中注意观察患者有无困倦、头晕、头痛、食欲缺乏、白细胞减少、恶心、注射部位痛感等反应，偶见腹痛、腹胀、呕吐、皮疹等症状。

三、泮托拉唑钠

（一）临床应用

主要用于十二指肠溃疡、胃溃疡、急性胃黏膜病变、复合性溃疡等引起的急性上消化道出血。

用法：静脉输注。

（二）护理注意事项

1. 孕妇及哺乳期妇女禁用；对本品过敏者或严重肝功能不全者禁用。

2. 用药期间可偶见失眠、嗜睡、头晕、恶心、便秘、腹泻、皮疹及肌内疼痛等症状。

第十一节　镇痛及镇静类药物

一、地佐辛注射液

（一）临床应用

需要使用阿片类镇痛药治疗的各种疼痛。

用法：肌注或使用微量泵泵入。

（二）护理注意事项

1. 对阿片类镇痛药过敏的患者禁用。

2. 使用过程中偶有恶心、呕吐、镇静及注射部位反应发生、头晕，偶见出汗、脸红、寒战、血红蛋白低、水肿、高血压。

二、地西泮注射液

（一）临床应用

可用于抗癫痫和抗惊厥。静脉注射为治疗癫痫持续状态的首选药，对破伤风轻度阵发性惊厥也有作用。静脉注射可用于全身麻醉的诱导和麻醉前给药。

用法：静脉输注及肌注。

（二）护理注意事项

1. 孕妇，妊娠期妇女、新生儿禁用或慎用。

2. 本品含苯甲醇，禁止用于儿童肌内注射。

3. 常见的不良反应有头晕、嗜睡、乏力等，大剂量可有共济失调。

4. 罕见皮疹、白细胞计数减少。

5. 个别患者发生兴奋、睡眠障碍、多语，甚至幻觉。

三、盐酸右美托咪定注射液

（一）临床应用

主要用于行全身麻醉的手术患者气管插管和机械通气时的镇静。

（二）护理注意事项

1. 对本品及其成分过敏禁用。

2. 主要不良反应有低血压、窦性停搏和心动过缓、暂时性高血压、口干。

四、艾司唑仑

（一）临床应用

用于各种类型的失眠、焦虑、紧张恐惧及癔病发作，亦可用于术前镇静。

用法：口服。

（二）护理注意事项

1. 患者有乏力、口干、头胀和嗜睡等反应，1～2 小时后可自行消失。

2. 有轻度依赖性。

3. 出现呼吸抑制或低血压常提示超量。

4. 对本品或其他安定类药物过敏者、重症肌无力和急性闭角型青光眼患者禁用。

5. 妊娠期妇女禁用。

第十二节　化痰平喘类药物

一、氨溴索注射液

（一）临床应用

主要适用于急性或慢性呼吸道疾病导致的痰液黏稠、咳痰困难。

用法：静脉输注和雾化吸入。

（二）护理注意事项

1. 本品应避光、密封保存。

2. 用药期间可有上腹部不适、纳差、腹泻和腿疼等反应，偶见皮疹。

3. 快速静注可引起头痛、局部疼痛和疲乏。

4. 胃溃疡与妊娠 3 个月内的孕妇慎用。

二、乙酰半胱氨酸注射液

（一）临床应用

主要用于以黏稠分泌物过多为特征的呼吸系统疾病，如慢性阻塞性肺疾病、支气管扩张症等。

用法：雾化吸入。

（二）护理注意事项

1. 使用过程中可引起呛咳、支气管痉挛、恶心、呕吐等不良反应，减量即可缓解，如遇恶心、呕吐，可暂停给药。支气管痉挛可用异丙肾上腺素缓解。

2. 本品直接滴入呼吸道可产生大量痰液，必要时须用吸痰器吸引排痰。

3. 本品水溶液在空气中易氧化变质，因此应临用前配制。

4. 对本品过敏者、支气管哮喘者、严重呼吸道阻塞者、严重呼吸功能不全的老年患者禁用。

三、布地奈德雾化剂

（一）临床应用

主要适用于支气管哮喘的治疗。

用法：雾化吸入。

（二）护理注意事项

布地奈德一般认为是较好耐受的，大多数不良反应都很轻且为局部的。

四、多索茶碱注射液

（一）临床应用

主要适用于支气管哮喘、喘息性慢性支气管炎及其他支气管引起的呼吸困难。

用法：缓慢静脉滴注。

（二）护理注意事项

1. 本品应密闭保存。

2. 用药过程中注意观察患者有无恶心、呕吐、上腹部疼痛、头痛、失眠、易怒、心动过速等症状。

3. 本品不应与其他含嘌呤类药物同时使用，不应同时饮用含咖啡因的饮料或食品。

4. 本品与麻黄素或其他肾上腺素类药物同时使用时须慎重。

5. 茶碱类药物用药后个体差异较大，应注意监测血药浓度。

6. 患有甲状腺功能亢进、窦性心动过速、心律失常者，请遵医嘱用药。

7. 严重心、肺、肝、肾功能异常者，高血压患者，以及活动性胃、十二指肠溃疡患者或合并感染的患者慎用。

第十三节　促进脑功能恢复类药物

一、醒脑静注射液

（一）临床应用

常用于颅脑外伤引起的脑水肿，颅内压升高；急性脑血管意外及各种原因所致的昏迷、意识障碍和高热的对症治疗。

用法：静脉滴注。

（二）护理注意事项

1. 本品为芳香性药物，开启后须立即使用，防止挥发；平时应避光、密闭保存。

2. 偶见皮疹。

二、胞磷胆碱注射液

（一）临床应用

主要用于急性颅脑外伤及脑部手术后的意识障碍，急性中枢神经系统损伤引起的功能和意识障碍。

用法：缓慢静脉滴注。

（二）护理注意事项

1. 本品宜避光、密闭保存。

2. 颅内出血急性期慎用。

3. 如输液过程中出现发热、寒战、血压下降等变态反应时应立即停药，并遵医嘱给予降温、抗过敏处理。

三、甲钴胺和维生素 B_1

（一）临床应用

主要用于末梢神经障碍。

用法：静脉滴注、肌注和口服。

（二）护理注意事项

1. 本品应避光保存。

2. 对本品成分过敏者禁用。

3. 观察患者有无食欲缺乏，肌注部位疼痛、硬结等反应。另外，偶有头晕、恶心、出汗、腹痛等不良反应。

四、单唾液酸四己糖神经节苷脂钠

（一）临床应用

主要用于治疗血管性或外伤性中枢神经系统损伤。

用法：静脉输注和肌注。

（二）护理注意事项

1. 已证实对本品过敏者禁用。

2. 遗传性糖脂代谢异常（神经节苷脂累积病）患者禁用。

3. 少数患者用本品后出现皮疹反应，应建议停用。

五、奥拉西坦注射液

（一）临床应用

主要用于脑损伤及脑损伤引起的神经功能缺失、记忆与智力减退的治疗。

用法：静脉输注和口服。

（二）护理注意事项

1. 对本品过敏者禁用。

2. 肾功能不全者慎用。

3. 观察患者有无焦虑、皮肤瘙痒、皮疹、恶心等不良反应，停药后可自行消退。少数患者出现精神兴奋和睡眠异常时应减量。

六、依达拉奉注射液

（一）临床应用

主要用于改善急性脑梗死所致的神经功能损伤，改善神经症等与日常生活动作障碍。

用法：静脉输注。

（二）护理注意事项

1. 重度肾功能衰竭患者（有致肾功能衰竭加重的可能）禁用。

2. 既往对本品有过敏史的患者禁用。

3. 观察患者有无急性肾功能衰竭、肝功能异常、黄疸等，注射部位皮疹、红肿等不良反应。

七、盐酸纳美芬注射液

（一）临床应用

用于完全或部分逆转阿片类药物的作用，包括由天然合成的阿片类药物引起的呼吸抑制。

用法：静脉输注。

（二）护理注意事项

1. 药物过敏患者禁用。

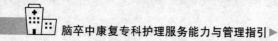

2. 观察患者有无恶心、头晕等不良反应。

八、小牛血清去蛋白注射液

（一）临床应用

用于改善脑部血液循环和营养障碍性疾病（缺血性损害、颅脑外伤）所引起的神经功能缺损，末梢动脉、静脉循环障碍及其引起的动脉血管病。

用法：静脉滴注。

（二）护理注意事项

1. 过敏反应（如荨麻疹、皮肤潮红、药物热、休克）极为罕见。

2. 对本品或同类药品过敏者禁用。

九、脑苷肌肽注射液

（一）临床应用

用于治疗脑卒中、老年性痴呆、新生儿缺血缺氧性脑病、颅脑损伤、脊髓损伤及其他原因引起的中枢神经损伤，以及创伤性周围神经损伤、糖尿病周围神经病变、压迫性神经病变等周围神经损伤。

用法：静脉滴注。

（二）护理注意事项

1. 偶有患者静脉滴注后出现发冷、体温略有升高、头晕。

2. 可引起过敏性皮疹，调慢滴速或停药后症状可自行消失。

3. 对本品过敏者禁用。

十、丁苯酞氯化钠注射液

（一）临床应用

用于急性缺血性脑卒中患者神经功能缺损的改善。

（二）护理注意事项

1. 本品应在发病后 48 小时内开始给药。

2. PVC 输液器对丁苯酞有明显的吸附作用，故输注本品时仅允许使用 PE 或聚丙烯弹性体输液器。

3. 密切观察患者生命体征变化、心动过缓、病态窦房结综合征患者慎用。

4. 严密观察用药患者凝血机制，有严重出血倾向者慎用。

第十四节 促进脑代谢功能类药物

长春西汀注射液

（一）临床应用

主要用于改善脑梗死后遗症、脑出血后遗症、脑动脉硬化症等诱发的各种症状。

用法：静脉输注。

（二）护理注意事项

1. 对本品过敏者禁用。

2. 严重缺血性心脏病、严重心律失常者禁用。

3. 观察患者有无皮疹、荨麻疹、瘙痒、头痛、眩晕等不良反应。

≪第五章

脑卒中的物理因子治疗

第一节　物理因子治疗概述

一、物理因子治疗的作用

物理因子治疗有预防、治疗及康复作用；预防和减轻手术并发症和后遗症，与药物、手术等综合治疗可缩短病程；物理因子治疗对炎症、疼痛、痉挛、瘫痪和局部血液循环障碍等，都有较好的效果。

二、物理因子治疗的优越性

一种物理因子有多种治疗作用；副作用少；直接作用于病变部位；与药物、放疗、化疗及手术等有协同作用；实施简单、易行、费用少。

第二节　电疗法的应用

应用各种电流或电磁场预防和治疗疾病称为电疗法。电疗法包括低频脉冲电疗法、中频电疗法及高频电疗法等。

一、低频脉冲电疗法

应用频率在 1000Hz 以下的脉冲电流治疗疾病的方法称为低频脉冲电疗法，包括感应电疗法、电兴奋疗法、神经肌肉电刺激疗法、功能性电刺激疗法、经皮神经电刺激疗法等。

（一）治疗作用

低频脉冲电疗法有兴奋神经肌肉组织，促进神经再生，增强肌力、防止肌肉萎缩，松解软组织粘连；促进局部血液及淋巴循环；降低感觉神经的兴奋性，缓解肌肉痉挛；镇痛、镇静、催眠及暗示治疗作用。

（二）注意事项

1. 铅板用前要碾平，用后要冲洗清洁，保持干净。

2. 衬垫使用后应洗涤，煮沸消毒。

3. 小圆电极上的纱布应经常洗涤、消毒。

4. 滚动电极用后应煮沸消毒。

5. 绷带、塑料布或油布、沙袋套等应定期洗净。

6. 感应电疗机正常工作时蜂鸣器发出"嗡嗡"响声，告知患者切勿害怕。

7. 感应电流分强、中、弱三种，强量可见肌肉出现强直收缩，中等量可见肌肉微弱收缩，弱量则无肌肉收缩，但患者有针刺感。治疗前须将上述反应告知患者，以配合治疗。

二、中频电疗法

应用频率为 1～100kHz 的电流治疗疾病的方法称为中频电疗法。目前临床上常用的有调制中频电疗法、干扰电疗法和等幅正弦中频（音频）电疗法三种。

（一）治疗作用

中频电疗法具有镇痛、促进血液和淋巴循环及兴奋骨骼肌的作用。

（二）注意事项

1. 电疗机如有故障或输出不稳定时，切勿随便应用，以免发生意外。

2. 在心脏、颅脑区不能用对置法。对有严重心脏病患者也不宜在心前区做并置法，心前区附近治疗时，电流强度也不宜太大，并注意观察患者反应，若有不适，立即停止治疗。

3. 有金属异物的局部及固定骨折的钢钉处，不宜治疗。

4. 治疗时患者的手不要接触电疗机，不要随便活动体位。

5. 电极要求平整，不能随便折叠、扭曲。

6. 包绕电极的纱布应湿润以保持良好导电。

7. 电疗时注意治疗时间间歇，防止过热、损坏机器，室内注意通风散热。

8. 电疗机停用时应注意防尘、防潮、防漏电、关掉总闸。

三、高频电疗法

频率超过 100kHz 的交流电称为高频电流。应用高频电流防治疾病的方法称为高频电疗法。在临床上常用的高频电疗法有短波疗法、超短波疗法和微波疗法。

（一）治疗作用

高频电疗法具有镇痛、改善血液循环、消炎、降低肌张力、解除肌痉挛、加速组织的生长修复及治癌作用。

（二）注意事项

1. 机器、患者及治疗师应处于与地面绝缘状态。

2. 导线不可直接放于患者身上或接触其他导体。

3. 除去患者身上的一切金属物品，治疗部位应擦去汗液，保持清洁干燥。

4. 对初次治疗者，应告知其治疗过程中有温热感，如有过热或烧灼感时，应及时告诉治疗师，立即减少输出剂量或关闭机器，检查原因。

5. 治疗过程中，患者不可睡觉、谈话、阅读书报及移动治疗部位。

6. 治疗过程中，经常询问患者的感觉，有无灼热及其他感觉。治疗师应经常注意机器工作是否正常，如有异常时应及时断电，检查原因。

7. 做发热疗法前，必须进行全身体检，排除严重的心血管、肺、肝和肾的疾病。治疗时每20分钟测体温、脉搏和呼吸一次，患者体温不超过41.5℃，治疗时患者可少量饮水。

第三节　光疗法的应用

光疗法是利用阳光或人工光线（红外线、紫外线、可见光、激光）防治疾病和促进机体康复的方法。常用的光疗法有红外线疗法、电光浴疗法和激光疗法。

一、红外线疗法

应用红外线（波长 $0.76 \sim 400 \mu m$）治疗疾病的方法称为红外线疗法。

（一）治疗作用

红外线疗法可以改善局部血液循环，促进炎症消散；降低神经兴奋性、镇痛、解痉；减少渗出，促进肉芽生长，加速伤口愈合；促进血肿吸收及血肿消散；减轻术后粘连，软化瘢痕，减轻瘢痕挛缩。

（二）注意事项

1. 治疗前应检查患部皮肤，注意有无瘢痕及知觉异常情况，如有则治疗时应谨慎。

2. 局部如有膏药或敷料等应除去。

3. 治疗中应经常询问患者感觉和观察局部反应，随时调整灯距，防止烫伤。一般局部被照区皮肤呈桃红色均匀红斑，如出现红紫斑块系过热所致。

4. 应涂凡士林或硼酸软膏，以防发生水疱。

5. 告诉患者在治疗时不要移动体位，以免接触治疗机或灯头引起烫伤。

6. 头部治疗时，应戴护目镜或用治疗巾将眼部盖好，避免辐射眼睛，以免引起白内障。

7. 为防止太阳灯灯泡偶然爆炸，太阳灯灯头上应有铁丝网罩为宜。

二、电光浴疗法

电光浴疗法又称为辐射热疗法，是利用红外线、可见光线和干热空气三者结合而作用于人体的一种治疗方法。

（一）治疗作用

基本同红外线。

（二）注意事项

1. 治疗前用 95% 乙醇擦灯管，将灯点燃 5~10 分钟，待发光稳定后再治疗。

2. 初次治疗的患者应测试生物剂量。

3. 首次照射后，第二次剂量应比上次增加 30%~50%；定期测定灯管平均生物剂量，一般 3~6 个月可测定一次。

4. 照射局部应清洁干净。

5. 治疗期间，告诉患者不要入浴及治疗前不做其他物理治疗。

6. 注意治疗后反应，有必要做相应处理。

7. 治疗室应通风，室温保持在 20℃ 左右。

8. 患者及治疗师应戴护目镜，以免引起电光性眼炎。

三、激光疗法

激光疗法常用的有二氧化碳激光疗法、半导体激光疗法等。

治疗作用

1. 低能量激光　小功率的氦氖激光照射具有消炎、镇痛、脱敏、止痒、收敛、消肿，促进肉芽生长，加速伤口、溃疡、烧伤的愈合作用。

2. 中能量激光　中强激光散焦或离开焦点一定距离后可产生温热效应，做辐射热治疗，起到消炎、止痛、消肿、促进伤口愈合作用。

3. 高能量激光　是用一束细而正直的大能量激光束，经聚焦后，利用焦点的高能、高温、高压的电磁场作用和烧灼作用。

4. 激光光敏　激光治疗肿瘤主要基于其生物物理学方面的特殊作用。

第四节　磁疗法的应用

磁疗是利用磁场作用于人体达到预防和治疗疾病的方法。

一、治疗作用

磁疗有镇痛、镇静、消炎、消肿及明显抗渗出作用。

二、注意事项

1. 首先明确诊断，以辨证论治（磁穴疗法）。

2. 贴磁时要求两天复查一次，以防发生反应，如偶发皮炎可衬棉布。

3. 防止手表靠近磁体，以免磁化。

4. 告诉患者，保护好磁片以延长使用期。

5. 开机前应先插妥磁头，然后再开电源。

6. 磁头应轻拿轻放，经常检查，保持完好。

7. 磁头做连续治疗时，应经常注意发热情况，以免灼伤患者。

8. 使用时，切勿靠近导磁物体，以免因磁片与导磁体吸合时造成电机减速或停转而烧坏电机。

9. 做交变磁疗时，可插入一磁头单独使用；脉动治疗时必须两个磁头同时插入。

10. 做脉动治疗时，因磁头通过电流较大，极易发热，只能短时间治疗。

第五节　超声波疗法的应用

超声波是指频率在 20 000Hz 以上，不能引起正常人听觉反应的机械振动波。将超声波作用于人体以达到治疗目的的方法称为超声波疗法。目前理疗中常用的频率一般为 800 ~ 1000kHz。超声波疗法的作用机制为机械作用、温热作用和化学作用。

一、治疗作用

小剂量超声波能使神经兴奋性降低，传导速度减慢，因而对周围神经疾病如神经炎、神经痛等具有明显镇痛作用。

二、注意事项

1. 患处皮肤须清洁无污垢，有毛发处须剃净方能进行治疗。

2. 固定法及移动法治疗必须涂抹接触剂后再行治疗。

3. 声头必须紧贴患处，或在水中后方可开机治疗，避免声头"放空"，声波反射回去。

4. 开机前先检查机器各旋钮须调在零位。

5. 治疗时输出导线不能扭结，声头不能碰，以免损坏。

6. 治疗机须接有地线，以免声头漏电，电击患者。

7. 治疗中患者如有心慌、头晕、局部灼痛等不适现象，应停止治疗，进行检查。

8. 操作者应戴双层线手套，以防超声辐射对治疗师的影响。

9. 如皮肤有破损处，治疗时声头应避开破损处治疗。

第六节　传导热疗法的应用

以各种热源为介质，将热能直接传导至人体治疗疾病的方法称为传导热疗法。常用的热源有泥类、石蜡、蒸汽、坎离砂等。下面以石蜡疗法为例介绍说明。

利用加热熔解的石蜡为温热的介质，将热传至机体，达到治疗目的的方法称为石蜡疗法。石蜡还有很好的导热性及很大的可塑性和黏稠性，能紧贴皮肤，当冷却时体积缩小 10% ～20%，对组织产生轻度挤压作用。

一、治疗作用

石蜡疗法有温热、机械压迫、润泽作用。石蜡含有油质，对皮肤、瘢痕产生润泽作用，使皮肤柔软而富有弹性。

二、注意事项

1. 准确掌握各种蜡疗法，其温度不能过冷或过热，否则易引起烫伤或减低疗效。

2. 石蜡长时间使用后脆性增加，应每隔 1～3 个月加新蜡 10%～20%。

3. 石蜡重复使用时间过长，蜡中混有杂质，一般每周或更长的时间将蜡液清洁一次，常用水煮沉淀清洁法。

第七节 生物反馈疗法的应用

一、概述

生物反馈疗法（biofeedback therapy，BFT）是现代物理治疗学的一项新技术，是应用电子仪器将人体内正常或异常的生理活动信息转换为可识别的光、声、图像、曲线等信号，以此训练患者学会通过控制这些现实的信号来调控那些不随意（或不完全随意的）、通常不能感受到的生理活动，以达到调节生理功能及治疗某些身心性疾病的目的。由于在开始训练治疗时必须借助于灵敏的电子仪器（生物反馈仪）进行监视，所以此法又称为电子生物反馈训练法。

脑卒中传统的治疗包括中西药物、理疗、针灸、按摩、功能训练等。国内外采用生物反馈疗法治疗本病收到较好效果。研究发现，治疗效果与患者的年龄、性别、偏瘫侧别、病程、先前的康复和训练疗程都没有明显的关系，但本体感觉缺失的患者会减少上肢功能获得的可能性，一般来说患者下肢训练比上肢训练可出现更大的功能改善。采用生物反馈的最理想时间和其他康复治疗一样，越早越好。影响生物反馈应用的因素有：①生物反馈训练开始前有随意的动作电位存在；②动机和合作很重要；③不能听命令或感觉性失语患者不能进行生物反馈训练；④严重本体感觉障碍、明显痉挛和肢体不能随意运动，都将导致肢体功能减退。

二、治疗作用

（一）下肢

主要的功能目标是改善步行和步行时的刻板模式。生物反馈能较好地适应训练下肢的多种传统的运动方法，包括肌肉训练、步行训练、站立相、摆动相。

（二）上肢

自 20 世纪 60 年代以来，生物反馈用于治疗偏瘫的上臂，包括肩、肘和前臂、腕和手指等的治疗。

（三）大小便控制障碍

1. **功能性便秘** 有研究采用生物反馈治疗慢性功能性便秘患者取得较好疗效。治疗期间可以不用辅助排便的药物，当患者学会正确排便动作后，结束治疗，回家继续自行练习，每天 1 次，每次不少于 30 分钟，同时可适量饮水，并养成定时排便的习惯。

2. **大便失禁** 是肠道控制功能障碍所致，其治疗包括生物反馈、盆底肌功能训练、适当饮食控制和药物治疗。

3. **小便失禁** 根据最新资料显示，住院卒中患者中 40% ~ 60% 发生小便失禁，即使出院也有 25% 有问题，1 年后仍有 15% 的患者留有问题。有研究报道，生物反馈和盆底肌力训练可以明显减少尿液漏出的次数和白天小便频率。生物反馈是治疗卒中后小便失禁潜在的干预方法，但更多的研究需要进一步证实其在这特殊人群中的作用。

（四）平衡功能和步态

许多卒中存活者由于偏瘫而伴有平衡和步态异常。研究显示，应用生物反馈虽然不能在摆动、动态稳定性和对称性方面给予患者帮助，但能够给患者和实践者提供由于太微弱不能被检测出来，或太主观不能被精确评价或有意识地控制各种生理功能方面的信息，从而改善平衡功能。

（五）吞咽功能

对于吞咽障碍，在进行食团吞咽和气道保护训练的同时，使用表面肌电生物反馈可明显提高吞咽训练的疗效，进而改善患者的营养状态及长期生存率。

（六）认知功能

肌电生物反馈可以改善脑梗死后神经功能和认知障碍。其作用机制可能与仪器的反复机械刺激，促进脑内侧支循环建立和全身血液循环加快，调节脑缺血神经递质水平，抑制其过量引起的神经毒性作用有关。

第八节　经颅磁刺激技术的应用

一、概述

经颅磁刺激（transcranial magnetic stimulation，TMS）是一种利用脉冲磁场作用于中枢神经系统，使之产生感应电流改变皮质神经细胞的动作电位，引起一系列生理生化反应，从而影响脑内代谢和神经电活动的磁刺激技术。该技术由英国科学家 Barker等于 1985 年首先创立，具有无痛、无损伤、操作简便、安全可靠等优点，很快得到了临床应用。在经颅磁刺激的基础上发展起来的重复性经磁刺激（repetitive transcranial magnetic stimulation，rTMS）是一种新的神经电生理技术，目前在临床工作中也得到了广泛的应用。

磁刺激相对于电刺激有明显的优势。磁刺激线圈不与身体接触，不需要对皮肤进行任何预处理，机体与外界无电联系，因而安全性高。头皮和颅骨电阻率大，而感应电流与组织电阻率成反比，所以 TMS 刺激脑部神经时只有微小电流通过头皮和颅骨，基本无不适感。生物组织磁导率基本均匀，磁场容易无创地透过皮肤和颅骨而达到颅内深层组织，诱发的电场进入组织中并不衰减，更容易实现颅脑深部刺激。

二、治疗作用

1. **运动功能**　TMS 可以调节由脑卒中导致的运动皮质之间的兴奋性失衡。低频率 TMS 可抑制大脑皮质的兴奋性，高频率 TMS 则产生易化作用。TMS 治疗方案是在安全有效和个体化的原则下将主要刺激参数程序化组合，通过设置不同的刺激参数产生抑制或易化皮质兴奋性的作用，使半球间抑制平衡正常化以改善脑卒中后的运动功能。

2. **认知功能**　神经精神疾病认知功能损害的异质性成为该领域进一步研究的突出挑战。认知功能障碍是许多神经精神疾病的核心症状，是影响患者生存质量的主要因素。虽然不同的神经精神疾病导致不同的皮质功能损害，从而影响神经网络，但它们可能有共同的病理生理基础，具有共同的可塑性，这些共同点与神经功能的重塑、认知功能的改善有关。认知功能损害的共同病理生理基础可能成为 rTMS 改善认知功能的关键基础。rTMS 能够显著改变认知功能的神经网络，所以，rTMS 很可能成为一种恢复认知功能的代偿治疗模式。

3. **言语功能**　根据半球间相互抑制理论，正常情况下，具有语言优势的左半球通过胼胝体抑制右半球的言语功能。左半球受损后，经胼胝体抑制减弱，右半球的语言同源区兴奋性增加。右半球兴奋性增加在早期可代偿部分言语功能，但毕竟是较低水平的兴奋。同时，右半球的兴奋又反过来通过胼胝体抑制左半球受损的言语功能恢复。因此，脑损伤后适当抑制右半球的兴奋性有利于左半球功能恢复。TMS 可作用于代谢功能失调的大脑皮质区，可靶向定位大脑皮质区，兴奋或抑制相关神经元活动。作为失语症治疗的辅助手段，rTMS 可进一步强化言语训练的疗效。rTMS 技术可以协同言语行为学研究，进一步探索大脑半球语言网络的重组机制，并可在脑卒中后的不同时期研究大脑皮质的可

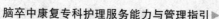

塑性。rTMS 提供了一个新的促进失语症恢复的方法，能够进一步研究左、右半球在失语症恢复中的不同作用。

4. 吞咽功能　吞咽动作通过一系列复杂的神经调控机制协调肌肉收缩而完成。吞咽中枢调控包括低级的脑干吞咽中枢、高级的皮质和皮质下吞咽中枢。脑干吞咽中枢包括孤束核及其周围的网状结构构成的背侧区域、疑核及其周围的网状结构构成的腹侧区域。皮质的吞咽中枢为初级运动感觉皮质、岛叶、扣带回、前额、颞叶、顶枕区等多个脑区结构。各皮质区域既有特定的功能，又相互联系形成一个有机统一的神经网络，共同调节吞咽动作。吞咽功能接受双侧大脑皮质活动的调控，同时皮质存在优势半球，优势半球的损伤将严重影响吞咽功能。吞咽障碍是脑卒中后常见的症状，吞咽障碍的康复依赖于大脑可塑性的发展。TMS可以改变神经的兴奋性、诱导神经可塑性的形成，现有的少量研究已报道了在吞咽功能康复中的效果，为吞咽障碍的康复提供了新的思路。

≪第六章

脑卒中应急预案指引

第一节 大面积脑梗死应急预案及流程

一、预防措施及主要准备

1. 备好急救器材与药品。

2. 保持呼吸道通畅，置患者平卧位，头偏向一侧，取下义齿，清理口鼻腔内分泌物，高流量吸氧。严密观察病情，发现患者有脑梗死症状时，立即通知医生，护士做好急救准备，备氧5~8L/min，必要时使用口咽通气管。

3. 迅速建立静脉通路，遵医嘱及时给予抗血小板凝集、抗凝/降纤、改善循环、脱水、降颅压等药物治疗。

4. 持续心电监护，密切观察生命体征、意识、瞳孔、血氧饱和度、血糖、肢体活动度和液体出入量的变化。

5. 必要时配合医生行气管插管或气管切开术，呼吸机辅助呼吸。

6. 维持呼吸、循环系统，防止并发症发生。

7. 做好对症护理：①患者高热时给予冰帽、冰袋、冰毯等物理降温。②患者意识障碍和烦躁不安时，使用床档，以防坠床，必要时遵医嘱使用约束带，给予保护性约束。③注意患者呕吐物的性状、颜色及量，有咖啡色呕吐物时提示上消化道出血，遵医嘱给予对症处理。

8. 做好基础护理及抢救记录。

二、应急流程

见图 6 – 1 – 1。

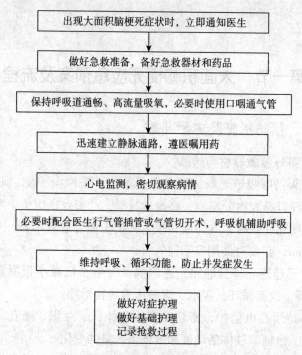

图 6 – 1 – 1　大面积脑梗死护理应急流程

第二节 缺血性脑卒中溶栓应急预案及流程

一、预防措施及主要准备

溶栓后 24 小时内症状加重，应首先通过影像学确定有无症状性颅内出血（sICH）。影像学检查无颅内出血的，应遵循指南在溶栓后 24 小时常规启动并维持抗血小板治疗。

对于颅内出血或脑实质血肿，则遵循以下处理原则。

1. **外科治疗** 以下临床情况，可个体化考虑选择外科手术或微创手术治疗。

（1）出现神经功能恶化或脑干受压的小脑出血者，无论有无脑室梗阻致脑积水的表现，都应尽快行手术清除血肿；不推荐单纯脑室引流而不进行血肿清除。

（2）对于脑叶出血超过 30ml 且距皮质表面 1cm 范围内的患者，可考虑行标准开颅术清除幕上血肿或微创手术清除血肿。

（3）发病 72 小时内、血肿体积 20～40ml、GCS≥9 分的幕上脑出血患者，经严格选择后可应用微创手术联合或不联合溶栓药物液化引流清除血肿。

（4）40ml 以上重症脑出血患者由于血肿占位效应导致意识障碍恶化者，可考虑行微创手术清除血肿。

2. **内科治疗**

（1）一般治疗：常规予以持续生命体征监测、神经系统评估和持续心肺监护，包括袖带血压监测、心电图监测、氧饱和度监测。

（2）血压管理：应综合管理脑出血患者的血压，分析血压升高的原因，再根据血压情况决定是否进行降压治疗。当急性脑出血患者收缩压＞220mmHg 时，应积极使用静脉降压药物降低血压；当患者收缩压 > 180mmHg 时，可使用静脉降压药物控制血压，根据患者临床表现调整降压速度，160/90mmHg 可作为参考的降压目标值。早期积极降压是安全的，其改善患者预后的有效性还有待进一步验证。在降压治疗期间应严密观察血压水平的变化，每隔 5 ~ 15 分钟进行 1 次血压监测。

（3）血糖管理：血糖值可控制在 7.7 ~ 10.0mmol/L 的范围内。应加强血糖监测并进行相应处理：血糖超过 10.0mmol/L 时可给予胰岛素治疗；血糖低于 3.3mmol/L 时，可给予 10% ~ 20% 葡萄糖口服或注射治疗。其目标是达到正常血糖水平。

（4）止血药物：由于止血药物治疗脑出血临床疗效尚不确定，且可能增加血栓栓塞的风险，不推荐常规使用。

（5）暂缓使用或停用抗血小板药物，何时、如何恢复抗栓治疗需要进行评估，权衡利弊，结合患者具体情况决定。

（6）溶栓药物相关脑出血，目前推荐的治疗方法包括输入血小板（6 ~ 8 个单位）和包含凝血因子Ⅷ的冷沉淀物，以快速纠正 rt - PA 造成的系统性纤溶状态。

3. 并发症治疗

（1）颅内压增高的处理：应卧床、适度抬高床头、严密观察生命体征。需要脱水除颅压时，应给予甘露醇静脉滴注，而用量及疗程依个体化而定。同时，注意监测心、肾及电解质情况。必要时，也可用呋塞米、甘油果糖和（或）白蛋白。

（2）痫性发作：有癫痫发作者应给予抗癫痫药物治疗。疑拟为癫痫发作者，应考虑持续脑电图监测。如监测到痫样放电，应给予抗癫痫药物治疗。不推荐预防性应用抗癫痫药物。

二、应急流程

见图 6 - 2 - 1。

来院疑似卒中患者

1.急诊分诊台评估考虑卒中通知急诊卒中医生
2.初步判断卒中可能评估时间窗
3.初步评估（神经系统相关检查，NIHSS评分）

1.通知卒中团队
2.开具溶栓前相关化验申请单（血常规、心电图、凝血筛查、肾功能、电解质），开具头颅CT检查单
3.急诊卒中护士采血、开通静脉通道、测微量血糖
4.如果评估患者为脑卒中，有溶栓可能，与家属初步沟通溶栓事宜

送患者到CT室行急诊头颅CT，根据CT结果排外脑出血，明确诊断急性缺血性脑卒中

头颅CT及相关溶栓前相关化验结果回报

神经内科进一步评估溶栓指征，排除禁忌证，向家属交代病情并签署静脉溶栓知情同意书，溶栓护士准备rt-PA或尿激酶等溶栓药

开始静脉溶栓（rt-PA或尿激酶）
1.发病＜4.5小时，rt-PA（阿替普酶）0.9mg/kg，予10%的剂量静脉注射，其余持续静脉滴注60分钟
2.发病＜6小时，尿激酶100万~100万U，溶于生理盐水100ml，持续静脉滴注30分钟

溶栓及溶栓后病情观察
生命体征监测及NIHSS评分:Q15′×8次，然后后Q30′×12次，Q60′×16次，若出现严重头痛、呕吐、高血压、神经症状体征恶化等情况，立刻停止溶栓药并复查头颅CT
24小时后复查头颅CT，无颅内出血，给予抗栓药物

图6-2-1　缺血性脑卒中溶栓护理应急流程

第三节　脑疝患者应急预案及流程

一、预防措施及主要准备

1. 脑疝患者常见先兆症状有剧烈头痛、频繁呕吐、血压上升、一侧瞳孔散大、脉搏慢而有力，伴有不同程度的意识障碍、健侧肢体活动障碍等。护理人员发现患者有脑疝先兆症状时，立即置患者侧卧位或仰卧位，头偏向一侧，患者烦躁时，要防止坠床。立即通知医生，迅速建立静脉通路，遵医嘱给予脱水、降低颅内压药物，通常使用20%甘露醇250ml加氟美松5或10mg快速静脉滴注。

2. 迅速给予氧气吸入，备好吸痰器、吸痰盘，及时吸净呕吐物及痰液，同时给予心电、血压、血氧饱和度监测。

3. 严密观察患者瞳孔、意识、呼吸、血压、心率、血氧饱和度的变化，及时报告医生，必要时做好脑室引流准备。

4. 患者出现呼吸、心跳停止时，应立即采取胸外心脏按压、气管插管、简易呼吸器或人工呼吸机辅助呼吸等心肺复苏措施，并遵医嘱给予呼吸兴奋剂及强心剂等药物治疗。

5. 头部放置冰袋或冰帽，以增加脑组织对缺氧的耐受性，防止脑水肿。

6. 患者病情好转后，护理人员应做好：①清洁口腔，整理床单，病情许可时更换床单及衣物；②安慰患者和家属做好心理护理；③协助昏迷或偏瘫患者翻身，按摩皮肤受压处，置肢体于功能位；④向患者及家属说明脑疝的病因、诱因、临床表现，尽可能避免脑疝再次发生；⑤按《医疗事故处理条例》规定，在抢救结束后6小时，据实、准确地记录抢救过程。

二、抢救流程

见图 6 - 3 - 1。

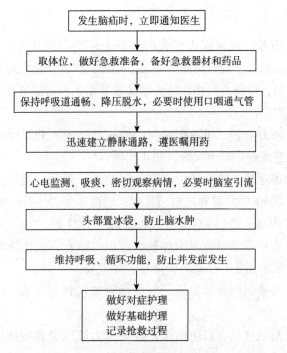

图 6 - 3 - 1 脑疝患者抢救流程

第四节　癫痫大发作应急预案及流程

一、预防措施及主要准备

1. 患者出现癫痫大发作时，护士应立即掐住患者人中穴，用手托住患者下颌，防止下颌关节脱臼，放置牙垫在患者的上下臼齿之间，以防舌咬伤，牙关紧闭时禁用锐利器械撬开牙齿，立即通知医生。

2. 解开衣领，患者头偏向一侧，及时吸痰和给予吸氧，保持呼吸道通畅，取下义齿，防止误吸。

3. 迅速建立静脉通道，遵医嘱给予镇静药。成年人：地西泮 10～20mg 缓慢静脉注射，儿童：地西泮 0.25～1mg/kg，一般不超过 10mg；苯巴比妥钠 1～2mg/kg 肌内注射。

4. 密切观察患者生命体征、意识、瞳孔、肢体活动度和液体出入量的变化，注意有无窒息、尿失禁。

5. 必要时配合医生进行气管插管或气管切开术，呼吸机辅助呼吸。

6. 放置床档，以防坠床，避免用力按压患者肢体，以防发生骨折。

7. 保持环境安静，避免声光刺激。在发作期，护士应守护在床旁，直至患者清醒。

8. 准确记录发作形式，持续时间，有无呼吸暂停、瞳孔散大、口吐白沫、发绀、舌咬伤情况及抢救过程。

二、应急流程

见图 6-4-1。

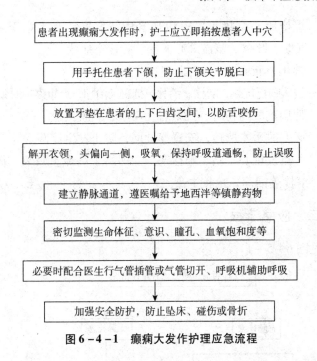

图 6 - 4 - 1 癫痫大发作护理应急流程

第五节 下肢深静脉血栓的护理应急预案及流程

一、预防措施及主要准备

下肢深静脉血栓多发生于下肢术后 1 周，尤其是术后 72 小时内，以及长时间卧床期间。其高危人群为下肢骨折术后、骨盆骨折、大型石膏固定者等。

1. 观察患者下肢肿胀程度、周径大小、压痛、皮肤颜色及足背动脉搏动情况。

2. 一旦确诊，卧床休息，避免用力活动和功能锻炼，禁止按摩患肢，防止血栓脱落。

3. 严格床头交接班，密切观察病情发展，有无意识障碍、胸闷、气促、咳嗽、咳血等心、脑、肺栓塞症状。

4. 禁止患肢输液。

5. 遵医嘱行抗凝、溶栓、消肿、抗感染治疗，严重疼痛时镇痛。

6. 使用抗凝药物时，观察有无皮肤、黏膜出血。

7. 必要时手术取栓，安置静脉网，防止发生栓塞。

8. 一旦发现心、脑、肺栓塞，立即给予高流量吸氧、激素、抗凝、溶栓等治疗，抢救生命。

二、应急流程

见图 6-5-1。

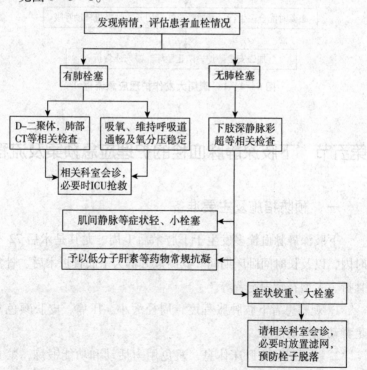

图 6-5-1 下肢静脉血栓护理应急流程

第六节　发生误吸的护理应急预案及流程

一、预防措施及主要准备

1. 住院患者发生误吸时，护理人员应根据其具体情况进行抢救处理。

（1）患者神志清醒：取站立身体前倾位，医护人员一手按压上腹部，另一手拍背。

（2）患者昏迷状态：让患者处于仰卧位，头偏向一侧，同时用负压吸引器进行吸引；也可让患者处于俯卧位，医护人员进行拍背。

2. 在抢救过程中应观察误吸患者面色、呼吸、意识等情况。同时呼叫其他医务人员。

3. 对患者进行负压吸引，快速吸出口鼻及呼吸道内吸入的异物。

4. 患者出现神志不清、呼吸心跳停止时，应立即采取胸外心脏按压、气管插管、人工呼吸、给氧、心电监护等心肺复苏抢救措施，遵医嘱给予抢救用药。

5. 护理人员应严密观察患者生命体征、意识和瞳孔变化，及时报告医生采取措施。

6. 患者病情好转，神志清醒，生命体征逐渐平稳后，护理人员应给患者清洁口腔、整理床单位、更换床单及衣物、安慰患者和家属，给予心理护理。在抢救结束后 6 小时内，准确记录抢救过程。

7. 待患者病情完全平稳后，向患者详细了解发生误吸的原因，制定有效的预防措施，尽可能防止以后再发生类似的情况。

二、应急流程

见图 6 – 6 – 1。

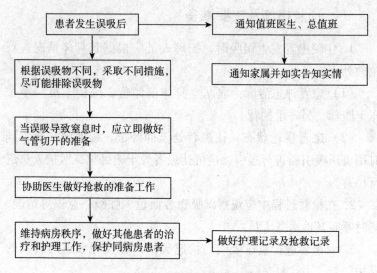

图 6 – 6 – 1　发生误吸的护理应急流程

脑卒中护理质量管理指引

第一节 护理质量管理概要

护理质量管理是护理管理的核心，也是护理管理的重要职能。护理质量直接反映护理工作的职业特色和工作内涵，护理质量不仅取决于护理人员的业务素质和技术水平，同时与护理管理方法的优劣和管理水平的高低也密不可分。科学有效的质量管理，是提高护理质量的主要措施。

一、护理质量管理的概念

护理质量管理（management of nursing quality）是指按照护理质量形成的过程和规律，对构成护理质量的各要素进行计划、组织、协调和控制，以保证护理工作达到规定的标准和满足服务对象需要的活动过程。

开展护理质量管理，首先必须建立护理质量管理体系并有效运行，护理质量才有保证；其次，要制定护理质量标准，有了标准管理才有依据；第三，要对护理过程构成护理质量的各要素，按标准进行质量控制，才能达到满足服务对象需要的目的。在护理质量管理过程中，各个环节相互制约，相互促进，不断循环，周而复始，质量一次比一次提高，形成一套质量管理体系和技术方法，以最佳的技术、最短的时间、最低的成本达到最优质的护理服务效果。

二、护理质量管理基本任务

护理质量管理基本任务包括以下 5 个方面。

1. 建立质量管理体系　护理质量是在护理服务活动过程中逐步形成的。要使护理服务过程中影响质量的因素都处于受控状态，必须建立完善的护理质量管理体系，明确规定每一个护理人员在质量工作中的具体任务、职责和权限。护理质量管理体系是医院质量管理体系的一部分，应与医院质量管理体系同步建立。

2. 进行质量教育　质量教育是质量管理一项重要的基础工作。护理管理者应加强质量教育，不断增强全体护理人员的质量意识，使护理人员认识到自己在提高质量中的责任，明确提高质量对整个社会和医院的重要作用，自觉地掌握和运用质量管理的方法和技术，提高管理水平和技术水平，不断地提高护理工作质量。

3. 制定和更新护理质量标准　护理质量标准是规范护士行为和评价护理质量的依据。护理管理者的一个重要任务就是建立护理质量标准，结合实际情况不断更新护理质量标准，建立系统的、科学的和先进的护理质量标准，有利于提高护理质量和护理管理水平。

4. 进行全面质量控制　对影响护理质量的各要素和各个过程进行全面的质量控制；建立质量可追溯机制，利用标签、标识、记录等对服务进行唯一标识，以防误用和出现问题时能追查原因。

5. 评价与持续改进护理质量　评价是不断改进护理质量管理，增强管理效果的重要途径，贯穿护理质量工作的全过程。质量持续改进是质量管理的灵魂，护理管理者应树立追求卓越的质量意识，力争对护理质量进行持续改进。

三、护理质量管理基本原则

1. **以患者为中心的原则**　患者是医院医疗护理服务的中心，是医院赖以存在和发展的基础。以患者为中心的原则强调：无论是临床护理工作流程设计、优化，护理标准制定，还是日常服务活动的评价等管理活动中，都必须打破以工作为中心的模式，建立以尊重患者人格、满足患者需求、提供专业化服务和保障患者安全的文化。

2. **预防为主的原则**　在护理质量管理中树立"第一次把事情做对"的观念，对形成护理质量的要素、过程和结果的风险进行识别，建立应急预案，采取预防措施，降低护理质量缺陷的发生。要理解质量是做出来的而不是检验出来的，检验是事后把关，不能产生质量。

3. **工作标准"零缺陷"的原则**　质量是以不符合要求的代价来衡量的，工作标准必须是"零缺陷"而不是差不多。

4. **全员参与的原则**　护理服务的各环节和每个过程都是护理人员劳动的结果，各级护理管理者和临床一线护理人员的态度和行为直接影响着护理质量。因此，护理管理者必须重视人的作用，对护理人员进行培训和引导，增强护理人员的质量意识，使每一位护理人员能自觉参与到护理质量管理工作中，充分发挥全体护理人员的主观能动性和创造性，不断提高护理质量。

5. **基于事实的决策方法原则**　有效的决策必须以充分数据和真实的信息为基础。护理管理者应运用统计技术，对护理质量要素、过程及结果进行测量和监控，分析各种数据和信息之间的逻辑关系，寻找内在规律，比较不同质量控制方案优劣，结合过去的经验和直觉判断，做出质量管理决策并采取行动。这是避免决策失误的重要原则。

6. **持续改进的原则**　持续改进是指在现有服务水平上不断

提高服务质量及管理体系有效性和效率的循环活动。要强化各层次护理人员，特别是管理层人员追求卓越的质量意识，以追求更高的过程效率和有效性为目标，主动寻求改进机会，确定改进项目，而不是等出现了问题再考虑改进。

四、护理质量标准概念及分类

（一）护理质量标准（nursing quality standard）

护理质量标准是依据护理工作内容、特点、流程、管理要求，护理人员及服务对象特点、需求而制定的护理人员应遵守的准则、规定、程序和方法。护理质量标准由一系列具体标准组成，如在医院工作中，各种条例、制度、岗位职责、医疗护理技术操作常规均属于广义的标准。《护士条例》《综合医院分级护理指导原则》《基础护理服务工作规范》《常用临床护理技术服务规范》等，均是正式颁布的国家标准。

（二）护理质量标准分类

护理质量标准目前没有固定的分类方法。其依据使用范围分为护理业务质量标准和护理管理质量标准；根据使用目的分为方法性标准和衡量性标准；根据管理过程结构分为结构质量标准、过程质量标准和结果质量标准，这三者是不可分割的标准体系。

1. 结构质量标准　结构质量是指构成护理工作质量的基本元素。结构质量标准既可以是护理技术操作的结构质量标准，也可以是管理的结构质量标准，每一项结构质量标准都应有具体的要求。如国家卫生健康委员会三级综合医院评审标准中对临床护理质量管理与改进的具体要求是：根据分级护理的原则和要求建立分级护理制度质量控制流程，落实岗位责任制，明确临床护理内涵及工作规范；有护理质量评价标准和考核指标，建立质量可追溯机制等。

2. 过程质量标准　过程质量是各种结构通过组织管理所形

成的各项工作能力、服务项目及其工作程序或工序质量，它们是一环套一环的，所以又称为环节质量。在过程质量中强调协调的医疗服务体系能保障提供连贯医疗服务。连贯医疗服务主要指急诊与入院的衔接、诊断与治疗的衔接、诊疗程序的衔接、科室之间的衔接、医院与社区的衔接。

3. 结果质量标准　护理工作的终末质量是指患者所得到护理效果的综合质量。它是通过某种质量评价方法形成的质量指标体系，如患者及社会对医疗护理工作满意率等。

五、制定护理质量标准的方法和过程

1. 调查研究，收集资料　调查内容包括国内外有关护理质量标准资料、相关科研成果、实践经验、技术数据的统计资料及有关方面的意见和要求等。调查工作完成后，要进行认真的分析、归纳和总结。

2. 拟定标准，进行验证　在调查研究的基础上，对各种资料、数据进行统计分析和全面综合研究，然后着手编写护理质量管理标准的初稿。初稿完成后要征求意见，组织讨论，修改形成文件。必须通过试验才能得出结论的内容，应通过试验验证，以保证标准的质量。

3. 审定、公布、实行　对拟定的护理质量标准进行审批，必须根据不同标准的类别经各级主管部门审查通过后公布，在一定范围内实行。

4. 标准的修订　随着护理质量管理实践的不断发展，原有的标准不能适应新形势的要求，此时就应该对原有质量标准进行修订或废止，制定新的标准，以保证护理质量的不断提升。

总之，护理质量标准是护理管理的重要依据，它不仅是衡量护理工作优劣的准则，也是指导护士工作的指南。建立系统的、科学的和先进的护理质量标准与评价体系，有利于提高临床护理质量，保证患者安全。

第二节 护理质量管理工具的应用

一、PDCA 循环的应用

（一）概念

PDCA 循环（PDCA cycle）是计划（plan）、执行（do）、检查（check）和处理（action）四个阶段的循环反复过程，是一种程序化、标准化、科学化的管理方式。其是由美国著名的质量管理专家爱德华·戴明（W. Edwards Deming）于 20 世纪 50 年代初提出的，又称为"戴明环"（Deming cycle）。PDCA 循环的过程就是发现问题和解决问题的过程。这种方法作为质量管理的基本方法，广泛应用于医疗和护理领域的各项工作中。

（二）PDCA 循环的实施步骤

1. **计划阶段** 第一步分析质量现状，找出存在的质量问题；第二步分析产生质量问题的原因或影响因素；第三步找出影响质量的主要因素；第四步针对影响质量的主要原因研究对策，制定相应的管理或技术措施，提出改进的行动计划，并预测实际效果。解决问题的措施应具体而明确，回答 5W1H［原因（Why）、对象（What）、地点（Where）、时间（When）、人员（Who）、方法（How）］内容。

2. **实施阶段** 按照预定的质量计划、目标、措施及分工要求付诸实际行动。此为 PDCA 循环的第五步。

3. **检查阶段** 根据计划要求，对实际执行情况进行检查，将实际效果与预计目标进行对比分析，寻找和发现计划执行中的问题并进行改进。此为 PDCA 循环的第六步。

4. **处置阶段** 对检查结果进行分析、评价和总结。具体分为两个步骤进行。第七步，将成果和经验纳入有关标准和规范之中，巩固已取得的成绩，防止不良结果再次发生。第八步，将没有解决的质量问题或新发现的质量问题转入下一个 PDCA 循环，为制订下一轮循环计划提供资料。原有的质量问题解决了，又会产生新的问题，问题不断产生又不断被解决，PDCA 循环不停地运转，这就是护理管理不断前进的过程。

（三）PDCA 循环的特点

1. 系统性　PDCA 循环作为科学的工作程序，从结构看，循环的 4 个阶段是一个有机的整体，缺少任何一个环节都不可能取得预期效果。

2. 关联性　PDCA 循环作为一种科学的管理方法，适用于各项管理工作和管理的各个环节。从循环过程看，各个循环彼此关联，相互作用。护理质量管理是医院质量管理循环中的一个子循环，与医疗、医技、行政、后勤等部门质量管理子循环共同组成医院质量管理大循环。而各护理单元又是护理质量管理体系中的子循环。整个医院运转的绩效，取决于各部门、各环节的工作质量，而各部门、各环节必须围绕医院的方针目标协调行动。因此，大循环是小循环的依据，小循环是大循环的基础。通过 PD-CA 循环将医院的各项工作有机地组织起来，达到彼此促进，持续提高的目的。

3. 递进性　PDCA 循环作为一个持续改进模型，从结果看是阶梯式上升的。PDCA 循环不是一种简单的周而复始，也不是同一水平上的循环。每次循环都要有新的目标，都能解决一些问题，就会使质量提高一步，接着又制订新的计划，开始在较高基础上的新循环。这种螺旋式的逐步提高，使管理工作从前一个水平上升到更高一个水平。

二、品管圈的应用

（一）概念

品管圈（quality control circle，QCC）是指在同一工作场所，由工作性质相近或相关的人员自发组成一个小圈团体（又称为QC小组），然后全体合作、集思广益，按照一定的活动程序来解决工作现场、管理、文化等方面所发生的问题及课题。

（二）主题类型

品管圈主题类型主要包括问题解决型和课题达成型，两者之间的主要差异有以下几个方面。

1. 立意不同　课题达成型主题立足于研制原来没有的产品、项目、软件，以及提供新技术、新方法、新服务等；而问题解决型则是在原有基础上进行改进或提高。因此，如果选题在立意上突破常规、追新求变，则应选择课题达成型品管圈；如果选题旨在提高或降低现有水平，达到规定要求或水平，则应选择问题解决型品管圈。

2. 过程不同　课题达成型主题由于是对过去没有发生过，或是本小组从没有做过的事情而开展的活动，所以没有历史数据参考，也就没有现状可查，要求研究创新的切入点；而问题解决型则必须对现状数据（信息）进行收集调查，并加以分析。因此，两种主题类型在目标设定、原因分析、决策依据等方面都是不同的。

3. 结果不同　课题达成型主题是从无到有，即由活动前不存在的事件或产品，经过活动后实现提高工作效率或增加经营绩效的目的。需要指出的是，有些课题达成型品管圈活动的结果，可能还不是很完美，但对解决关键技术问题、满足当前或未来工作需要能起到一定的促进作用。而问题解决型主题则是在原有基础上的提高或降低，是质量的持续改善。

4. 方法不同　课题达成型主题的工具运用以非数据分析工具为主，如头脑风暴法、亲和图、系统图、PDPC 法、正交试验等；而问题解决型则以数据分析工具为主，以非数据分析工具为辅，如排列图、控制图、直方图及散布图等。因此，课题达成型与问题解决型品管圈活动是解决不同问题的两种不同的思维模式与活动形式，以课题本身决定活动类型。所以，各种类型品管圈应根据实际情况选择课题开展活动，而不要盲目求新、求变。

（三）问题解决型品管圈的实施步骤

1. 主题选定

（1）选题来源：针对存在的问题及改进对象，QC 小组应结合实际，选择适宜的课题。课题来源一般有指令性课题、指导性课题和自选性课题。小组在自选课题时，可考虑以下几个方面：落实组织方针、目标的关键点；在质量、效率、成本、安全、环保等方面存在的问题；内、外部顾客的意见和期望。

（2）选题要求：QC 小组选题要求应包括以下几个方面，即在小组能力范围内，课题宜小不宜大；课题名称直接，尽可能表达课题的特性；选题理由明确、简洁。

2. 拟订活动计划书　品管圈活动拟订的计划书又称为甘特图，要求如下。

（1）拟定各步骤所需的时间，可以将 PDCA 各步骤按 30%、40%、20%、10% 的比例分布。

（2）明确圈员的职责分工。

（3）记录计划与实施的时间进度。

3. 现状把握

（1）把握问题现状，找出问题症结，确定改进方向和程度。

（2）为目标设定和原因分析提供依据。

（3）对数据和信息进行分类、分层和整理。

（4）提供的数据和信息具有客观性、可比性、时效性和全

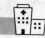

面性。

4. 设定目标

（1）目标来源：根据所选课题，QC 小组应设定活动的目标，以掌握课题解决的程度，并为效果检查提供依据。

（2）目标设定依据：QC 小组自定目标可考虑以下几个方面，即上级下达的考核指标或要求；顾客需求；国内同行业先进水平；小组曾经接近或达到过的最好水平；针对问题症结，预计问题解决的程度，测算小组将达到的水平。

（3）目标设定要求：目标设定应与 QC 小组活动课题相一致，并满足如下要求，即目标数量不宜多；目标可测量；目标具有挑战性。

（4）目标可行性分析：指令性目标应在选题后进行目标可行性分析。目标可行性分析可考虑以下几个方面，即国内同行业先进水平；小组曾经接近或达到过的最好水平；针对问题症结，预计问题解决的程度，测算小组将达到的水平。

5. 解析

（1）解析要求：QC 小组进行解析应符合以下要求，即针对问题或问题症结进行原因分析；问题与原因之间的因果关系清晰，逻辑关系紧密；从人员、机器、材料、方法、环境等方面考虑，以充分展示产生问题的原因，避免遗漏；将每一条原因分析到末端，以便直接采取对策；正确应用适宜的统计方法。

（2）确定要因：QC 小组应根据数据和事实，收集所有的末端原因，识别并排除小组能力范围以外的原因；对每个末端原因进行逐条确认，必要时可制订要因确认计划。

（3）真因验证：判定方式为现场测量、试验及调查分析。

6. 对策拟定

（1）针对要因或真因逐条制定对策。

（2）必要时，提出多种对策方案，并进行对策效果的评价和选择。

（3）按5W1H制定对策表，要求对策明确、对策目标可测量、措施具体。5W1H，即 What（对策），Why（目标），Who（负责人），Where（地点），When（时间），How（措施）。

7. 对策实施与检讨

（1）按照对策表逐条实施对策，并与对策目标进行比较，确认对策效果和有效性。

（2）当对策未达到对应的目标时，应修改措施并按新的措施实施。

（3）必要时，检讨对策实施结果在安全、质量、管理、成本等方面的负面影响。

8. 效果确认

（1）检查小组所设定的课题目标是否完成。

（2）与对策实施前的现状对比，判断改善程度。

（3）确认小组活动所产生的经济效益和社会效益。

9. 标准化

（1）将对策表中通过实施证明有效的措施报主管部门批准，纳入相关标准，如工艺标准、作业指导书、管理制度等。

（2）对巩固措施实施后的效果进行跟踪。

10. 检讨与改进

（1）针对专业技术、管理方法和小组成员综合素质等方面进行全面总结。

（2）关注后继质量的持续改进。

（3）在全面总结的基础上，提出下一次活动的课题。

（四）课题达成型品管圈的实施步骤

1. 选择课题

（1）选题来源：QC小组针对现有的技术、工艺、技能、方法等无法实现或满足工作任务的实际需求，突破现状选择的创新课题。

（2）选题要求：针对需求，借鉴不同行业或类似专业中的知识、信息、技术、经验等，必要时，论证课题的可行性。

2. 目标设定及可行性分析

（1）目标设定：QC 小组围绕课题设定目标。目标设定应满足以下要求：与课题所需达到的目的保持一致；将课题目的转化为可测量的课题目标；目标设定不宜多。

（2）目标可行性分析：QC 小组应针对设定的课题目标，进行目标可行性分析，将借鉴的相关数据与设定的目标值进行对比分析；分析小组拥有的资源、具备的能力与课题的难易程度；依据事实和数据，进行定量分析与判断。

3. 提出方案并确定最佳方案

（1）提出方案：QC 小组针对课题目标提出方案。对方案的具体要求如下：提出可能达到预定目标的各种方案，并对所有的方案进行整理；提出的方案包括总体方案与分级方案，总体方案应具有创新性和相对独立性，分级方案应具有可比性，以供比较和选择。

（2）确定最佳方案：小组对所有整理后的方案进行比较和评价，方案分解应逐层展开到可以实施的具体方案；方案评价应用事实和数据对经过整理的方案进行逐一分析和论证；方案确定方式包括现场测量、试验和调查分析。

4. 制定对策

（1）针对在最佳方案分解中确定的可实施的具体方案，逐项制定对策。

（2）按 5W1H 制定对策表，要求对策明确、对策目标可测量、措施具体。

5. 对策实施

（1）按照制定的对策表逐条实施方案。

（2）每条方案实施后，检查相应方案目标的实施效果及其有效性，必要时应调整、修正措施。

（3）必要时，验证对策实施结果在安全、质量、管理、成本等方面的负面影响。

6. 效果检查

（1）检查小组设定的目标，确认课题目标的完成情况。

（2）必要时，确认小组创新成果的经济效益和社会效益。

7. 标准化

（1）对有推广价值、经实践证明有效的创新成果进行标准化，形成相应的技术标准、图纸、工艺文件、作业指导书或管理制度等。

（2）对专项或一次性的创新成果，将创新过程相关材料存档备案。

8. 总结与今后计划

（1）从创新角度对专业技术、管理技术和小组成员素质等方面进行全面的回顾和总结，找出小组活动的创新点与不足。

（2）继续选择新的课题开展改进和创新活动。

三、HFMEA 的应用

（一）概念

医疗失效模式与效应分析（Health Failure Mode and Effect Analysis，HFMEA）是由 VA National Center for Patient Safety 专门为医疗保健机构研发的前瞻性危机分析系统，它是一种基于团队的、系统的及前瞻性的分析方法，用来评估系统和流程中容易发生失效的原因和可能造成的后果，找出系统和流程中最需要改变的环节，以预防失效的发生，其本质是对固定流程性操作中可能出现的问题的猜测。HFMEA 作为质量管理的一种模式，通过根本原因分析及流程改造，以杜绝或减少缺陷的发生，是一种风险管理的方法。

（二）HFMEA 的实施步骤

1. 确定主题或项目（范围与流程）

（1）选题来源：高风险领域或薄弱环节；发生频繁的不良事件。

（2）选题要求：最好选择一个下面没有太多流程的护理流程来分析；选择的护理流程太复杂，则选择其中的一个子流程来做 FMEA 失效模式分析。

2. 组成团队　该团队是多学科的，团队成员包括流程中牵涉到的每一个人。如果是跨科流程，就需要组成一个跨部门的团队，如临床工作人员（专家、医生、护士、技师、药师等）。团队成员包括：领导者；HFMEA 咨询师，即 FMEA 专家，可以为团队领导者提供建议，保证 FMEA 的顺利实施；一个对所研究程序不太熟悉的人，可以从不同的角度和方面提出有价值的建议；团队工作人员，负责项目的具体执行。团队成员以 7～9 人为宜，不超过 10 人，所有成员必须接受过 HFMEA 培训。

3. 拟订活动计划书　按照问题解决型品管圈拟订活动计划书的方法进行。

4. 绘制流程图　团队成员将流程的所有步骤用流程图的方式列出来，并将每个步骤编号；如果流程是复杂的，明确流程的焦点步骤及每个流程下的子流程，用连续字母标识 1a，1b，3e，3f 等创建一个有子流程组成的流程图；值得注意的是，团队对所有列出的步骤要达成共识，确认这些步骤可以正确地描述整个流程。

5. 分析失效模型和影响因素，进行决策树分析

（1）分析每一个流程中的每一个步骤，列出所有可能的失效模式。

（2）分析并列出每一个失效模式中可能的潜在原因，根据

人、环境与设备等因素找出潜在失效原因，结合因果关系分析法对每个子流程进行分析，确定失效影响。

（3）制定 HFMEA 分析表，计算风险优先数（risk priority number, RPN）。RPN = S（严重度，severity）× O（失效模式出现频度，frequency of occurrence）× D（不易探测度，likelihood of detection），取值 1 ~ 1000，最低 $1 \times 1 \times 1 = 1$，最高 $10 \times 10 \times 10 = 1000$。RPN 值越高说明安全隐患越大，是急须采取措施及时改善的部分（表 7 – 2 – 1 至表 7 – 2 – 3）。

（4）组织团队成员应用"HFMEA 分析表"，对各个主流程和子流程进行评估、分析、整合（表 7 – 2 – 4，图 7 – 2 – 1）。

表 7 – 2 – 1　严重程度（S）评判标准

分值	等级	严重程度评判标准分类描述					
		临床结果	来访者影响	员工或护生影响	服务	设备设施影响	环境影响
8 ~ 10	极为严重	患者死亡或永久性功能丧失	访客致死或 3 人以上住院	致死或 3 人以上住院	服务流程完全终止	损失超过 5000 元	有毒物质外泄导致中毒，或火警需要撤离
5 ~ 7	严重	患者永久性功能降低或医疗程度增加	访客 1 ~ 2 人住院	1 ~ 2 人住院或 3 人以上暂时无法工作	主要的服务流程停止	损失超过 2000 ~ 4999 元	有毒物质外泄但未发生中毒事件，或火警需要外部支援

续表

分值	等级	严重程度评判标准分类描述					
		临床结果	来访者影响	员工或护生影响	服务	设备设施影响	环境影响
2~4	中度严重	患者短期功能障碍	访客1~2人需要治疗，但不需要住院	1~2人需要治疗	服务效率降低	损失101~1999元	非毒性物质外泄，需要外部协助，或火警初期即已控制
1	轻度严重	患者未造成任何伤害也不需要额外的医疗照护	访客不需要额外医疗处置	未影响到工作	未造成影响	无损失或损失不超过100元	未造成影响

表7-2-2　发生频率（O）评判标准

分值	等级	描述
9~10	很经常	非常频繁地发生
7~8	经常	预期很短时间内会再次发生或1年发生数次
5~6	偶尔	1年内曾经发生过
2~4	不经常	某些情形下可能会再次发生，或2~3年内曾经发生过
1	罕见	很少发生，只在特定情形下发生

表 7 − 2 − 3　不易探测度（D）评判标准

分值	等级	描述
9 ~ 10	非常可能	失败原因几乎无法发现
7 ~ 8	很可能	失败发生后，一段时间内（后出院）可以发现
5 ~ 6	有可能	失败发生后，最终执行者检查时可以发现
2 ~ 4	不太可能	失败发生后，至下一工作者可发现
1	罕见	失败发生后，当事者可及时发现

表 7 − 2 − 4　HFMEA 记录表

1. 流程			
2. 可能的失效模式			
3. 造成失效的原因			
4. 严重程度（S）			
5. 发生频率（O）			
6. 不易探测度（D）			
7. 风险值（RPN）			
8. 决策（行动或停止）			
9. 行动（排除、控制、接受）			
10. 描述所采取的行动内涵			
11. 成效测量			
12. 负责人			
13. 管理阶层是否同意该措施			

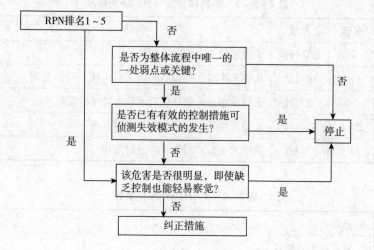

图 7 – 2 – 1　HFMEA 决策树分析流程图

6. 拟订改进计划　按照失效模式与潜在风险因素分别制定相应的改进措施，将责任落实到具体科室和个人，并规定完成时间。

7. 改进实施及再次评估结果　项目改进实施后，重新计算风险值（RPN），并与实施前进行对比，评估效果。

四、RCA 的应用

（一）概念

根本原因分析（root cause analysis，RAC）是一种回溯性医疗不良事件分析工具，是一项结构化的问题处理法，逐步找出问题的根本原因并加以解决，而不是仅仅关注问题的表征，包括确定和分析问题原因，找出问题解决办法，并制定预防措施。

RAC 的核心是一种基于团队的、系统的、回顾性的不良事件分析法，找出系统和流程中的风险和缺点并加以改善，通过从错误中反思、学习及分享经验，从而改善流程、事先防范，从多角度、多层次提出针对性预防措施，预防同类事件的发生。

（二）目的

1. 改善传统只针对单一事件做解决，治标不治本的缺点。

2. 找出流程中及系统设计上的风险或缺点，并采取正确的行动。

3. 通过同行间的资料分享和经验交流，可预防未来不良事件的发生。

4. 分析过程中可了解缺少哪些资料，从而帮助建立健全医疗护理不安全事件资料库。

（三）RCA 的实施步骤

1. 第一阶段：进行 RCA 前的准备

（1）组成 RCA 团队，包括事件中的一线人员、相关部门主管、RCA 指导专员。

（2）确定此事件需要做 RCA。

首先，利用异常事件严重度评估表（SAC）对事件进行分级。需要做 RCA 分析的事件一般是评估为一级或二级的造成严重后果的事件，以及评估为三级或四级但发生频率较高的事件（表 7 - 2 - 5）。

表 7 - 2 - 5　异常事件严重度评估表（SAC）

事件结果 发生频繁	死亡	极重度伤害	重度伤害	中度伤害	无伤害或轻度伤害
数周 1 次	1	1	2	3	3
一年数次	1	1	2	3	4
1～2 年 1 次	1	2	2	3	4
2～5 年 1 次	1	2	3	3	4
5 年以上	2	3	3	4	4

其次，利用 RCA 决策树（IDT）进行事件的判断，是否属于系统因素。根据 IDT 判断，为系统问题，则可进行 RCA 分析（图 7 - 2 - 2）。

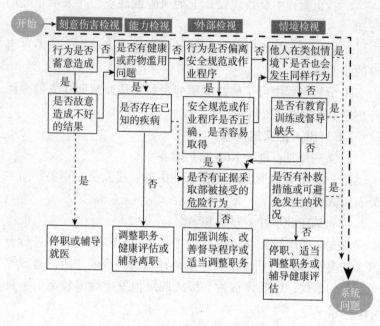

图 7 - 2 - 2　RCA 决策树分析流程图

事件调查和资料收集有许多方法，如叙事时间表、时间序列表、时间 - 人员表和因果图等。事件发生后，尽早到现场，了解现实情况、事件发生的时间顺序，记录当事人的事件叙述，收集观察资料、证物和书面文件。

2. 第二阶段：找到近端原因

（1）列出可能造成事件的护理程序、执行过程是否与设计相一致，另一方面评估设计的操作程序是否有问题。

（2）列出事件的近端原因，包括人为因子、技术因子、设备因子、可控制及不可控制的外在环境因子、其他因子。

（3）收集资料以佐证近端原因，针对近端原因做即时的介入措施。

3. 第三阶段：确定根本原因

（1）列出与事件相关的组织及系统分类（人力资源、资讯管理、环境设备管理、组织领导及沟通）。

（2）从系统因子中筛选出根本原因，确认根本原因间的关系。

（3）筛选出根本原因：此原因不存在时，问题还会发生吗？原因被纠正或排除，此问题还会因相同因素而再发生？原因被纠正或排除后还会导致类似事件发生吗？

4. 第四阶段：制订和执行改进计划

按照 PDCA 循环的方法，制订和执行改进计划。

RCA 的常用工具：

（1）头脑风暴法：1941 年由美国奥斯朋所创，通过集体思考，发挥最大的想象力，所有参与人员表达心声，根据一个灵感激发另一个灵感，从中选择最佳解决问题的途径，其核心是发挥人的创造性思维能力。

（2）因果关系图（鱼骨图）：因果关系图又称为"特性因素图"，由日本管理大师石川馨先生发明，因此又称为石川图，以图表的方式来表达结果与原因的关系。其图形像鱼骨，是一种透过现象看本质的分析方法，又称为因果分析图。

鱼骨图可以帮助我们找出引起问题潜在的根本原因，集中于问题的实质内容，以团队的努力，聚焦并攻克复杂难题，分析导致问题的各原因之间的相互关系，采取补救措施，正确行动。

鱼骨图的类型包括：

①整理问题型：各要素与特性值间不存在原因关系，而是结构构成关系。

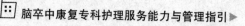

②原因型：鱼头在右，特性值通常以"为什么……"来写。

③对策型：鱼头在左，特性值通常以"如何提高/改善……"来写。

鱼骨图的绘图过程：查找要解决的问题，将问题写在鱼头；参加人员共同讨论，对引起问题的原因进一步细化，画出中骨、小骨，尽可能列出所有原因；对鱼骨图进行优化整理。

（3）WHY TREE 问题树：找原因要找可控的原因、内部原因，而不能找不可控的原因。找原因时，问3个问题：此原因不存在时，问题会发生吗？此原因被纠正或排除，问题还会因为相同因素而再次发生吗？原因被纠正或排除后，还会导致类似事件发生吗？答案为"否"者为根本原因，"是"为近端原因（图7-2-3）。

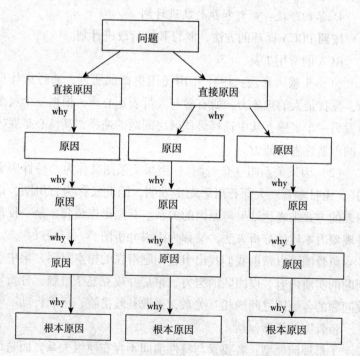

图 7-2-3 WHY TREE 问题树流程图

（4）5WHY 分析法：5WHY 分析又称为 5 问法，也被称为丰田 5 问法。5WHY 其首创是丰田公司的大野耐一，来源于一次新闻发布会。有人问，丰田公司的汽车质量怎么会这么好？他回答：我碰到问题至少要问 5 个为什么。5WHY 分析法的精髓是多问几次为什么，鼓励解决问题的人努力避开主观或自负的假设和逻辑陷阱，从结果着手，沿着因果关系链条，顺藤摸瓜，穿越不同的抽象层面，直至找出原有问题的根本原因。

（5）RCA 工具的关系：头脑风暴法是鱼骨图、WHY TREE 问题树和 5WHY 分析法的基础；鱼骨图、WHY TREE 问题树和 5WHY 分析法可以互为方法，穿插使用也可以单独使用；鱼骨图可用来全面分析问题，WHY TREE 问题树和 5WHY 分析法可用来分析问题的根本原因；建立跨职责小组是根本原因分析的有效保障。

五、6S 的应用

（一）概念

6S 管理是一种管理模式，即整理（seiri）、整顿（seiton）、清扫（seiso）、清洁（seiketsu）、素养（shitsuke）、安全（security），兴起于日本企业。

（二）主要内容

1. 整理　是将工作场所的任何物品区分为有必要和没有必要的，除了有必要的留下来，其他的都消除掉。目的：腾出空间，空间活用，防止误用，塑造清爽的工作场所。

2. 整顿　是将留下来的必要的物品依规定位置摆放，并放置整齐加以标识。目的：工作场所一目了然，消除寻找物品的时间，整整齐齐的工作环境，消除过多的积压物品。

3. 清扫　是将工作场所内看得见与看不见的地方清扫干净，保持工作场所干净、亮丽。目的：稳定品质，减少工业伤害。

4. 清洁　是将整理、整顿、清扫进行到底，并且制度化，经常保持环境处在美观的状态。目的：创造明朗现场，维持上面3S成果。

5. 素养　每位成员养成良好的习惯，并遵守规则做事，培养积极主动的精神（也称为习惯性）。目的：培养拥有良好习惯、遵守规则的员工，营造团队精神。

6. 安全　重视成员安全教育，每时每刻都有安全第一观念，防患于未然。目的：建立起安全生产的环境，所有的工作应建立在安全的前提下。

（三）6S 的优点

1. 提升企业形象　整齐清洁的工作环境能够吸引客户，并且增强自信心。

2. 减少浪费　由于场地杂物乱放，致使其他东西无处堆放，这是一种空间的浪费。

3. 提高效率　拥有一个良好的工作环境，可以使个人心情愉悦；东西摆放有序，能够提高工作效率，减少搬运作业。

4. 保证质量　一旦员工养成了做事认真严谨的习惯，他们生产的产品返修率会大大降低，将提高产品品质。

5. 安全保障　通道保持畅通，员工养成认真负责的习惯，会使生产及非生产事故减少。

6. 提高设备使用寿命　对设备及时进行清扫、点检、保养、维护，可以延长设备的使用寿命。

7. 降低成本　做好6个"S"可以减少来回搬运，从而降低成本。

六、六西格玛的应用

（一）概述

1. 六西格玛的内涵　西格玛（σ）是希腊文字母，在统计学中称为标准差，用来表示数据的分散程度，以此描述总体中的个体离均值的偏离程度。西格玛表征着诸如单位缺陷、百万缺陷或错误的概率性，西格玛值越大，缺陷或错误就越少。六西格玛是一个目标，这个质量水平意味的是在所有过程和结果中，99.99966%是无缺陷的，也就是说做100万件事情，其中只有3.4件是有缺陷的，这几乎趋近到人类能够达到的最为完美的境界。

2. 六西格玛管理 六西格玛管理是一种统计评估法，通过"测量"一个过程有多少个缺陷，并系统地分析出怎样消除它们和尽可能地接近"零缺陷"。六西格玛是帮助企业集中于开发和提供近乎完美产品和服务的一个高度规范化的过程。其核心是追求零缺陷生产、防范产品责任风险、降低成本、提高生产率和市场占有率、提高顾客满意度和忠诚度。西格玛管理既着眼于产品和服务质量，又关注过程的改进，是获得和保持企业在经营上成功并将其经营业绩最大化的综合管理体系和发展战略，是使企业获得快速增长的经营方式。

（二）特征

1. 以顾客为关注焦点 六西格玛以顾客为中心，关注顾客的需求。它的出发点就是研究顾客最需要的是什么、最关心的是什么，根据顾客的需求来确定管理项目，将重点放在顾客最关心和对组织影响最大的方面。通过提高顾客满意度和降低资源成本，提升顾客满意度和服务水平，促使业绩提升。

2. 注重数据和事实 六西格玛管理广泛采用各种统计技术工具，使管理成为一种可测量、数字化的科学，提升了企业管理的能力，是一种高度重视数据，依据数字和数据进行决策的管理方法。用数据说话是六西格玛的精髓。

3. 重视产品和流程的突破性质量改进 六西格玛项目的改进都是突破性的。通过这种改进能使产品质量得到显著提高，或使流程得到改造，从而使组织获得显著的经济效益。

4. 有预见的积极主动管理　六西格玛包括一系列工具和实践经验，它用动态的、即时反应的、有预见的、积极的管理方式取代被动的习惯，促使企业在追求几乎完美的质量水平而不容出错的竞争环境下能够快速向前发展。

5. 倡导无界限合作　六西格玛管理中通过确切的理解最终用户和流程中工作流向的真正需求，以广泛沟通为基础，营造出一种真正支持团队合作的管理结构和环境。

（三）实施步骤

1. 辨别核心流程和关键顾客　①辨别核心流程；②界定业务流程的关键输出物和顾客对象；③绘制核心流程图。

2. 定义顾客需求　①收集顾客数据，制定顾客反馈战略；②制定绩效指标和需求说明；③分析顾客各种不同的需求并对其进行排序。

3. 针对顾客需求评估当前行为绩效　①选择评估指标；②对评估指标进行可操作性的界定，以避免产生误解；③确定评估指标的资料来源；④准备收集资料；⑤实施绩效评估，并检测评估结果的准确性和价值所在；⑥通过对评估结果所反映出来的误差进行数量和原因方面分析，识别可能的改进机会。

4. 辨别优先次序，实施流程改进　六西格玛管理模式是系统地解决问题的方法和工具。它主要包含一个流程改进模式，即DMAIC 模式，该流程用于每一个环节的不断改善，使控制目标达到"零缺陷"水平。其具体解释如下。

（1）界定（define）：陈述问题，确定改进目标及其进度，制订进度计划，是六西格玛项目的起点，也是至关重要的第一业。

（2）测量（measure）：识别并量化顾客的关键要求，收集数据，了解现有质量水平。

（3）分析（analyze）：分析数据以探究误差发生的根本原因，利用统计学工具对各个系统进行分析，找到影响质量的关键因素。

（4）改进（improve）：针对关键因素确立最佳改进方案，在分析的基础上提出验证措施，并将措施标准化。这个步骤需要不断测试，以检测改善后的方案是否有效。

（5）控制（control）：确保所做的改善能够持续下去，避免错误再度发生，采取有效措施以维持改进的结果。控制是六西格玛能长期改善品质与成本的关键。

5. 扩展、整合六西格玛管理系统

（1）提供连续的评估以支持改进。

（2）定义流程负责人及其相应的管理责任。

（3）实施闭环管理，不断向六西格玛绩效水平推进。

第三节　护理质量评价与持续改进的实施

一、护理质量评价方法

（一）以要素质量为导向的评价

以要素质量为导向的评价是以构成护理服务要素质量基本内容的各个方面所进行的评价。护理质量评价的基本内容包括与护理活动相关的组织结构、物资设施、资源和仪器设备及护理人员的素质等。其具体表现有以下几个方面。

1. 环境　病房结构布局是否合理，患者所处环境的质量是否安全、清洁、舒适，温度、湿度等情况。

2. 护理人员工作安排　人员素质和业务技术水平是否合乎标准，是否选择恰当的护理工作方法，管理者的组织协调是否合理等。

3. 与护理工作相关的器械、设备的使用和维护　器械、设备是否处于正常的工作状态，包括药品、物品基数及保持情况。

4. 患者情况　护士是否掌握患者的病情，制订的护理计划和采取的护理措施是否有效，患者的生理、心理、社会的健康是否得到照顾。

5. 护理文书是否完整　医院规章制度是否落实，后勤保障工作是否到位等。

以要素质量为导向的评价方法有现场检查、考核、问卷调查、查阅资料等。

（二）以流程优化为导向的评价

护理流程优化是对现有护理工作流程的梳理、完善和改进的一项策略，不仅要求护理人员做正确的事，还包括如何正确地做这些事。医院护理单元通过不断发展、完善、优化流程以提高护理质量。以流程优化为导向的评价就是以护理流程的设计、实施和改进为导向对护理质量进行评价。护理流程优化内容涉及管理优化、服务优化、成本优化、技术优化、质量优化、效率优化等优化指标。以流程优化为导向的评价，是针对某一个或多个优化指标进行评价的。其具体表现有以下几个方面。

1. 护理管理方面　护理人员配置是否可以发挥最大价值的护理工作效益；排班是否满足患者需求，有利于护理人员健康和护理工作的安全有效执行；护理操作流程是否简化且使得患者、护理人员、部门和医院均受益等。

2. 服务方面　接待患者是否热情，患者安置是否妥当及时，入院及出院介绍是否详细，住院过程中是否能做到主动沟通、有问必答等。

3. 技术方面　包括急救流程、操作流程、药品配置流程、健康教育流程等。

4. 成本方面　包括病房固定物资耗损情况、水电消耗情况、一次性物品等护理耗材使用情况等。

以护理流程优化为导向的评价方法主要为现场检查、考核和资料分析，包括定性的评价内容和各种用于定量分析的相关经济指标、护理管理过程评测指标及其指标值。

（三）以患者满意为导向的评价

患者作为护理服务的受体，对护理质量的评价是对护理工作最直接并较为客观的评价。以患者满意为导向的护理质量评价是将监测评比重点放在患者的满意度方面，将监督、评价护理质量的权利直接交给患者，既维护了患者的权益，又最大限度地实现了护理工作以满足患者需求为目的服务宗旨。根据患者对护理服务的评价，给予分析、评估护理服务的效果，从而达到护理服务质量持续改进的目的。评价内容包括：护理人员医德医风、工作态度、服务态度、技术水平、护患沟通、满足患者生活需要、健康教育（即入院宣教、检查和手术前后宣教、疾病知识、药物知识宣教、出院指导）、病区环境管理、护士长管理水平等。

以患者满意为导向的评价方法有以下 3 种。

1. **与患者直接沟通**　这是获取患者满意程度的最佳方式。但由于医院难以做到与所有患者直接沟通，所以通常采用定期邀请患者代表召开座谈会收集意见，设立患者来信来访室，安排专人接待患者，开通患者热线电话等方式。

2. **问卷调查**　调查问卷可通过信函、传真、电子邮件、网上调查、现场发放调查表等形式进行。

3. **患者投诉**　一般要求医院主动设立公开投诉热线电话，在重要场所设立投诉信箱，方便患者投诉，广泛获取患者意见。

二、护理质量持续改进

护理质量改进包括寻找机会和对象，确定质量改进项目和方法，制订改进目标、质量计划、质量改进措施，实施改进活动，检查改进效果和不断总结提高。护理质量持续改进，一是出现护理质量问题后的改进，是及时针对护理服务过程进行检查，体系审核，收集顾客投诉中呈现出来的问题，组织力量分析原因予以改进。二是没有发现质量问题时的改进，主要是指针对护理服务过程主动寻求改进机会，主动识别顾客新的期望和要求，在与国内外同行比较中明确方向和目标，寻求改进措施并予以落实。

第四节　脑卒中护理质量管理的实施

一、脑卒中质量管理现状

（一）医疗质量管理

自 2008 年起，各地区医院应原卫生部《医院管理年活动通知》的要求将"缺血性卒中脑梗死质量控制"列为重点工作之一，并建立了脑梗死单病种质量管理网络上报系统，我国缺血性脑卒中质量管理进入了发展阶段。目前，脑卒中质量管理已推广至我国的大部分三级甲等医院，并鼓励二级医院积极参与，在其实施的过程中收效显著，综合指标执行率不断提升，其对缺血性脑卒中诊疗过程中的质量管理成效得到了多方的认可与关注。建设卒中中心，打通急诊绿色通道、优化急诊流程，缩短急诊滞留时间，患者住院提前、治疗提前、康复效果更好。卒中中心是一种组织化的脑卒中管理模式，将传统治疗脑卒中的各种独立方法组合成一种综合的治疗系统，打破原有分科治疗的堡垒，实现多学科协作无缝隙对接，将脑卒中患者康复治疗提前，根据患者个体差异，制订个体化康复方案，包括院内康复治疗及出院康复指导，实行个体化健康教育，定时随访督促患者康复。

（二）护理质量管理

护理质量是医院质量的重要组成部分，在医院质量中占有重要地位。随着科学技术的发展，现代医学模式的转变及护理学科的进步，护理工作内涵发生了深刻的变化，护士工作职责不仅限于打针发药、简单执行医嘱，而是充分运用本学科知识为患者提供以人为中心的整体护理。护士是与患者接触最为密切的医务人员，其提供的护理服务的优劣程度直接关乎患者对医院的整体满意度。因此，开展护理质量评价，持续进行护理质量改进，不断提升医院整体护理水平，有利于提升医院整体服务质量。

（三）护理质量评价

我国医院的护理质量评价也经过了一系列研究，其中运用较为成熟的是国家卫计委 1989 年颁布的《综合医院分级管理标准（试行草案）》，2004 年华西医院以 Donabedian 的"结构—过程—结果"（structure-process-outcome，SPO）为框架，开展护理质量评价指标体系的研究，为我国护理质量标准提供了重要参考依据。国内外调查数据显示，老年脑卒中患者接受的护理服务质量差异较大。爱尔兰国家卒中统计数据显示，老年护理院 73% 的脑卒中患者自理能力高度依赖，无系统的护理指导及康复指南指导。丹麦国家指标工程（Danish National Indicator Project，DNIP）调查指出，丹麦老年脑卒中患者，尤其是 80 岁以上患者，接受的脑卒中护理质量低于年轻卒中患者。一项欧洲多中心老年脑卒中护理研究显示，欧洲仅有 66.9% 的 75 岁以上脑卒中患者接受充足的诊断、护理及康复服务。

（四）评价指标

按照结构质量标准、过程质量标准和结果质量标准实施脑卒中的护理质量管理，使脑卒中临床护理重点、质量监控内容一目了然，保证卫生资源的合理利用，提高护理效率。

二、脑卒中护理质量评价标准

见表 7-4-1 至表 7-4-8。

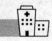

表 7-4-1 脑卒中康复护理质量评价标准

监管科室＿＿＿ 监管时间:202＿年＿月＿日＿时 监管人员＿＿＿

检查项目	检查内容		分值	扣分	监管情况	整改时间 整改情况	持续监管时间 持续改进情况 完成	基本完成	未完成
结构——脑卒中康复护理管理体系(20分)	组织架构	床护比、护患比	5						
		专科护士履行岗位职责	5						
	物资管理	仪器设备完好	5						
		药品管理规范	5						
过程——脑卒中康复专科护理(70分)	1. 入院评估(10分)	①自理能力评估	1						
		②压疮评估/皮肤情况评估	1						
		③跌倒/坠床风险评估	1						
		④管路滑脱风险评估	1						
		⑤心理/睡眠评估	1						
		⑥专科评估	生命体征变化观察及处置	1					
			意识状态评估	1					
			肌力评估	1					
			关节评估	1					
			吞咽评估	1					

续表

检查项目		检查内容	分值扣分	监管情况	整改情况	持续改进情况		
						完成	基本完成	未完成
过程——脑卒中康复专科护理（70分）	2. 专科护理（45分）	（1）良肢位摆放	意识评估方法	2					
			肌力评估方法	2					
			体位摆放方法	2					
			体位摆放的时间	2					
		（2）吞咽障碍管理	洼田饮水试验	2					
			VVST评估试验	2					
			警示标识	2					
			健康宣教（进食体位、食物选择、一口安全量）	2					
		（3）VTE预防	知晓VTE风险因素	1					
			掌握VTE防范措施	1					
			警示标识	1					
			健康宣教	1					
			功能锻炼	1					

171

续表

检查项目		检查内容	分值	扣分	监管情况	整改情况	持续改进情况		
							完成	基本完成	未完成
过程——脑卒中康复专科护理（70分）	2.专科护理（45分）	(4)废用综合征的预防	知晓废用风险因素及危害	1					
			指导功能锻炼	1					
			患者知晓预防措施	1					
		(5)肺部感染的预防	掌握雾化、辅助排痰、有效咳嗽等	2					
			掌握肺部感染预防措施	2					
			患者知晓感染预防措施	2					
			呼吸功能训练	2					
			指导有效咳嗽	1					
			翻身拍背	2					
		(6)皮肤护理	夯实基础护理	2					
			根据压疮分级表落实护理措施	2					
			床旁交接班	2					
		(7)用药护理	常用各种药物的服用时间、方法	2					
			知晓服药后不良反应	2					

续表

检查项目		检查内容	分值	扣分	监管情况	整改情况	持续改进情况		
							完成	基本完成	未完成
过程——脑卒中康复专科护理（70分）	3. 出院指导（5分）	用药指导	1						
		康复指导	2						
		健康宣教	2						
	4. 护理记录（5分）	记录及时、准确、无涂改、无空项	5						
	5. 感染控制（5分）	手卫生落实	2						
		垃圾分类处置	1						
		多耐患者处理	2						
结果（10分）	患者结局	无相关并发症发生	10						
总分			100	总得分					
					监管人员签名	护士长签名			

173

表7-4-2 脑卒中良肢位摆放护理质量评价标准

监管科室___ 监管时间:202_年_月_日_时 监管人员___

检查项目	检查内容		分值	扣分	监管情况	整改时间 整改情况	持续监管时间 持续改进情况		
							完成	基本完成	未完成
结构(10分)	1. 护士仪表着装规范符合要求,洗手,戴口罩		2						
	2. 病房环境整洁,安静,温湿度适宜		3						
	3. 各体位枕、治疗车		3						
	4. 核对患者基本信息,解释操作目的,取得患者和家属的配合		2						
过程(80分)	1. 专科操作(70分)	(1)专科评估	①意识状态及配合能力评估	2					
			②肌力评估	2					
			③关节活动度评估	2					
			④平衡功能评估	2					
			⑤管路、皮肤情况评估	2					
		(2)体位摆放指导	仰卧位摆放指导	3					
			患侧卧位摆放指导	3					
			健侧卧位摆放指导	3					
			坐位摆放指导	3					

续表

检查项目		检查内容		分值	扣分	监管情况	整改情况	持续改进情况		
								完成	基本完成	未完成
过程（80分）	1.专科操作（70分）		仰卧位到患侧卧位	2						
		床上翻身	仰卧位到健侧卧位	2						
			仰卧位翻成俯卧位	2						
			辅助翻身	2						
		床上转移	横向移动	2						
			纵向移动	2						
			独立健侧坐起、躺下	2						
			独立患侧坐起、躺下	2						
	（3）体位转移	床椅转移	床-轮椅转移	3						
			轮椅-床转移	3						
			单人辅助床椅转移	3						
			单人被动床椅转移	3						
			双人被动床椅转移	3						
		坐站转移	辅助站起	3						
			辅助坐下	3						
			独立站起	3						
			独立坐下	3						

脑卒中康复专科护理服务能力与管理指引 ▶

续表

检查项目		检查内容		分值	扣分	监管情况	整改情况	持续改进情况		
								完成	基本完成	未完成
过程(80分)	1. 专科操作(70分)	(4)健康教育	患者/家属掌握体位摆放与转移方法	3						
			患者/家属知晓良肢位摆放意义	2						
	2. 护理记录(5分)		记录患者体位及翻身时间	2						
			记录及时、准确,无涂改,无空项	3						
	3. 感染控制(5分)		手卫生落实	2						
			垃圾分类处置	1						
			多耐患者处理	2						
结果(10分)	患者结局		无相关并发症发生	10						
总分				100						

总得分 ____ 分   护士长签名 ____   监管人员签名 ____

176

表7-4-3 脑卒中吞咽障碍护理质量评价标准

监管科室＿＿＿ 监管时间:202＿年＿月＿日＿时 监管人员＿＿＿

检查项目	检查内容		分值扣分	监管情况	整改时间 整改情况	持续监管时间		
						完成	基本完成	未完成
结构(10分)	1. 病房环境整洁 安静		3					
	2. 仪器设备管理规范		3					
	3. 护理级别与病情符合		2					
	4. 悬挂警示标识		2					
过程(80分)	1. 专科操作(70分)	(1)专科评估	意识状态、配合程度评估	2				
			认知能力评估	2				
			头部抬高姿势评估	2				
			口腔卫生	2				
			营养状况评估	2				
			气管切开患者配合度及痰液评估	2				
		(2)吞咽筛查	EAT-10吞咽筛查表	2				
			洼田饮水试验	2				
			反复唾液吞咽	2				
			VVST评估与测试	2				
			染料测试	2				

续表

检查项目	检查内容		分值扣分	监管情况	整改情况	持续改进情况		
						完成	基本完成	未完成
过程（80分） 1.专科操作（70分）	（3）合理饮食	食物选择	3					
		食物调配	3					
		餐具的选择	3					
	（4）安全进食	进食环境	2					
		进食体位	2					
		一口安全量	2					
		食物在口中位置	2					
		进食方法 鼻饲法／间歇胃管法／经口进食法	3					
	（5）经口进食训练	侧方吞咽	3					
		空吞咽与交替吞咽	3					
		低头吞咽	3					
		用力吞咽	3					
		点头样吞咽	3					

续表

检查项目	检查内容		分值（扣分）	监管情况	整改情况	持续改进情况		
						完成	基本完成	未完成
过程（80分）	1. 专科操作（70分）	（6）口腔卫生	口腔护理	2					
			负压冲洗式口腔护理	2					
		（7）健康指导	患者/家属知晓安全进食法	3					
			患者/家属知晓防误吸注意事项	3					
			患者/家属知晓吞咽训练方法	3					
	2. 护理记录（5分）	记录及时、准确，无涂改，无空项	5					
	3. 感染控制（5分）	手卫生落实	2					
		垃圾分类处置	1					
		多耐患者处理	2					
结果（10分）	患者结局	无相关并发症发生	5					
总分			100	总得分＿＿分　护士长签名＿＿＿＿		监管人员签名		

179

表7-4-4 卒中下肢深静脉血栓预防护理质量评价标准

监管科室＿＿＿＿ 监管时间:202＿年＿月＿日＿时 监管人员＿＿＿＿

检查项目	检查内容		分值	扣分	监管情况	整改时间 整改情况	持续监管时间		
							完成	基本完成	未完成
结构(10分)	1. 病房环境整洁、安静		3						
	2. 仪器设备管理规范		3						
	3. 胸带颜色与护理级别一致		2						
	4. 悬挂警示标识		2						
过程(80分)	1. 专科操作(70分)	(1)VTE风险评估	评估时机	1					
			VTE相关风险因素	1					
			出血风险评估	1					
			评估表正确应用	1					
		(2)VTE低危险	警示标识	1					
			早期下肢活动	1					
			早期功能锻炼、踝泵运动	2					
			气压治疗	2					
		(3)VTE高危险	警示标识	3					
			抬高患肢	3					
			功能锻炼、踝泵运动	3					
			弹力袜使用	3					

续表

检查项目		检查内容		分值	扣分	监管情况	整改情况	持续改进情况		
								完成	基本完成	未完成
过程（80分）	1.专科操作（70分）	（3）VTE高危险	抗凝治疗	3						
			输液肢体选择	3						
		（4）抗凝药物使用	抗凝药的保存方法	3						
			注射部位的评估	3						
			注射部位的选择	3						
			规范注射	3						
		（5）观察及护理	生命体征的观察	3						
			有无出血倾向	3						
			观察用药后的反应	3						
		（6）健康宣教	饮食宣教	2						
			知晓预防措施	2						
			弹力袜的正确穿戴	2						
		（7）并发症的预防及处理	肺栓塞的表现	3						
			体位选择——平卧	3						
			吸氧、开通静脉通道	3						
			抗凝、抗休克治疗	3						
			术前准备	3						

181

续表

检查项目	检查内容		分值	扣分	监管情况	整改情况	持续改进情况		
							完成	基本完成	未完成
过程（80分）	2. 护理记录（5分）	记录及时、准确、无涂改、无空项	5						
	3. 感染控制（5分）	手卫生落实	2						
		垃圾分类处理	1						
		多耐患者处理	2						
结果（10分）	患者结局	无相关并发症发生	10						
	总分		100		总得分___分　护士长签名___		监管人员签名___		

表7-4-5 神经内科脑卒中溶栓护理质量评价标准

监管科室_____ 监管时间:202_ 年_月_日_时 监管人员_____

检查项目	检查内容		分值	扣分	监管情况	整改情况（整改时间）	持续改进情况（持续监管时间）		
							完成	基本完成	未完成
结构(10分)	1. 病房环境整洁,安静		2						
	2. 仪器设备管理规范		2						
	3. 护理级别与病情符合		2						
	4. 正确采集标本		2						
	5. 溶栓药物准备		2						
过程(80分)	1. 住院评估(5分)	(1) 自理能力评估	1						
		(2) 压疮评估/皮肤情况评估	1						
		(3) 跌倒/坠床风险评估	1						
		(4) 管路滑脱风险评估	1						
		(5) 生命体征、意识、瞳孔变化观察及处置	1						
过程(80分)	2. 专科护理(65分)	(1) 安全使用溶栓药物 溶栓药物的保存方法	3						
		双人核对后遵医嘱用药	3						
		留置针穿刺部位的选择	3						
		正确的首次溶栓药准注剂量	3						
		第二次溶栓药物团注的剂量	3						

续表

检查项目	检查内容		分值扣分	监管情况	整改情况	持续改进情况		
						完成	基本完成	未完成
过程（80分）	2. 专科护理（65分）	（2）溶栓后的观察及护理	生命体征的监测，意识、瞳孔的观察	3					
			有无头痛，有无出血征象	3					
			肢体活动度有无改善	3					
			密切观察言语功能	3					
			密切观察各吞咽功能	3					
		（3）功能锻炼	72小时绝对卧床休息，床上适当运动	2					
			72小时后下床适当运动	2					
			早期康复治疗	2					
		（4）用药护理	掌握各种治疗药物的服用时间、方法	2					
			观察服药后的反应	2					
			知晓不同食物对疾病的影响	2					
		（5）合理饮食	合理进餐	2					
			血压控制在适当的范围	2					
			避免抽烟、喝酒	2					

续表

检查项目	检查内容		分值扣分	监管情况	整改情况	持续改进情况		
						完成	基本完成	未完成
过程（80分）	2. 专科护理（65分）	(6)合理运动	知晓运动方法	2					
			运动前监测血压	2					
			不可激烈运动	2					
		(7)保持皮肤完整	夯实基础护理	2					
			定时协助翻身	1					
			指导患者功能锻炼	1					
			根据压疮评分落实护理措施	1					
			严格床旁交接班	1					
	3. 护理记录（5分）		记录及时、准确，无涂改，无空项	5					
	4. 感染控制（5分）		(1)手卫生落实	2					
			(2)垃圾分类处置	1					
			(3)多耐患者处理	2					
结果（10分）	患者结局		无相关并发症发生	5					
总分				100					

总得分____分　护士长签名____　监管人员签名____

表7－4－6 脑梗死（缺血性卒中）内科护理质量评价标准

监管科室____ 监管时间:202__年__月__日__时 监管人员____

检查项目	检查内容	分值	扣分	监管情况	整改时间	整改情况	持续监管时间	持续改进情况		
								完成	基本完成	未完成
结构——脑卒中护理管理体系（20分）	组织架构 床护比、护患比	5								
	专科护士履行岗位职责	5								
	物资管理 仪器设备完好	5								
	药品管理规范	5								
过程——脑卒中专科护理（55分）	病情观察及评估 专科护理评估表使用正确（格拉斯哥昏迷指数评估，美国国立卫生研究院卒中量表评估，日常生活能力量表评估等）	10								
	躯体活动障碍护理 生活护理：保持床单位清洁、干燥，无渣屑，减少对皮肤的机械性刺激；指导患者学会利配合使用便盆；帮助卧床患者建立舒适卧位；注意口腔卫生，保持口腔清洁；满足患者基本生活需求	4								
	安全护理：落实防跌倒、防坠床措施，预防安全	4								

续表

检查项目		检查内容	分值	扣分	监管情况	整改情况	持续改进情况		
							完成	基本完成	未完成
过程——脑卒中专科护理（55分）	躯体活动障碍护理	用药护理：耐心解释各类药物的作用、不良反应及使用注意事项，指导患者遵医嘱正确用药	4						
		心理护理：关心尊重患者，增强患者自我照顾能力与自信心	3						
	吞咽障碍护理	评估吞咽障碍的程度	4						
		饮食护理：鼓励并指导能吞咽的患者正确进食；患者吞咽困难、不能进食时给予营养支持；遵医嘱置鼻饲，并做好留置胃管的护理	4						
		防止窒息：保持呼吸道通畅，预防窒息和吸入性肺炎	3						
	语言障碍护理	沟通方法指导：鼓励患者采取任何方式向医护人员或家属表达自己的需要	3						
		语言康复训练：根据病情轻重及患者情绪状态，循序渐进地进行训练	3						

续表

检查项目	检查内容		分值	扣分	监管情况	整改情况	持续改进情况		
							完成	基本完成	未完成
过程—脑卒中专科护理（55分）	健康指导	疾病知识和康复指导：指导患者和家属了解本病的基本病因、主要危险因素和危害，鼓励患者坚持锻炼，增强自我照顾能力	2						
		合理饮食	2						
		日常生活指导	2						
		预防复发：遵医嘱用药，定期复查，发现异常及时就诊	2						
	护理记录	记录及时、准确，体现病情动态变化	5						
结果—脑卒中护理效果（25分）	不良事件	跌倒/坠床发生情况	4						
		压疮发生情况	4						
		深静脉血栓发生情况	4						
	患者结局	神经功能恢复情况	4						
		日常生活能力	4						
	社会效益	患者满意度	5						
总分			100		总得分 ＿分	护士长签名＿	监管人员签名＿		

表7－4－7 脑出血内科护理质量评价标准

监管科室＿＿＿＿ 监管时间:202＿年＿月＿日＿时 监管人员＿＿＿＿

检查项目	检查内容		分值扣分	监管情况	整改时间整改情况		持续监管时间完成 基本完成 未完成		
结构—脑卒中护理管理体系（20分）	组织架构	床护比,护患比	5						
		专科护士履行岗位职责	5						
	物资管理	仪器设备完好	5						
		药品管理规范	5						
过程—脑卒中专科护理（55分）	病情观察及评估	专科护理评估表使用正确（格拉斯哥昏迷指数评估,美国国立卫生研究院卒中量表评估,日常生活能力量表评估等）	10						
	急性意识障碍期护理	休息:急性期绝对卧床2～4周,抬高床头15°～30°,以减轻脑水肿;保持环境安全严格限制探视,避免脑刺激,各项治疗护理操作应集中进行	4						
		安全护理:落实防跌倒,防坠床措施,预防安全	3						

续表

检查项目	检查内容		分值	扣分	监管情况	整改情况	持续改进情况		
							完成	基本完成	未完成
过程——脑卒中专科护理（55分）	急性意识障碍护理	生活护理：保持床单位清洁、干燥、无渣屑，减少对皮肤的机械性刺激；指导患者学会和配合使用便盆；帮助卧床护理，皮肤护理舒适卧位；做好口腔护理，保持肢体功能位	4						
		病情监测：严密观察病情变化，定时测量生命体征、意识、瞳孔变化；使用脱水降压药物时注意监测尿量与水电解质的变化，预防低钾血症和肾功能受损	4						
	预防潜在并发症：脑疝	评估有无脑疝的先兆表现	3						
		配合抢救	3						
	预防潜在并发症：上消化道出血	做好病情监测，发现异常立即报告医生，积极止血、抗休克处理	3						
		饮食护理：遵医嘱禁食，或给予清淡、易消化、无刺激、营养丰富的流质饮食	2						

续表

检查项目	检查内容		分值	扣分	监管情况	整改情况	持续改进情况		
							完成	基本完成	未完成
过程——脑卒中专科护理（55 分）	预防潜在并发症：上消化道出血	用药护理：遵医嘱给予保护胃黏膜和止血的药物，并观察用药后反应	2						
		心理护理：关心尊重患者，增强患者自我照顾能力与自信心	2						
	健康指导	疾病知识和康复指导：指导患者和家属了解本病的基本病因，主要危险因素和危害；指导患者尽量避免使血压骤然升高的各种因素；告知本病的早期症状和就诊时机；掌握本病的康复治疗知识与自我护理方法；鼓励患者坚持锻炼，增强自我照顾能力	2						
		控制高血压：遵医嘱正确服用降压药	2						
		预防复发：遵医嘱用药，定期复查，发现异常及时就诊	2						
	护理记录	记录及时，准确，体现病情动态变化	5						

191

续表

检查项目		检查内容		分值扣分	监管情况	整改情况	持续改进情况		
							完成	基本完成	未完成
结果——脑卒中护理效果（25分）	不良事件		跌倒/坠床发生情况	4					
			压疮发生情况	4					
			深静脉血栓发生情况	4					
	患者结局		神经功能恢复情况	4					
			日常生活能力	4					
	社会效益		患者满意度	5					
		总分		100	总得分＿分　护士长签名＿＿＿		监管人员签名＿＿＿		

192

表7-4-8 脑卒中外科护理质量评价标准

监管科室＿＿＿＿ 监管时间:202＿年＿月＿日＿时 监管人员＿＿＿＿

检查项目	检查内容		分值	扣分	监管情况	整改时间 整改情况	持续监管时间 完成 基本完成 未完成		
结构——脑卒中护理管理体系（20分）	组织架构	床护比、护患比	5						
		专科护士履行岗位职责	5						
	物资管理	仪器设备完好	5						
		药品管理规范	5						
过程——脑卒中专科护理（55分）	病情观察及评估	专科护理评估表使用正确（格拉斯哥昏迷指数评估、美国国立卫生研究院卒中量表评估、日常生活能力量表评估等）	10						
	生活护理	生活护理:保持床单位清洁、干燥、无渣屑，减少对皮肤的机械性刺激；帮助卧床患者建立舒适卧位；做好口腔护理、皮肤护理、大小便护理;保持肢体功能位	4						
		安全护理:落实防跌倒、防坠床措施，预防安全	4						

续表

检查项目		检查内容	分值 扣分	监管情况	整改情况	持续改进情况		
						完成	基本完成	未完成
过程——脑卒中专科护理（55分）	生活护理	吞咽困难者，应防止进食时误入气管导致肺部感染或呛咳不慎咬伤舌头；肢体无力或偏瘫者应加强生活照料，肢体瘫患者应防止坠床或跌、砸伤；面瘫患者进食时食物易残留于麻痹侧口颊部，应特别注意该侧颊部黏膜的清洁；语言、视力、听力障碍的患者，应及时了解患者需求，并给予满足；及早进行肢体功能锻炼	4					
	缓解疼痛	切口疼痛：多发生于术后24小时内，遵医嘱给予一般护理	3					
		颅内压增高引起的头痛：多发生在术后2～4天脑水肿高峰期，常为搏动性头痛，严重时伴有呕吐，遵医嘱用药降低颅内压	3					
		术后血性脑脊液刺激脑脊膜引起的头痛：配合医生术后早期行腰椎穿刺引流血性脑脊液	3					

续表

检查项目		检查内容	分值	扣分	监管情况	整改情况	持续改进情况		
							完成	基本完成	未完成
过程——脑卒中专科护理（55分）	及时发现和处理并发症	脑脊液漏：注意观察切口敷料及引流情况；一旦发现有脑脊液漏，应及时通知医生妥善处理。患者取半卧位，抬高头部以减少漏液；为防止颅内感染，使用无菌绷带包扎头部，枕上垫无菌治疗巾并经常更换，定时观察有无浸湿，并在敷料上标记浸湿范围，估计渗出程度	2						
		颅内压增高，脑水肿：应适当控制输液量，成年人每日以1500～2000ml为宜；注意维持水、电解质的平衡；观察生命体征、意识状态、瞳孔、肢体活动状况等；注意大便通畅，保持大便通畅，避免引起颅内压增高的活动	2						
		出血：多发生在术后24～48小时，应严密观察，避免增高颅内压的因素；一旦发现患者有颅内出血征象，应及时报告医生，并做好再次手术止血的准备	2						

195

续表

检查项目	检查内容		扣分值	监管情况	整改情况	持续改进情况		
						完成	基本完成	未成
过程——脑卒中专科护理(55分)	及时发现和处理并发症	感染:遵医嘱合理应用抗生素,严格无菌操作,加强营养及基础护理	2					
		中枢性高热:遵医嘱采用冬眠低温治疗和护理	2					
		癫痫发作:多发生在术后2~4天脑水肿高峰期;癫痫发作时,及时遵医嘱给予抗癫痫药物;患者卧床休息,保证睡眠,避免情绪激动,注意保护患者,避免意外受伤;观察发作时表现并详细记录	2					
	健康指导	功能锻炼:教会患者及家属自我护理方法,加强练习,尽早、最大程度地恢复功能	3					
		指导患者避免导致再出血的诱发因素;指导患者遵医嘱正确服用降压药,控制高血压	2					
		预防复发:遵医嘱用药,定期复查,发现异常及时就诊	2					
	护理记录	记录及时、准确,体现病情动态变化	5					

续表

检查项目		检查内容	分值 扣分	监管情况	整改情况	持续改进情况 完成 基本完成 未完成
结果——脑卒中护理效果（25分）	不良事件	跌倒/坠床发生情况	4			
		压疮发生情况	4			
		深静脉血栓发生情况	4			
	患者结局	神经功能恢复情况	4			
		日常生活能力	4			
	社会效益	患者满意度	5			
总分			100	总得分＿分	护士长签名＿	监管人员签名＿

197

≪ 第八章

脑卒中常用评估量表

第一节 格拉斯哥昏迷量表

格拉斯哥昏迷量表（Glasgow Coma Scale，GCS）见表 8-1-1。

表 8-1-1 格拉斯哥昏迷量表

项目	状态	分数
睁眼反应	自发性睁眼反应	4
	声音刺激有睁眼反应	3
	疼痛刺激有睁眼反应	2
	任何刺激均无睁眼反应	1
语言反应	对人物、时间、地点等定向问题清楚	5
	对话混淆不清，不能准确回答有关人物、时间、地点等定向问题	4
	言语不当，但字意可辨	3
	言语模糊不清，字意难辨	2
	任何刺激均无言语反应	1

项目	状态	分数
非偏瘫侧运动反应	可按指令动作	6
	能确定疼痛部位（疼痛时能拨开医生的手）	5
	对疼痛刺激有肢体退缩（躲避）反应	4
	疼痛刺激时肢体过屈（去皮质强直）	3
	疼痛刺激时肢体过伸（去大脑强直）	2
	疼痛刺激时无反应	1

注：GCS 包括睁眼反应、语言反应和运动反应 3 个项目，应用时，应分测 3 个项目并计分，再将各个项目的分值相加求其总和，即可得到患者意识障碍的客观评分。GCS 量表总分范围为 3～15 分，正常为 15 分，总分低于 7 分者为浅昏迷，低于 3 分者为深昏迷。若 GCS 评分为 3～6 分说明患者预后差，7～10 分为预后不良，11～15 分为预后良好。应用 GCS 评估病情反应时，必须以最佳反应计分

第二节　改良 Barthel 指数量表

改良 Barthel 指数量表（Modified Barthel Index，MBI）见表 8-2-1。

表 8-2-1　改良 Barthel 指数量表

项目	状态	得分/日期
1. 吃饭	0 = 依赖别人 5 = 需要部分帮助（夹菜、盛饭、切面包） 10 = 全面自理	
2. 穿衣	0 = 依赖 5 = 需要一半帮助 10 = 全面自理（系、开纽扣，关、开拉锁和穿鞋）	
3. 修饰	0 = 需要帮助 5 = 独立洗脸、梳头、刷牙、剃须	

4. 用厕	0 = 依赖别人		
	5 = 需要部分帮助		
	10 = 全面自理		
5. 洗澡	0 = 依赖		
	5 = 自理		
6. 小便	0 = 失禁或昏迷或由他人导尿		
	5 = 偶尔失禁（每24小时＜1次，每周＞1次）		
	10 = 能控制		
7. 大便	0 = 失禁或昏迷		
	5 = 偶尔失禁（每周＞1次）		
	10 = 能控制		
8. 转移	0 = 完全依赖别人，不能坐		
	5 = 需要大量帮助（2人），能坐		
	10 = 需要少量帮助（1人）或指导		
	15 = 自理		
9. 上楼梯	0 = 不能（上下一段楼梯，用手杖也算独立）		
	5 = 需要帮助（体力或语言指导）		
	10 = 自理		
10. 活动（步行）	0 = 不能步行（在病房或其周围，不包括走远路）		
	5 = 在轮椅上独立行动		
	10 = 需要1人帮助步行		
	15 = 独立步行（可用辅助器）		

0～20分 = 极严重功能障碍

25～45分 = 严重功能障碍

50～70分 = 中度功能缺陷

75～95分 = 轻度功能缺陷

100分 = ADL自理

第三节 美国国立卫生研究院
卒中量表（NIHSS）

美国国立卫生研究院卒中量表（National Institute of Health Stroke Scale，NIHSS）见表 8 - 3 - 1。

表 8 - 3 - 1 美国国立卫生研究院卒中量表（NIHSS）

项 目	评分标准
1A. 意识水平 即使不能全面评价（如气管插管、语言障碍、气管创伤及绷带包扎等），检查者也必须选择1个反应。只在患者对有害刺激无反应时（不是反射）才能记录3分	0 = 清醒，反应灵敏 1 = 嗜睡（轻微刺激能唤醒患者有反应，可回答问题，执行指令） 2 = 昏睡或反应迟钝（需要反复刺激、强烈或疼痛刺激才有非刻板的反应） 3 = 昏迷，仅有反射性活动或自发反应或完全无反应、软瘫或无反射
1B. 意识水平提问 月份，年龄。回答必须正确，不能大致正常。失语和昏迷者不能理解问题记 2 分，因气管插管、气管创伤、严重构音障碍、语言障碍或其他任何原因不能说话者（非失语所致）记1分。可书面回答。仅对初次回答评分，检查者不要提示	0 = 两项均正确 1 = 一项正确 2 = 两项均不正确

续表

项　目	评分标准
1C. **意识水平指令** 要求睁眼、闭眼；非瘫痪手握拳、张手。仅对最初反应评分，有明确努力但未完成的也给分。若对指令无反应，用动作示意，然后评分。对有创伤、截肢或其他生理缺陷者，应给予适宜的指令	0 = 两项均正确 1 = 一项正确 2 = 两项均不正确
2. **凝视** 只测试水平眼球运动。对随意或反射性眼球运动记分。若眼球侧视能被自主或反射性活动纠正，记 1 分。若为周围性眼肌麻痹记 1 分。对失语者，凝视是可以测试的。对眼球创伤、绷带包扎、盲人或有视觉、视野疾病者，由检查者选择一种反射性运动来测试，建立与眼球的联系，然后从一侧向另一侧运动，偶尔能发现凝视麻痹	0 = 正常 1 = 部分凝视麻痹（单眼或双眼凝视异常，但无被动凝视或完全凝视麻痹） 2 = 强迫凝视或完全性凝视麻痹（不能被眼、头动作克服）
3. **视野** 如果患者能看到侧面的手指，记录正常。如果单眼盲或眼球摘除，检查另一只眼。明确的非对称盲（包括象限盲）记 1 分。任何原因的全盲记 3 分。濒临死亡的记 1 分，结果用于回答问题 11	0 = 无视野缺损 1 = 部分偏盲（包括象限盲） 2 = 完全偏盲 3 = 双侧偏盲（全盲，包括皮质盲）

项　目	评分标准
4. 面瘫 语言指令或动作示意，要求患者示齿、扬眉和闭眼。对反应差或不能理解的患者，根据有害刺激时表情的对称情况评分	0 = 正常 1 = 轻度面瘫（鼻唇沟变平、微笑时不对称） 2 = 部分面瘫（下面部完全或几乎完全瘫痪） 3 = 完全面瘫（单或双侧瘫痪，上下面部缺乏运动）
5，6. 上、下肢运动 置肢体于合适的位置，上肢伸展：坐位 90°，卧位 45°；下肢卧位抬高 30°。若上肢在 10 秒内下落、下肢在 5 秒内下落，记 1～4 分。对失语者用语言或动作鼓励，不用有害刺激。依次检查每个肢体，自非瘫痪上肢开始。对意识水平下降患者，可通过对痛刺激的反应来估计。若表现为反射性动作，记 4 分	**上肢** 0 = 无下落，于要求位置坚持 10 秒 1 = 能抬起但不能坚持 10 秒，下落时不撞击床或其他支持物 2 = 可适当抵抗重力，但不能维持坐位 90°或仰位 45° 3 = 不能抵抗重力，肢体快速下落 4 = 无运动 9 = 截肢或关节融合，解释_____ 5a 左上肢　5b 右上肢 **下肢** 0 = 无下落，抬高 30°坚持 5 秒 1 = 5 秒内下落，不撞击床 2 = 5 秒内较快下落到床上，可部分抵抗重力 3 = 立即下落到床上，不能抵抗重力 4 = 无运动 9 = 截肢或关节融合，解释_____ 6a 左下肢　6b 右下肢

续表

项　　目	评分标准
7. 肢体共济失调 目的是发现一侧小脑病变。检查时睁眼，若有视力障碍，应确保检查在无视野缺损中进行。双侧指鼻试验、跟－膝－胫试验，共济失调与无力明显不呈比例时记分。若患者不能理解或肢体瘫痪不记分。盲人用伸展的上肢摸鼻。若为截肢或关节融合记9分，并解释。昏迷者记9分	0＝无 1＝一个肢体有 2＝两个肢体有，共济失调在： 右上肢 1＝有，2＝无 9＝截肢或关节融合，解释＿＿＿＿＿ 左上肢 1＝有，2＝无 9 截肢或关节融合，解释＿＿＿＿＿ 右上肢 1＝有，2＝无 9＝截肢或关节融合，解释＿＿＿＿＿ 左下肢 1＝有，2＝无 9＝截肢或关节融合，解释＿＿＿＿＿ 右下肢 1＝有，2＝无
8. 感觉 用针尖刺激和撤除刺激观察昏迷或失语者的感觉和表情。只对与卒中有关的感觉缺失评分。偏身感觉丧失者需要精确检查，应测试身体多处：上肢（不包括手）、下肢、躯干、面部。严重或完全的感觉缺失记2分。昏睡或失语者记1分或0分。脑干卒中双侧感觉缺失记2分。无反应或四肢瘫痪者记2分。昏迷患者（1A＝3）记2分	0＝正常 1＝轻－中度（患者感觉针刺不锐利或迟钝，或针刺觉缺失，或仅有触觉） 2＝完全感觉缺失（面、上肢、下肢无触觉）

项　　目	评分标准
9. 语言 命名，阅读测试。要求患者描述图片上发生了什么、说出物品名称、读所列的句子。若视觉缺损干扰测试，可让患者识别放在手上的物品，重复和发音。气管插管者手写回答。昏迷的记3分。给恍惚或不合作者选择一个记分，但3分仅给哑的或一点都不执行指令的人	0 = 无失语 1 = 轻 – 中度失语（流利程度和理解能力有些缺损，但表达无明显受限） 2 = 严重失语（患者通过破碎的语言表达，检查者须推理、询问、猜测，交流困难） 3 = 哑或完全失语；不能讲或不能理解
10. 构音障碍 读或重复表上的单词。若有严重的失语，评估自发语言时发音的清晰度。有些发音不清，但能被理解，记1分；言语不清，不能被理解，或是哑人/口吃，记2分。若因气管插管或其他物理障碍不能讲话，记9分，同时注明原因。不要告诉患者为什么做测试。昏迷者记9分	0 = 正常 1 = 轻 – 中度，至少有些发音不清，虽有困难但能被理解 2 = 严重，言语不清，不能被理解 9 = 气管插管或其他物理障碍，解释_____

续表

项　目	评分标准
11. 忽略 若患者严重视觉缺失影响视觉忽略的检查，皮肤刺激正常，则记为正常。若失语者确实表现为关注两侧，记正常。视觉空间忽略或疾病感缺失可作为忽略的证据	0 = 正常 1 = 视、触、听、空间或个人的忽略；或对任何一种感觉的双侧同时刺激忽略 2 = 严重的偏身忽略；超过一种形式的偏身忽略；不认识自己的手；只对一侧空间定位

说明：A. 远端运动功能：检查者握住患者手的前部，并嘱其尽可能地伸展手指。若患者不能或不伸展手指，则检查者将其手指完全伸展开，观察任何屈曲运动 5 秒。仅对第一次尝试评分，禁止重复指导和试验。

评分标准：

0 = 正常（5 秒后无屈曲）

1 = 5 秒后至少有一些伸展，但未完全伸展，手指的任何运动不给评分（未给指令）

2 = 5 秒后无主动的伸展，其他时间的手指运动不评分

第四节　简化 Fugl-Meyer 运动功能评分法

简化 Fugl-Meyer 运动功能评分法见表 8 - 4 - 1。

表 8 − 4 − 1　简化 Fugl-Meyer 运动功能评分法

评估内容/评分	0 分	1 分	2 分			
I 上肢（共 33 项，各项最高分为 2 分，共 66 分）						
坐位与仰卧位						
1. 有无反射活动						
（1）肱二头肌	不能引起反射活动		能引起反射活动			
（2）肱三头肌	不能引起反射活动		能引起反射活动			
2. 屈肌协同运动						
（3）肩上提	完全不能进行	部分完成	无停顿地充分完成			
（4）肩后缩	完全不能进行	部分完成	无停顿地充分完成			
（5）肩外展≥90°	完全不能进行	部分完成	无停顿地充分完成			
（6）肩外旋	完全不能进行	部分完成	无停顿地充分完成			
（7）肘屈曲	完全不能进行	部分完成	无停顿地充分完成			
（8）前臂旋后	完全不能进行	部分完成	无停顿地充分完成			
3. 伸肌协同运动						
（9）肩内收、内旋	完全不能进行	部分完成	无停顿地充分完成			
（10）肘伸展	完全不能进行	部分完成	无停顿地充分完成			
（11）前臂旋前	完全不能进行	部分完成	无停顿地充分完成			
4. 伴有协同运动的活动						
（12）手触腰椎	没有明显活动	手仅可向后越过髂前上棘	能顺利进行			

续表

评估内容/评分	0分	1分	2分		
(13) 肩关节屈曲90°，肘关节伸直	开始时手臂立即外展或肘关节屈曲	在接近规定位置时肩关节外展或肘关节屈曲	能顺利充分完成		
(14) 肩0°，肘屈90°，前臂旋前、旋后	不能屈肘或前臂不能旋前	肩、肘位正确，基本上能旋前、旋后	顺利完成		
5. 脱离协同运动的活动					
(15) 肩关节外展90°，肘伸直，前臂旋前	开始时肘关节屈曲，前臂偏离方向，不能旋前	可部分完成此动作或在活动时肘关节屈曲或前臂不能旋前	顺利完成		
(16) 肩关节前屈举臂过头，肘伸直，前臂中立位	开始时肘关节屈曲或肩关节发生外展	肩屈曲、肘关节屈曲、肩关节外展	顺利完成		
(17) 肩屈曲30°~90°，肘伸直，前臂旋前旋后	前臂旋前旋后完全不能进行或肩肘位不正确	肩、肘位置正确，基本上能完成旋前旋后	顺利完成		
6. 反射亢进					
(18) 检查肱二头肌、肱三头肌和指屈肌3种反射	至少2~3个反射明显亢进	1个反射明显亢进或至少2个反射活跃	活跃反射≤1个，且无反射亢进		

续表

评估内容/评分	0分	1分	2分		
7. 腕稳定性					
（19）肩0°，肘屈90°时，腕背屈	不能背屈腕关节达15°	可完成腕背屈，但不能抗拒阻力	施加轻微阻力仍可保持腕背屈		
（20）肩0°，肘屈90°，腕屈伸	不能随意屈伸	不能在全关节范围内主动活动腕关节	能平滑地不停顿地进行		
8. 肘伸直，肩前屈30°时					
（21）腕背屈	不能背屈腕关节达15°	可完成腕背屈，但不能抗拒阻力	施加轻微阻力仍可保持腕背屈		
（22）腕屈伸	不能随意屈伸	不能在全关节范围内主动活动腕关节	能平滑地不停顿地进行		
（23）腕环形运动	不能进行	活动费力或不完全	正常完成		
9. 手指					
（24）集团屈曲	不能屈曲	能屈曲但不充分	能完全主动屈曲		
（25）集团伸展	不能伸展	能放松主动屈曲的手指	能完全主动伸展		
（26）钩状抓握	不能保持要求位置	握力微弱	能够抵抗相当大的阻力		
（27）侧捏	不能进行	能用拇指捏住一张纸，但不能抵抗拉力	可牢牢捏住纸		

续表

评估内容/评分	0分	1分	2分			
（28）对捏（拇、食指可挟住一根铅笔）	完全不能	捏力微弱	能抵抗相当的阻力			
（29）圆柱状抓握	不能保持要求位置	握力微弱	能够抵抗相当大的阻力			
（30）球形抓握	不能保持要求位置	握力微弱	能够抵抗相当大的阻力			
10. 协调能力与速度（手指指鼻试验连续5次）						
（31）震颤	明显震颤	轻度震颤	无震颤			
（32）辨距障碍	明显的或不规则的辨距障碍	轻度的或规则的辨距障碍	无辨距障碍			
（33）速度	较健侧长6秒	较健侧长2～5秒	两侧差别＜2秒			
Ⅱ. 下肢（共17项，各项最高分为2分，共34分）						
仰卧位						
1. 有无反射活动						
（1）跟腱反射	无反射活动		有反射活动			
（2）膝腱反射	无反射活动		有反射活动			
2. 屈肌协同运动						
（3）髋关节屈曲	不能进行	部分进行	充分进行			
（4）膝关节屈曲	不能进行	部分进行	充分进行			
（5）踝关节背屈	不能进行	部分进行	充分进行			
3. 伸肌协同运动						
（6）髋关节伸展	没有运动	微弱运动	几乎与对侧相同			
（7）髋关节内收	没有运动	微弱运动	几乎与对侧相同			

续表

评估内容/评分	0分	1分	2分		
（8）膝关节伸展	没有运动	微弱运动	几乎与双侧相同		
（9）踝关节跖屈	没有运动	微弱运动	几乎与双侧相同		
坐位					
4. 伴有协同运动的活动					
（10）膝关节屈曲	无主动运动	膝关节能从微伸位屈曲，但屈曲＜90°	屈曲＞90°		
（11）踝关节背屈	不能主动背屈	主动背屈不完全	正常背屈		
站位					
5. 脱离协同运动的活动					
（12）膝关节屈曲	在髋关节伸展位时不能屈膝	髋关节0°时膝关节能屈曲，但＜90°，或进行时髋关节屈曲	能自如运动		
（13）踝关节背屈	不能主动活动	能部分背屈	能充分背屈		
仰卧					
6. 反射亢进					
（14）检查跟腱、膝和膝屈肌三种反射	2～3个明显亢进	1个反射亢进或至少2个反射活跃	活跃的反射≤1个且无反射亢进		
7. 协调能力和速度（跟－膝－胫试验，快速连续做5次）					
（15）震颤	明显震颤	轻度震颤	无震颤		

续表

评估内容/评分	0分	1分	2分			
（16）辨距障碍	明显不规则的辨距障碍	轻度规则的辨距障碍	无辨距障碍			
（17）速度	比健侧长6秒	比健侧长2～5秒	比健侧长2秒			

总结：上肢运动评分：　　下肢运动评分：　　分

第五节　脑卒中患者姿势评定量表（PASS）

脑卒中患者姿势评定量表（Postural Assessment Scale for Stroke Patients，PASS）见表8－5－1。

表8－5－1　脑卒中患者姿势评定量表（PASS）

一、姿势维持

□1. 无支持下保持坐位（坐在一张高约50cm检查台的边上或坐在椅子上，如Bobath床，双脚触地）

0分：不能保持坐位

1分：能在轻微的支持下（如用一只手）保持坐位

2分：能在没有支持下保持坐位＞10秒

3分：能在没有支持下保持坐位5分钟

□2. 支持下保持站位（脚的位置随意，没有任何限制）

0分：不能保持站立，甚至在支持下

1分：能在2个人强有力的支持下保持站立

2分：能在1个人中等强度的支持下保持站立

3分：能在仅一只手的支持下就可保持站立

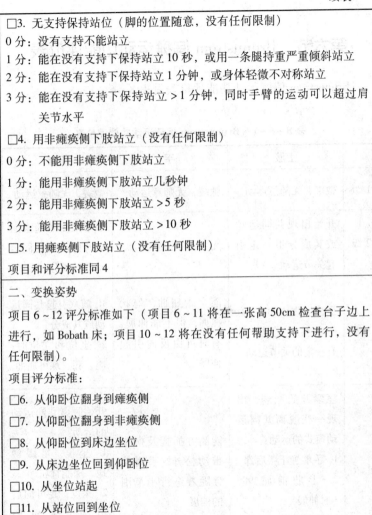

□3. 无支持保持站位（脚的位置随意，没有任何限制）

0 分：没有支持不能站立

1 分：能在没有支持下保持站立 10 秒，或用一条腿持重严重倾斜站立

2 分：能在没有支持下保持站立 1 分钟，或身体轻微不对称站立

3 分：能在没有支持下保持站立 >1 分钟，同时手臂的运动可以超过肩
关节水平

□4. 用非瘫痪侧下肢站立（没有任何限制）

0 分：不能用非瘫痪侧下肢站立

1 分：能用非瘫痪侧下肢站立几秒钟

2 分：能用非瘫痪侧下肢站立 >5 秒

3 分：能用非瘫痪侧下肢站立 >10 秒

□5. 用瘫痪侧下肢站立（没有任何限制）

项目和评分标准同 4

二、变换姿势

项目 6 ~ 12 评分标准如下（项目 6 ~ 11 将在一张高 50cm 检查台子边上
进行，如 Bobath 床；项目 10 ~ 12 将在没有任何帮助支持下进行，没有
任何限制）。

项目评分标准：

□6. 从仰卧位翻身到瘫痪侧

□7. 从仰卧位翻身到非瘫痪侧

□8. 从仰卧位到床边坐位

□9. 从床边坐位回到仰卧位

□10. 从坐位站起

□11. 从站位回到坐位

□12. 站位从地板上拾起一支铅笔

0 分：不能完成该项活动；1 分：在较多帮助下能完成该项活动；2 分：
在较少帮助下能完成该项活动；3 分：在没有帮助下能完成该项活动

得分：　　　　　评定者：

第六节 Brunnstrom 偏瘫运动功能评价表

Brunnstrom 偏瘫运动功能评价表见表 8 - 6 - 1。

表 8 - 6 - 1 Brunnstrom 偏瘫运动功能评价表

	上肢	手	下肢
1 级	弛缓，无随意运动	弛缓，无随意运动	弛缓，无随意运动
2 级	开始出现共同运动或其成分不一定引起关节运动	无主动手指屈曲	最小限度的随意运动开始出现共同运动或其成分
3 级	痉挛加剧，可随意引起共同运动，并有一定的关节运动	能全指屈曲，勾状抓握，但不能伸展，有时可由反向引起伸展	1. 随意引起共同运动或其成分 2. 坐位和立位时，髋、膝、踝可屈曲
4 级	痉挛开始减弱，出现一些脱离共同运动模式的运动： 1. 手能置于腰后部 2. 上肢前屈 90°（肘伸展） 3. 屈肘 90°，前臂能旋前、旋后	能侧方抓握及拇指带动松开，手指能伴随着进行小范围的伸展	开始脱离共同运动的运动： 1. 坐位，足跟触地，踝能背屈 2. 坐位，足可向后滑动，使屈膝 >90°

续表

	上肢	手	下肢
5级	痉挛减弱，基本脱离共同运动，出现分离运动： 1. 上肢外展90°（肘伸展，前臂旋前） 2. 上肢前平举及上举过头（肘伸展） 3. 肘伸展位，前臂能旋前、旋后	1. 用手掌抓握，能握圆柱状及球形物，但不熟练 2. 能随意全指伸开，但范围大小不等	从共同运动到分离运动： 1. 立位，髋伸展位能屈膝 2. 立位，膝伸直，足稍后前踏出，踝能背屈
6级	痉挛基本消失，协调运动正常或接近正常	1. 能进行各种抓握 2. 全范围地伸指 3. 可进行单个指活动，但比健侧稍差	协调运动大致正常： 1. 立位，髋能外展超过骨盆上提的范围 2. 坐位，髋可交替地内、外旋，并伴有踝内、外翻

第七节　日常生活能力量表
（Activity of Daily Living Scale，ADL）

圈上最适合的情况：

1. 使用公共车辆　1　2　3　4

2. 行走　1　2　3　4

3. 做饭菜　1　2　3　4

4. 做家务　1　2　3　4

5. 吃药　1　2　3　4

6. 吃饭　1　2　3　4

7. 穿衣　1　2　3　4

8. 梳头、刷牙等　1　2　3　4

9. 洗衣　1　2　3　4

10. 洗澡　1　2　3　4

11. 购物　1　2　3　4

12. 定时上厕所　1　2　3　4

13. 打电话　1　2　3　4

14. 处理自己钱财　1　2　3　4

注意：1. 自己完全可以做；2. 有些困难；3. 需要帮助；4. 根本无法做

ADL 受多种因素影响，年龄、视、听或运动功能障碍，躯体疾病，情绪低落等，均影响日常生活功能。对 ADL 结果的解释应谨慎。

该量表项目细致，简明易懂，比较具体，便于询问。评定采用计分法，易于记录和统计，非专业人员亦容易掌握和使用。

第八节　精神状态简易速检表（MMSE）

精神状态简易速检表（Mini - Mental State Examination，MMSE）见表 8 - 8 - 1。

表 8 - 8 - 1　精神状态简易速检表（MMSE）

序号	项目	评分	
1	今年的年份？	1	0
2	现在是什么季节？	1	0

续表

序号	项目	评分	
3	今天是几号?	1	0
4	今天是星期几?	1	0
5	现在是几月份?	1	0
6	你现在在哪一省(市)?	1	0
7	你现在在哪一县(区)?	1	0
8	你现在在哪一乡(镇、街道)?	1	0
9	你现在在哪一层楼上?	1	0
10	这里是什么地方?	1	0
11	复述:皮球	1	0
12	复述:国旗	1	0
13	复述:树木	1	0
14	100 – 7 是多少?	1	0
15	辨认:铅笔	1	0
16	复述:四十四只石狮子	1	0
17	按图片:闭眼睛(1)	1	0
18	用右手拿纸	1	0
19	将纸对折	1	0
20	放在大腿上	1	0
21	说一回完整句子	1	0
22	93 – 7	1	0
23	86 – 7	1	0
24	79 – 7	1	0
25	72 – 7	1	0

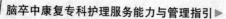

续表

序号	项目	评分	
26	回忆：皮球	1	0
27	回忆：国旗	1	0
28	回忆：树木	1	0
29	辨认：手表（2）	1	0
30	按样做图	1	0

1. 概述

1975 年 Folstein 等设计了一个用于评定老年人认知功能障碍等级的量表，并且被用于检查阿尔茨海默病早老性痴呆和治疗的效果，但对于治疗后的改变其敏感性差。此量表因为设计合理，应用广泛和简洁，是医生很好的选择。

2. 解释

评分标准：满分 30 分，正确为 1 分。文盲 ≥17 分；小学 ≥20 分；初中及以上 ≥24 分。

注：（1）按卡片上书写的指令动作（闭眼睛）；

（2）辨认：出示手表问是不是刚才他看过的物体。

第九节　汉密尔顿抑郁量表

汉密尔顿抑郁量表（Hamilton Depression Scale，HAMD）见表 8 - 9 - 1。

表 8-9-1 汉密尔顿抑郁量表

项目	分值
1. 抑郁情绪 0 没有 1 只在问到时才诉述 2 在访谈中自发地表达 3 不用言语也可从表情、姿势、声音或欲哭中流露出这种情绪 4 患者的自发言语和非语言表达（表情、动作）几乎完全表现为这种情绪	
2. 有罪感 0 没有 1 责备自己，感到自己已连累他人 2 认为自己犯了罪，或反复思考以往的过失和错误 3 认为目前的疾病是对自己错误的惩罚，或有罪恶妄想 4 罪恶妄想伴有指责或威胁性幻觉	
3. 自杀 0 没有 1 觉得活着没有意义 2 希望自己已经死去，或常想到与死有关的事 3 消极观念（自杀念头） 4 有自杀行为	
4. 入睡困难 初段失眠 0 没有 1 主诉有入睡困难，上床半小时后仍不能入睡（要注意患者平时入睡的时间） 2 主诉每晚均有入睡困难	

项目	分值
5. 睡眠不深　中段失眠 0　没有 1　睡眠浅，多噩梦 2　半夜（晚 12 点钟以前）曾醒来（不包括上厕所）	
6. 早醒　末段睡眠 0　没有 1　有早醒，比平时早醒 1 小时，但能重新入睡（应排除平时的习惯） 2　早醒后无法重新入睡	
7. 工作和兴趣 0　没有 1　提问时才诉述 2　自发地直接或间接表达对活动、工作或学习失去兴趣，如感到没精打彩，犹豫不决，不能坚持或强迫自己去工作或活动 3　活动时间减少或成效下降，住院患者每天参加病房劳动或娱乐不满 3 小时 4　因目前的疾病而停止工作，住院者不参加任何活动或没有他人帮助便不能完成病室日常事物（注意不能凡住院就打 4 分）	
8. 阻滞（指思想和言语缓慢，注意力难以集中，主动性减退） 0　没有 1　精神检查中发现轻度阻滞 2　精神检查发现明显阻滞 3　精神检查进行困难 4　完全不能回答问题（木僵）	

项目	分值
9. 激越 0 没有 1 检查时有些心神不宁 2 明显心神不宁或小动作多 3 不能静坐，检查中曾起立 4 搓手、咬手指、扯头发、咬嘴唇	
10. 精神性焦虑 0 没有 1 问时诉述 2 自发地表达 3 表情和言语流露出明显忧虑 4 明显惊恐	
11. 躯体性焦虑（指焦虑的生理症状，包括口干、腹胀、腹泻、打嗝、腹绞痛、心悸、头痛、过度换气和叹气，以及尿频和出汗） 0 没有 1 轻度 2 中度，有肯定的上述症状 3 重度，上述症状严重，影响生活或需要处理 4 严重影响生活和活动	
12. 胃肠道症状 0 没有 1 食欲减退，但不需要他人鼓励便自行进食 2 进食需要他人催促或请求和需要应用泻药或助消化药	

项目	分值
13. 全身症状 0 没有 1 四肢、背部或颈部沉重感，背痛、头痛、肌肉疼痛，全身乏力或疲倦 2 症状明显	
14. 性症状（指性欲减退，月经紊乱等） 0 没有 1 轻度 2 重度 3 不能肯定，或该项对被评者不适合（不计入总分）	
15. 疑病 0 没有 1 对身体过分关注 2 反复考虑健康问题 3 有疑病妄想 4 伴有幻觉的疑病妄想	
16. 体重减轻 0 没有 按病史评定： 1 患者诉述可能有体重减轻；2 肯定体重减轻 按体重记录评定： 1 1周内体重减轻超过0.5kg；2 1周内体重减轻超过1kg。	
17. 自知力 0 知道自己有病，表现为忧郁 1 知道自己有病，但归咎伙食太差、环境问题、工作过忙、病毒感染或需要休息 2 完全否认有病	

项目	分值
18. 日夜变化（如果症状在早晨或傍晚加重，先指出哪一种，然后按其变化程度评分） 0　早晚情绪无区别 1　早晨或傍晚轻度加重 2　早晨或傍晚严重	
19. 人格解体后现实解体（指非真实感或虚无妄想） 0　没有 1　问及时才诉述 2　自然诉述 3　有虚无妄想 4　伴幻觉的虚无妄想	
20. 偏执症状 0　没有 1　有猜疑 2　有牵连观念 3　有关系妄想或被害妄想 4　伴有幻觉的关系妄想或被害妄想	
21. 强迫症状（指强迫思维和强迫行为） 0　没有 1　问及时才诉述自发诉述	
22. 能力减退感 0　没有 1　仅于提问时方引出主观体验 2　患者主动表示有主观能力减退感 3　需要鼓励、指导和安慰才能完成病室日常事务或个人卫生 4　穿衣、梳洗、进食、床铺或个人卫生均需要他人协助	

项目	分值
23. 绝望感	
0　没有	
1　有时怀疑情况是否会好转，但解释后仍能接受	
2　持续感到没有希望，但解释后仍能接受	
3　对未来感到灰心、悲观和失望，解释后不能解除	
4　自动地反复诉述"我的病好不了了"或诸如此类的情况	
24. 自卑感	
0　没有	
1　仅在询问时诉述有自卑感，不如他人	
2　自动地诉述有自卑感	
3　患者主动诉述自己一无是处或低人一等	
4　自卑感达妄想的程度，如"我是废物"等类似情况	

说明：

1. 结果分析：总分 <8 分，正常；总分 8～20 分，可能有抑郁症；总分 20～35 分，肯定有抑郁；总分 >35 分，严重抑郁症。HAMD 大部分项目采用 0～4 分的 5 级评分法。

2. 各级的标准：（0）无；（1）轻度；（2）中度；（3）重度；（4）极重度。少数项目采用 0～2 分的 3 级评分法，其分级的标准为：（0）无；（1）轻至中度；（2）重度。

第十节　简易精神状态检查表（MMSE）

简易精神状态检查表（MMSE）见表 8－10－1。

表 8 – 10 – 1　简易精神状态检查表（MMSE）

项目		得分：					
定向力 （10 分）	1. 今年是哪一年？					1	0
	现在是什么季节？					1	0
	现在是几月份？					1	0
	今天是几号？					1	0
	今天是星期几？					1	0
	2. 您住在哪个省？					1	0
	您住在哪个县（区）？					1	0
	您住在哪个村/组（街道）？					1	0
	我们现在在什么地方？（这是哪里？）					1	0
	我们现在在第几层楼？					1	0
记忆力 （3 分）	3. 现在我告诉您三种东西（任意与他生活工作相关的物品），我说完后，请您重复一遍并记住，待会还会问您（各 1 分，共 3 分）				3	2	1	0
注意力 和计算力 （5 分）	4. 100 – 7 = ? 连续减 5 次（93、86、79、72、65。各 1 分，共 5 分。若错了，但下一个答案正确，只记一次错误）	5	4	3	2	1	0
回忆能力 （3 分）	5. 现在请您说出我刚才告诉您让您记住的那些东西				3	2	1	0

续表

项目		得分：				
	6. 命名能力					
	出示手表，问这个是什么东西				1	0
	出示钢笔，问这个是什么东西				1	0
	7. 复述能力 我现在说一句话，请跟我清楚地重复一遍（四十四只石狮子）！				1	0
	8. 阅读能力 （闭上你的眼睛）请你念念这句话，并按上面意思去做！				1	0
语言能力 （9分）	9. 三步命令 我给您一张纸请您按我说的去做，现在开始"用右手拿着这张纸，用两只手将它对折起来，放在您的左腿上"（右手拿纸、把纸对折、放在腿上，每个动作1分，共3分）		3	2	1	0
	10. 书写能力要求受试者自己写一句完整的句子/口述一句完整的、有意义的句子（句子必须有主语，谓语），记录所述句子的全文				1	0
	11. 结构能力（出示图案） 请你照上面图案画下来！				1	0

判定标准：

1. 认知功能障碍：最高得分为30分，分数27～30分为正常，分数＜27分为认知功能障碍；

2. 痴呆划分标准：文盲≤17分，小学程度≤20分，中学程度（包括中专）≤22分，大学程度（包括大专）≤23分；

3. 痴呆严重程度分级：轻度，MMSE≥21分；中度，MMSE 10～20分；重度，MMSE≤9分

第十一节 NRS 2002 营养风险筛查评分表

NRS 2002 (Nutrition Risk Screening 2002, NRS – 2002) 营养风险筛查评分表见表 8 – 11 – 1。

表 8 – 11 – 1 NRS 2002 营养风险筛查评分表

疾病评分	评分 1 分：髋骨骨折、慢性疾病急性发作或有并发症、血液透析、肝硬化、一般恶性肿瘤患者、糖尿病
	评分 2 分：腹部大手术、脑卒中、重度肺炎、血液恶性肿瘤
	评分 3 分：颅脑损伤、骨髓移植
营养状态	BMI < 18.5（3 分） 注：因严重的胸腔积液、腹水水肿得不到准确的 BMI 值时，无严重肝、肾功能异常者，用白蛋白替代的（3 分）
	体重下降 > 5%：3 个月内（1 分）；2 个月内（2 分）；1 个月内（1 分）
	1 周内进食量较从前减少：25% ~ 50%（1 分）；51% ~ 75%（2 分）；76% ~ 100%（3 分）
年龄评分	年龄 > 70 岁（1 分）
	年龄 < 70 岁（0 分）

1 分：慢性疾病患者出现并发症而住院治疗，患者虚弱但不需要卧床，蛋白质需要量略有增加但可通过口服来补充。

2 分：患者需要卧床，如腹部大手术后，蛋白质需要量相应增加，但大多数人可以通过肠外或肠内营养支持得到恢复。

3 分：患者在加强病房中靠机械通气支持。蛋白质需要量增加，而且不能被肠内或肠外营养支持所弥补，但通过肠外或肠内营养支持，可使蛋白质分解和氮丢失明显减少。

总分值≥3 分需要制订营养计划，营养风险筛查总分记录在首次护理记录单上。

若总分值≥3 分，汇报医生予以饮食指导。

≪**附录1**

中国急性缺血性脑卒中诊治指南2018

　　急性缺血性脑卒中（急性脑梗死）是最常见的卒中类型，占我国脑卒中的69.6%~70.8%。急性期的时间划分尚不统一，一般指发病后2周内，轻型1周内，重型1个月内。我国住院急性缺血性脑卒中患者发病后1个月内病死率约为2.3%~3.2%，3个月时病死率9%~9.6%，致死/残疾率为34.5%~37.1%，1年病死率14.4%~15.4%，致死/残疾率33.4%~33.8%。急性缺血性脑卒中的处理包括早期诊治、早期预防再发（二级预防）和早期康复。2015年4月中华医学会神经病学分会脑血管病学组发布了《中国急性缺血性脑卒中诊治指南2014》（下简称《指南》），《指南》总结了截至2014年7月以前的研究进展和临床共识，对指导和规范我国急性缺血性脑卒中诊治起到了重要作用。自《指南》发布以后，缺血性脑卒中的诊治方法有了新的较大进展，国内外指南也随之进行更新或编写。2015年5月，中华医学会神经病学分会神经血管介入协作组发布了《中国急性缺血性脑卒中早期血管内介入诊疗指南》；2015年9月美国心脏/卒中学会发布了《急性缺血性脑卒中早期诊治指南更新》；2018年1月，美国心脏/卒中学会发布了《2018年急性缺血性脑卒中早期处理指南》。基于此背景，中华医学会神经病学分会脑血管病学组组织编写组，结合国内外相关领域进展，对《指南》进行更新，以期体现急性缺血性脑卒中的最新诊治规范，指导临床医师工作。

修订原则与方法

1. 在循证医学原则指导下，参考世界卒中组织指南制定方法，根据 2014 版《指南》使用经验和新研究证据，结合国情和可操作性进行更新修订。

2. 对每项治疗措施或临床问题，先进行当前研究证据的查询（文献检索至 2018 年 6 月）、归纳和分析评价，然后根据证据等级结合专家共识给出推荐意见。

3. 推荐意见尽可能依据最可靠的证据（如 A 级证据），缺乏高等级证据时则参考当前可得到的最好证据，并充分讨论达成共识。

4. 对国内常用疗法，在循证医学原则指导下，优先参考随机、双盲、安慰剂对照多中心临床试验等高质量研究证据，充分结合国情和经验达成共识。注意兼顾疗效、风险、价格和易使用性等多方因素。

脑卒中急诊救治体系

急性脑卒中的诊疗是一项系统工程，需要多部门、多环节的配合协调，最终实现对脑卒中的有效救治。卫生主管部门可以发挥主导的优势，统筹医疗资源分配，促进各级医疗机构建设，不同级别的医院可针对脑卒中患者实施相应的救治，如分级开展基本救治、静脉溶栓治疗和（或）血管内取栓治疗及围手术期管理等。此外，卫生主管部门应指导开展全社会预防脑卒中科普教育，让公众提高对脑卒中的认识，能及时识别卒中，并到医院就诊。急救转运系统与卒中救治医疗机构建立有效联动机制，可避免院前延误，实现快速、有效转运患者。医疗机构建立多学科合作的脑卒中诊治团队，根据指南制定急性脑卒中诊治预案，建立脑卒中诊治绿色通道，可以有效提高救治效率。此外，应建立脑卒中分级救治系统的认证和考核系统，医务人员应具备开展诊治技术的能力，如静脉溶栓、血管内取栓、围手术期管理、并发症防治等规范化综合处理，各级医疗机构建立急性脑卒中诊治质量改进体系，及时发现救治过程的不足，并及时整改。规范的远程卒中和远程影像评估系统可对急性缺血性脑卒中患者的诊治方案及分流途径提出指导意见及合理建议，对急性静脉溶栓提供有效支持，对符合急性机械取栓患者进行合理分流。

推荐意见：（1）建议卫生主管部门组建区域脑卒中分级救治系统，医疗机构具备分级开展脑卒中适宜诊治技术的能力，并逐步建立认证、考核和质量改进体系（Ⅰ级推荐，C级证据）。（2）推荐急救转运系统与医院建立有效联系及转运机制，医院建立院内脑卒中诊治绿色通道，有条件的医院逐步建立规范的远程卒中诊治系统（Ⅰ级推荐，B级证据）。

院前处理

院前处理的关键是迅速识别疑似脑卒中患者并尽快送到医院，目的是尽快对适合溶栓的急性缺血性脑卒中患者进行溶栓治疗或血管内取栓治疗。

一、院前脑卒中的识别

若患者突然出现以下任一症状时应考虑脑卒中的可能：（1）一侧肢体（伴或不伴面部）无力或麻木；（2）一侧面部麻木或口角歪斜；（3）说话不清或理解语言困难；（4）双眼向一侧凝视；（5）单眼或双眼视力丧失或模糊；（6）眩晕伴呕吐；（7）既往少见的严重头痛、呕吐；（8）意障碍或抽搐。

二、现场处理及运送

现场急救人员应尽快进行简要评估和必要的急救处理，主要包括：①处理气道、呼吸和循环问题；②心脏监护；③建立静脉通道；④吸氧；⑤评估有无低血糖。

应避免：①非低血糖患者输含糖液体；②过度降低血压；③大量静脉输液。

应迅速获取简要病史，包括：①症状开始时间，若于睡眠中起病，应以最后表现正常的时间作为起病时间近期患病史；③既往病史；④近期用药史。

应尽快将患者送至附近有条件的医院（应包括能 24 小时进行急诊 CT 检查、具备溶栓和（或）血管内取栓条件）。

推荐意见：对突然出现疑似脑卒中症状的患者，应进行简要评估和急救处理并尽快送往就近有条件的医院（Ⅰ级推荐，C 级证据）。

卒中单元

卒中单元（stroke unit）是一种组织化管理住院脑卒中患者的医疗模式。以专业化的脑卒中医师、护士和康复人员为主，进行多学科合作，为脑卒中患者提供系统综合的规范化管理，包括药物治疗、肢体康复、语言训练、心理康复、健康教育等。Cochrane 系统评价（纳入 23 个试验，共 4911 例患者）已证实卒中单元明显降低了脑卒中患者的致死/残疾率。

推荐意见：收治卒中的医院应尽可能建立卒中单元，所有急性缺血性脑卒中患者应尽早、尽可能收入卒中单元接受治疗（Ⅰ级推荐，A 级证据）。

急诊室处理

由于急性缺血性脑卒中治疗时间窗窄，及时评估病情和快速诊断至关重要，医院应建立脑卒中诊治快速通道，尽可能优先处理和收治脑卒中患者。目前多国指南倡导从急诊就诊到开始溶栓（door－to－drug）应争取在 60 分钟内完成，有条件应尽量缩短进院至溶栓治疗时间（Door－to－needle time，DNT），美国心脏协会/美国卒中协会（American Heart Association/American Stroke Association，AHA/ASA）则提出应将超过50%的静脉溶栓患者的DNT时间缩短至60分钟以内。

推荐意见：按诊断流程对疑似脑卒中患者进行快速诊断，尽可能在到达急诊室后60分钟内完成脑CT等基本评估并开始治疗，有条件应尽量缩短进院至溶栓治疗时间（Ⅰ级推荐）。

急性期诊断与治疗：此部分内容指急性期患者在住院期间需开展的诊断和综合治疗工作，应重视早期处理和其后的病因/发病机制分型及管理。

一、评估和诊断

脑卒中的评估和诊断包括：病史和体格检查、影像学检查、实验室检查、疾病诊断和病因分型等。

（一）病史和体征

1. 病史采集　询问症状出现的时间最为重要，若于睡眠中起病，应以最后表现正常的时间作为起病时间。其他包括神经症状发生及进展特征；血管及心脏病危险因素；用药史、药物滥用、偏头痛、痫性发作、感染、创伤及妊娠史等。

2. 一般体格检查与神经系统检查　评估气道、呼吸和循环功能后，立即进行一般体格检查和神经系统检查。

3. 用卒中量表评估病情严重程度　常用量表有：（1）美国国立卫生研究院卒中量表（the National Institutes of Health Stroke Scale，NIHSS）是目前国际上最常用量表。（2）中国脑卒中患者临床神经功能缺损程度评分量表（1995）。（3）斯堪的纳维亚卒中量表（Scandinavian Stroke Scale，SSS）。

（二）脑病变与血管病变检查

1. 脑病变检查　（1）平扫CT：急诊平扫CT可准确识别绝大多数颅内出血，并帮助鉴别非血管性病变（如脑肿瘤），是疑似脑卒中患者首选的影像学检查方法。（2）多模式CT：灌注CT

可区别可逆性与不可逆性缺血改变，因此可识别缺血半暗带。对指导急性脑梗死溶栓治疗有一定参考价值。（3）常规MRI：常规MRI（T1加权、T2加权及质子相）在识别急性小梗死灶及后循环缺血性脑卒中方面明显优于平扫CT。可识别亚临床缺血灶，无电离辐射，不需碘造影剂。但有费用较高、检查时间稍长及患者本身的禁忌证（如有心脏起搏器、金属植入物或幽闭恐怖症）等局限。（4）多模式MRI：包括弥散加权成像（DWI）、灌注加权成像（PWI）、水抑制成像和梯度回波、磁敏感加权成像（SWI）等。DWI在症状出现数分钟内就可发现缺血灶并可早期确定大小、部位与时间，对早期发现小梗死灶较常规MRI更敏感。梯度回波序列/SWI可发现CT不能显示的无症状性微出血，但对溶栓或抗栓治疗的意义研究结果不一致，尚待更多证据，AHA/ASA不推荐在静脉溶栓治疗前常规进行MRI检查来排查颅内微出血。PWI可显示脑血流动力学状态。CT灌注及MR灌注和弥散成像可为选择适合再灌注治疗（如静脉溶栓、血管内取栓及其他血管内介入方法）的患者提供更多信息，弥散－灌注不匹配（PWI显示低灌注区而无与之相应大小的弥散异常）提示可能存在缺血半暗带。然而，目前常规用于选择静脉溶栓患者的证据尚不充分，正在进行更多研究。AHA/ASA不推荐对发病6小时内的缺血性脑卒中患者运用灌注检查来选择适于机械取栓的患者，推荐对于距最后正常时间6～24小时的前循环大动脉闭塞患者，进行包括CT灌注、MRI－DWI或MRI灌注成像在内的多模影像辅助患者的评估、筛选是否进行血管内机械取栓治疗。

2. 血管病变检查　颅内、外血管病变检查有助于了解卒中的发病机制及病因，指导选择治疗方法，但在起病早期，应注意避免因此类检查而延误溶栓或血管内取栓治疗时机。

常用检查包括颈动脉超声、经颅多普勒（TCD）、磁共振脑血管造影（MRA）、高分辨磁共振成像（HRMRI）、CT血管造影

（CTA）和数字减影血管造影（DSA）等。

颈动脉双功超声对发现颅外颈部血管病变，特别是狭窄和斑块很有帮助；TCD可检查颅内血流、微栓子及监测治疗效果，但其局限性是受操作技术水平和骨窗影响较大。

MRA和CTA都可提供有关血管闭塞或狭窄的信息。以DSA为参考标准，MRA发现椎动脉及颅外动脉狭窄的敏感度和特异度约为70%～100%。MRA和CTA可显示颅内大血管近端闭塞或狭窄，但对远端或分支显示有一定局限。HR MRI管壁成像一定程度上可以显示大脑中动脉、颈动脉等动脉管壁特征，可为卒中病因分型和明确发病机制提供信息。

DSA的准确性最高，仍是当前血管病变检查的金标准，但主要缺点是有创性和有一定风险。

（三）实验室检查及选择

对疑似卒中患者应进行常规实验室检查，以便排除类卒中或其他病因。所有患者都应做的检查：①血糖、肝肾功能和电解质；②心电图和心肌缺血标志物；③全血计数，包括血小板计数；④凝血酶原时间（PT）/国际标准化比率（INR）和活化部分凝血活酶时间（APTT）；⑤氧饱和度。

由于人群中出现血小板异常和凝血功能异常的机率低，一项单中心研究提示结合患者临床特点及病史判断没有显著出血倾向时，在征得患者知情同意后，在血液化验结果回报之前，开始静脉溶栓治疗，可以显著缩短DNT，且未降低安全性。AHA/ASA也有相关推荐，不过在我国临床实践中一定在充分评估获益与风险后决定。

部分患者必要时可选择的检查：①毒理学筛查；②血液酒精水平；③妊娠试验；④动脉血气分析（若怀疑缺氧）；⑤腰椎穿刺（怀疑蛛网膜下腔出血而CT未显示或怀疑卒中继发于感染性疾病）；⑥脑电图（怀疑痫性发作）；（7）胸部X线检查。

（四）诊断标准

过去对缺血性脑卒中与短暂性脑缺血发作（TIA）的鉴别主要依赖症状、体征持续的时间，TIA 一般在短时间内很快完全恢复，而脑梗死症状多为持续性。近年来影像技术的发展促进了对脑卒中认识精确性的提高，对二者诊断的时间概念有所更新。

根据国际疾病分类 11（International Classification of Disease 11，ICD11）对缺血性脑卒中的定义，有神经影像学显示责任缺血病灶时，无论症状/体征持续时间长短都可诊断缺血性脑卒中，但在无法得到影像学责任病灶证据时，仍以症状/体征持续超过 24 小时为时间界限诊断缺血性脑卒中。应注意多数 TIA 患者症状不超过 0.5~1 小时。

急性缺血性脑卒中诊断标准：

（1）急性起病；（2）局灶神经功能缺损（一侧面部或肢体无力或麻木，语言障碍等），少数为全面神经功能缺损；（3）影像学出现责任病灶或症状/体征持续 24 小时以上；（4）排除非血管性病因；（5）脑 CT/MRI 排除脑出血。

（五）病因分型

对急性缺血性脑卒中患者进行病因/发病机制分型有助于判断预后、指导治疗和选择二级预防措施。当前国际广泛使用急性卒中 Org10172 治疗试验（TOAST）病因/发病机制分型，将缺血性脑卒中分为：大动脉粥样硬化型、心源性栓塞型、小动脉闭塞型、其他明确病因型和不明原因型等五型。

（六）诊断流程

急性缺血性脑卒中诊断流程应包括如下 5 个步骤：

第一步，是否为卒中？排除非血管性疾病。

第二步，是否为缺血性脑卒中？进行脑 CT/MRI 检查排除出血性脑卒中。

第三步，卒中严重程度？采用神经功能评价量表评估神经功能缺损程度。

第四步，能否进行溶栓治疗？是否进行血管内机械取栓治疗？核对适应证和禁忌证

第五步，结合病史、实验室、脑病变和血管病变等资料进行病因分型（多采用 TOAST 分型）

推荐意见：（1）按上述诊断流程处理疑似脑卒中患者（Ⅰ级推荐）。（2）对疑似脑卒中患者应行头颅平扫 CT 或 MRI（T1/T2/DWI）检查（Ⅰ级推荐）。（3）应进行必要的血液学、凝血功能和生化检查（Ⅰ级推荐），尽量缩短检查所需时间（Ⅰ级推荐）。（4）应行心电图检查（Ⅰ级推荐），有条件时应持续心电监测（Ⅱ级推荐）。（5）运用神经功能缺损量表评估病情程度（Ⅱ级推荐）。（6）在不影响溶栓或取栓的情况下，应行血管病变检查（Ⅱ级推荐）；必要时根据起病时间及临床特征行多模影像评估，以决定是否进行血管内取栓（Ⅱ级推荐）。

二、一般处理

（一）呼吸与吸氧

推荐意见：（1）必要时吸氧，应维持氧饱和度 >94%。气道功能严重障碍者应给予气道支持（气管插管或切开）及辅助呼吸。（2）无低氧血症的患者不需常规吸氧。

（二）心脏监测与心脏病变处理

推荐意见：（1）脑梗死后 24h 内应常规进行心电图检查，根据病情，有条件时进行持续心电监护 24h 或以上，以便早期发现阵发性心房纤颤或严重心律失常等心脏病变；（2）避免或慎用增加心脏负担的药物。

（三）体温控制

推荐意见：（1）对体温升高的患者应寻找和处理发热原因，如存在感染应给予抗生素治疗。（2）对体温 >38℃ 的患者应给予退热措施。

（四）血压控制

1. 高血压 约 70% 的缺血性卒中患者急性期血压升高，原因主要包括：病前存在高血压、疼痛、恶心呕吐、颅内压增高、意识模糊、焦虑、卒中后应激状态等。多数患者在卒中后 24 小时内血压自发降低。病情稳定而无颅内高压或其他严重并发症的患者，24 小时后血压水平基本可反映其病前水平。目前针对卒中后早期是否应该立即降压、降压目标值、卒中后何时开始恢复原用降压药及降压药物的选择等问题的研究进展不多，尚缺乏充分可靠的研究证据。国内研究显示，入院后约 1.4% 的患者收缩压为 220mmHg（1mmHg = 0.133kPa），5.6% 的患者舒张压 ≥ 120mmHg。AHA/ASA 推荐对收缩压 ≥ 200mmHg 或舒张压 ≥ 110mmHg、未接受静脉溶栓及血管内治疗、并无需要紧急降压处理的严重合并症的患者，发病后 48 或 72 小时内启动降压治疗的获益尚不明确，可在发病后 24 小时内将血压降低 15%。中国急性缺血性脑卒中降压试验（The China Antihypertensive Trial in Acute Ischemic Stroke，CATIS），观察了 4071 例 48 小时内发病的缺血性卒中急性期（入院 24 小时后）患者接受强化降压治疗对 14 天内、出院时及 3 个月的死亡和严重残疾的影响，结果提示强化降压组无明显获益，但可能是安全的。对接受静脉溶栓治疗的患者，血压控制目标较为一致，但对于接受血管内治疗患者血压管理，尚无高水平临床研究。AHA/ASA 推荐对未接受静脉溶栓而计划进行动脉内治疗的患者，手术前应控制血压水平 ≤180/110mmHg。血管开通后对于高血压患者控制血压低于基础血压 20～30mmHg，但不应低于 90/60mmHg。我国推荐接受血管内取栓治疗患者术前血压控制在 180/105mmHg。

2. 卒中后低血压 卒中后低血压很少见，原因有主动脉夹层、血容量减少以及心输出量减少等。应积极查明原因，给予相应处理。

推荐意见：（1）缺血性脑卒中后 24 小时内血压升高的患者应谨慎处理。应先处理紧张焦虑、疼痛、恶心呕吐及颅内压增高等情况。血压持续升高至收缩压 ≥ 200mmHg 或舒张压 ≥ 110mmHg，或伴有严重心功能不全、主动脉夹层、高血压脑病的患者，可予降压治疗，并严密观察血压变化。可选用拉贝洛尔、尼卡地平等静脉药物，建议使用微量输液泵给予降血压药，避免使用引起血压急剧下降的药物。（2）准备溶栓及桥接血管内取栓者，血压应控制在收缩压 < 180mmHg、舒张压 < 100mmHg。对未接受静脉溶栓而计划进行动脉内治疗的患者血压管理可参照该标准，根据血管开通情况控制术后血压水平，避免过度灌注或低灌注，具体目标有待进一步研究。（3）卒中后病情稳定，若血压持续≥140/90mmHg，无禁忌证，可于起病数天后恢复使用发病前服用的降压药物或开始启动降压治疗。（4）卒中后低血压的患者应积极寻找和处理原因，必要时可采用扩容升压措施。可静脉输注 0.9% 氯化钠溶液纠正低血容量，处理可能引起心输出量减少的心脏问题。

（五）血糖

1. 高血糖　约40%的患者存在卒中后高血糖，对预后不利。目前公认应对卒中后高血糖进行控制，但对采用何种降血糖措施及目标血糖值仅有少数随机对照试验，目前还无最后结论。

2. 低血糖　卒中后低血糖发生率较低，尽管缺乏对其处理的临床试验，但因低血糖直接导致脑缺血损伤和水肿加重而对预后不利，故应尽快纠正。

推荐意见：（1）血糖超过 10mmol/L 时可给予胰岛素治疗。应加强血糖监测，可将高血糖患者血糖控制在 7.8～10mmol/L。（2）血糖低于 3.3mmol/L 时，可给予 10%～20% 葡萄糖口服或注射治疗。目标是达到正常血糖。

三、特异性治疗

特异性治疗包括改善脑血循环（静脉溶栓、血管内治疗、抗血小板、抗凝、降纤、扩容等方法）、他汀及神经保护等。

（一）改善脑血循环

1. 静脉溶栓　静脉溶栓治疗是目前最主要的恢复血流措施，药物包括重组组织型纤溶酶原激活剂（rtPA）、尿激酶和替耐普酶。rtPA 和尿激酶是我国目前使用的主要溶栓药，现认为有效抢救半暗带组织的时间窗为 4.5 小时内或 6 小时内。本指南结合相关领域研究进展或共识，对阿替普酶静脉溶栓的适应证、禁忌证和相对禁忌证进行了部分修改和调整。对相对禁忌证的修订，在一定程度上扩大了接受治疗的患者人群，但对有相对禁忌证的患者选择是否进行阿替普酶静脉溶栓时，需充分沟通、权衡利弊，对可能获益的程度及承担的风险充分交代，以保障医疗安全。

（1）rtPA：已有多个临床试验对急性缺血性脑卒中患者 rtPA 静脉溶栓疗效和安全性进行了评价。研究的治疗时间窗包括发病后 3 小时内、3 ~ 4.5 小时及 6 小时内。NINDS 试验结果显示，3 小时内 rtPA 静脉溶栓组 3 个月完全或接近完全神经功能恢复者显著高于安慰剂对照组，两组病死率相似，症状性颅内出血发生率治疗组高于对照组。ECASS Ⅲ试验结果显示在发病后 3 ~ 4.5 小时静脉使用 rtPA 仍然有效。系统评价分析了 12 项 rtPA 静脉溶栓试验，提示发病 6 小时内 rtPA 静脉溶栓能增加患者的良好临床结局。在发病 3 小时内，80 岁以上与 80 岁以下患者效果相似，发病 3 ~ 4.5 小时内，年龄 >80 岁患者接受阿替普酶静脉溶栓的有效性与安全性与小于 80 岁的患者一致；对有卒中既往史及糖尿病的患者，阿替普酶静脉溶栓与发病 3 小时内接受治疗同样有效；患者服用华法林抗凝治疗，如果 INR ≤1.7，PT < 15s，阿替普酶静脉溶栓相对是安全有效的。

目前服用新型口服抗凝药物患者日益增多。尚缺乏临床研究评估这些患者接受静脉溶栓治疗的安全性与有效性。对于正在服用直接凝血酶抑制剂或直接 X a 因子抑制剂的患者，rtPA 静脉或动脉溶栓可能不利，一般不予推荐，除非在敏感的实验室检查，如 APTT、INR、血小板计数以及蛇静脉酶凝结时间（ECT）、凝血酶时间（TT）或适当的直接 X a 因子活性测定正常，或超过 48h 未服用这些药物（肾功能正常）的情况下可考虑使用。

在临床工作中，阿替普酶静脉适应证尚不能包括所有的情况，原则上无禁忌证均可接受阿替普酶静脉溶栓治疗，不过由于患者情况各异，需结合患者情况个体化考虑。对下列特殊情况之一实施阿替普酶静脉溶栓的建议可供临床决策参考。

对于轻型非致残性卒中、症状迅速改善、发病 3～4.5 小时内 NIHSS ＞25、痴呆、孕产妇、既往疾病遗留较重神经功能残疾、使用抗血小板药物、惊厥发作（与此次卒中发生相关）、颅外段颈部动脉夹层、未破裂且未经治疗的颅内小动脉瘤（＜10mm）、少量脑内微出血（1～10 个）、近 3 个月内接受过大手术、使用违禁药物的患者，可在充分评估、沟通的前提下考虑静脉溶栓治疗。

严格意义上类卒中（stroke mimic）患者不应接受静脉溶栓治疗。但对于在短时间内难以明确诊断的患者，是否进行静脉溶栓治疗需根据患者情况个体化决定。类卒中患者接受阿替普酶静脉治疗发生症状性脑出血的风险较低，在排除禁忌证后可对疑似缺血性卒中的患者尽早启动治疗流程，避免由于安排其他诊断性检查延误治疗，但应注意与患者及家属沟通，交代治疗或不治疗的利弊，如发现证据不支持缺血性脑卒中的诊断，则应立即停止溶栓治疗。

在血管内取栓的疗效得到证明之前，用多模式 MRI 或 CT 帮助选择超过 4.5 小时但存在半暗带可以溶栓的患者是研究热点，多模影像（如 DWI/FLAIR 失匹配、MRA/DWI 失匹配）可能有助于识别适于阿替普酶静脉溶栓或血管内取栓的患者。但 AHA/ASA 不推荐使用影像评估方法（多模 CT、包括灌注成像在内的 MRI）在醒后卒中或发病时间不明的患者中筛选接受静脉溶栓候选者。最近公布的 wake-up 卒中研究结果有可能改变这一观点，研究结果显示利用 DWI/FLAIR 失匹配原则来指导选择发病时间不明的患者接受静脉溶栓治疗可获益。rtPA 溶栓治疗除出血风险外，还有因血管源性水肿引起呼吸道梗阻的报道，应及时发现和紧急处理。

（2）尿激酶：我国九五攻关课题"急性缺血性脑卒中 6 小时内的尿激酶静脉溶栓治疗"试验分为 2 阶段。第 1 阶段开放试验初步证实国产尿激酶天普洛欣的安全性，确定了尿激酶使用剂量为 100 万~150 万 IU。第 2 阶段为多中心随机、双盲、安慰剂对照试验，结果显示发病 6 小时内的急性缺血性脑卒中患者接受尿激酶（剂量 100 万 IU 和 150 万 IU）溶栓相对安全、有效。由于缺乏进一步临床研究，尿激酶静脉溶栓的适应证、禁忌证及相对禁忌证尚未修订或更新，有待进一步研究。

（3）静脉溶栓的适应证、禁忌证及监护：

①3 小时内 rt-PA 静脉溶栓的适应证、禁忌证及相对禁忌证

适应证：

1. 有缺血性脑卒中导致的神经功能缺损症状；

2. 症状出现 <3 小时；

3. 年龄≥18 岁；

4. 患者或家属签署知情同意书。

禁忌证：

1. 颅内出血（包括脑实质出血、脑室内出血、蛛网膜下腔出血、硬膜下/外血肿等）；

2. 既往颅内出血史；

3. 近 3 个月有严重头颅外伤史或卒中史；

4. 颅内肿瘤、巨大颅内动脉瘤；

5. 近期（3 个月）有颅内或椎管内手术；

6. 近 2 周内有大型外科手术；

7. 近 3 周内有胃肠或泌尿系统出血；

8. 活动性内脏出血；

9. 主动脉弓夹层；

10. 近 1 周内有在不易压迫止血部位的动脉穿刺；

11. 血压升高：收缩压≥180mmHg，或舒张压≥100mmHg；

12. 急性出血倾向，包括血小板计数低于 $100 \times 10^9/L$ 或其他情况；

13. 24 小时内接受过低分子肝素治疗；

14. 口服抗凝剂且 INR >1.7 或 PT >15 秒；

15. 48 小时内使用凝血酶抑制剂或 Xa 因子抑制剂，或各种实验室检查异常（如 APTT，INR，血小板计数，ECT，TT 或 Xa 因子活性测定等）；

16. 血糖 2.8mmol/L 或 2mmol/L；

17. 头 CT 或 MRI 提示大面积梗死（梗死面积 >1/3 大脑中动脉供血区）。

相对禁忌证（需谨慎考虑和权衡溶栓的风险与获益（即虽然存在一项或多项相对禁忌证，但并非绝对不能溶栓）：

1. 轻型非致残性卒中；

2. 症状迅速改善的卒中；

3. 惊厥发作后出现的神经功能损害（与此次卒中发生相关）；

4. 颅外段颈部动脉夹层；

5. 近 2 周内严重外伤（未伤及头颅）；

6. 近 3 个月内有心肌梗死史；

7. 孕产妇；

8. 痴呆；

9. 既往疾病遗留较重神经功能残疾；

10. 未破裂且未经治疗的动静脉畸形、颅内小动脉瘤（＜10mm）；

11. 少量脑内微出血（1～10 个）；

12. 使用违禁药物；

13. 类卒中。

②3～4.5 小时内 rt－PA 静脉溶栓的适应证、禁忌证和相对禁忌证

适应证：

1. 缺血性卒中导致的神经功能缺损；

2. 症状持续 3～4.5 小时；

3. 年龄≥18 岁；

4. 患者或家属签署知情同意书。

禁忌证：

同 3 小时 rt－PA 静脉溶栓禁忌证。

相对禁忌证（在表 2 相对禁忌证基础上补充如下）：

1. 使用抗凝药物，INR≤1.7，PT 15 秒；

2. 严重卒中（NIHSS 评分＞25 分）。

③6 小时内尿激酶静脉溶栓的适应证及禁忌证

适应证：

1. 有缺血性卒中导致的神经功能缺损症状；

2. 症状出现＜6 小时；

3. 年龄 18～80 岁；

4. 意识清楚或嗜睡；

5. 脑 CT 无明显早期脑梗死低密度改变；

6. 患者或家属签署知情同意书。

禁忌证：

同 3 小时 rt‑PA 静脉溶栓禁忌证。

④静脉溶栓的监护及处理

1. 患者收入重症监护病房或卒中单元进行监护；

2. 定期进行血压和神经功能检查，静脉溶栓治疗中及结束后 2 小时内，每 15 分钟进行 1 次血压测量和神经功能评估；然后每 30 分钟 1 次，持续 6 小时；以后每小时 1 次直至治疗后 24 小时；

3. 如出现严重头痛、高血压、恶心或呕吐，或神经症状体征恶化，应立即停用溶栓药物并行脑 CT 检查物并行脑 CT 检查；

4. 如收缩压≥180mmHg 或舒张压≥100mmHg，应增加血压监测次数，并给予降压药物；

5. 鼻饲管、导尿管及动脉内测压管在病情许可的情况下应延迟安置；

6. 溶栓 2 小时后，给予抗凝药或抗血小板药物前应复查颅脑 CT/MRI。

推荐意见：（1）对缺血性脑卒中发病 3 小时内（Ⅰ级推荐，A 级证据）和 3~4.5 小时（Ⅰ级推荐，B 级证据）的患者，应按照适应证、禁忌证和相对禁忌证严格筛选患者，尽快静脉给予 rtPA 溶栓治疗。使用方法：rtPA 0.9mg/kg（最大剂量为 90mg）静脉滴注，其中 10% 在最初 1min 内静脉推注，其余持续滴注 1 小时，用药期间及用药 24 小时内应严密监护患者（Ⅰ级推荐，A 级证据）。（2）发病在 6 小时内，可根据适应证和禁忌证标准严格选择患者给予尿激酶静脉溶栓。使用方法：尿激酶 100 万~150 万 IU，溶于生理盐水 100~200ml，持续静脉滴注 30 分钟，用药期间应严密监护患者（Ⅱ级推荐，B 级证据）。（3）小剂量阿替普酶静脉溶栓（0.6mg/kg）出血风险低于标准剂量，可以减少病死率，但并不降低残疾率，可结合患者病情严重程度、出血风险等因素个体化确定（Ⅱ级推荐，A级证据）。（4）对发病时间未明或超过静脉溶栓时间窗的急性缺血性脑卒中患者，如果符合血管内取栓治疗适应证，应尽快启动血管内取栓治疗；如果不能实施血管内取栓治疗，可结合多模影像学评估是否进行静脉溶栓治疗（Ⅱ级推荐，B级证据）。（5）静脉团注替奈普酶（0.4mg/kg）治疗轻型卒中的安全性及有效性与阿替普酶相似，但不优于阿替普酶。对于轻度神经功能缺损且不伴有颅内大血管闭塞的患者，可以考虑应用替奈普酶（Ⅱ级推荐，A级证据）。（6）不推荐在临床试验以外使用其他溶栓药物（Ⅰ级推荐，C级证据）。（7）静脉溶栓治疗是实现血管再通的重要方法（Ⅰ级推荐，A级证据），静脉溶栓及应尽快进行，尽可能减少时间延误，在DNT 60分钟的时间内，尽可能缩短时间。（8）静脉溶栓治疗过程中，医师应充分准备应对紧急的不良反应，包括出血并发症和可能引起气道梗阻的血管源性水肿（Ⅱ级推荐，B级证据）。（9）患者在接受溶栓治疗后尚需抗血小板或抗凝治疗，应推迟到溶栓24小时后开始（Ⅰ级推荐，B级证据），如果患者接受了血管内取栓治疗，应评估获益与风险后决定是否使用（Ⅱ级推荐，B级证据）。

2. **血管内介入治疗**　包括血管内机械取栓、动脉溶栓、血管成形术。

（1）血管内机械取栓：血管内机械取栓是近年急性缺血性脑卒中治疗最重要的进展，可显著改善急性大动脉闭塞导致的缺血性脑卒中患者预后。推荐在有条件的医疗机构，由经规范培训的临床医疗团队执行，严格掌握血管内机械取栓治疗的适应证。相关进展及推荐意见详见即将更新的《中国急性缺血性卒中早期血管内介入诊疗治疗2018》。

（2）动脉溶栓：动脉溶栓使溶栓药物直接到达血栓局部，

理论上血管再通率应高于静脉溶栓，且出血风险降低。然而其益处可能被溶栓启动时间的延迟所抵消。一项随机双盲对照试验显示，对发病后6小时内重症大脑中动脉闭塞患者动脉使用重组尿激酶原，治疗组90天时改良Rankin量表评分和血管再通率均优于对照组，症状性颅内出血和总病死率在两组间差异无统计学意义。2010年发表的动脉溶栓系统评价共纳入5个随机对照试验，结果提示动脉溶栓可提高再通率和改善结局，但增加颅内出血，病死率在2组间差异无统计学意义。由于缺乏充分的证据证实动脉溶栓的获益，因此，目前一线的血管内治疗是应用血管内机械取栓治疗，而不是动脉溶栓。

（3）血管成形术［急诊颈动脉内膜剥脱术（CEA）/颈动脉支架置入术（CAS）］：CEA或CAS治疗症状性颈动脉狭窄，有助于改善脑血流灌注，但临床安全性与有效性尚不明确。对于神经功能状态不稳定的患者（例如进展性卒中），急诊CEA的疗效尚不明确。AHA/ASA不推荐常规CEA治疗有重度颈动脉狭窄或闭塞的急性缺血性脑卒中患者，对经过评估、存在缺血"半暗带"（临床或脑部影像显示脑梗死核心小、缺血低灌注脑组织范围大）的患者行CEA的疗效尚未确定，应个体化决定。

推荐意见：（1）遵循静脉阿替普酶溶栓优先原则，静脉溶栓是血管再通的首选方法（Ⅰ级推荐，A级证据）。如果该患者符合静脉溶栓和血管内机械取栓指征，应该先接受阿替普酶静脉溶栓治疗（Ⅰ级推荐，A级证据）。（2）对静脉溶栓禁忌的部分患者使用机械取栓是合理的（Ⅱ级推荐，C级证据）。（3）缩短发病到接受血管内治疗的时间，有利于显著改善预后，在治疗时间窗内应尽早实现血管再通，不应等待观察其他治疗的疗效而延误机械取栓（Ⅰ级推荐，B级证据）。（4）推荐结合发病时间、病变血管部位、病情严重程度综合评估后决定患者是否接受血管内机械取栓治疗（Ⅰ级推荐，A级证据）。（5）对发病后不同时间窗内的患者〔发病后 6 小时内可以完成股动脉穿刺者（Ⅰ级推荐，A 级证据）、距最后正常时间 6～16 小时（Ⅰ级推荐，A 级证据）及距最后正常时间 16～24 小时者（Ⅱ级推荐，B 级证据）〕，经严格临床及影像学评估后，可进行血管内机械取栓治疗（参见《中国急性缺血性卒中早期血管内介入诊疗治疗 2018》）。（6）发病 6 小时内由大脑中动脉闭塞导致的严重卒中且不适合静脉溶栓或未能接受血管内机械取栓的患者，经过严格选择后可在有条件的医院进行动脉溶栓（Ⅰ级推荐，B 级证据）。（7）由后循环大动脉闭塞导致的严重卒中且不适合静脉溶栓或未能接受血管内机械取栓的患者，经过严格选择后可在有条件的单位进行动脉溶栓，虽目前有在发病 24 小时内使用的经验，但也应尽早进行避免时间延误（Ⅲ级推荐，C 级证据）。（8）对于静脉溶栓或机械取检未能实现血管再通的大动脉闭塞患者，进行补救性动脉溶栓（发病 8 小时内）可能是合理的（Ⅱ级推荐，B 级证据）。（9）紧急动脉支架和血管成型术的获益尚未证实，应限于临床试验的环境下使用（Ⅲ级推荐，C 级证据）。

3. 抗血小板　大型试验（CAST 和 IST）研究了卒中后 48h 内口服阿司匹林的疗效，结果显示，阿司匹林能显著降低随访期末的病死率或残疾率，减少复发，仅轻度增加症状性颅内出血的风险。早期（发病后 24 小时内）联合使用氯吡格雷和阿司匹林 21 天可减少轻型卒中（NIHSS 评分≤3 分）患者 90 天内缺血性卒中复发率，近期完成的 POINT 研究也显示早期（发病后 12 小时内）使用联合氯吡格雷和阿司匹林并维持 90 天也可降低缺血性卒中复发风险，但增加出血的风险。

推荐意见：（1）对于不符合静脉溶栓或血管内取栓适应证且无禁忌证的缺血性脑卒中患者应在发病后尽早给予口服阿司匹林 160～300mg/d 治疗（Ⅰ级推荐，A 级证据）。急性期后可改为预防剂量（50～300mg/d）。（2）溶栓治疗者，阿司匹林等抗血小板药物应在溶栓 24 小时后开始使用（Ⅰ级推荐，B 级证据），如果患者存在其他特殊情况（如合并疾病），在评估获益大于风险后可以考虑在阿替普酶静脉溶栓 24 小时内使用抗血小板药物（Ⅲ级推荐，C 级证据）。（3）对不能耐受阿司匹林者，可考虑选用氯吡格雷等抗血小板治疗（Ⅱ级推荐，C 级证据）。（4）对于未接受静脉溶栓治疗的轻型卒中患者（NIHSS 评分≤3 分），在发病 24 小时内应尽早启动双重抗血小板治疗（阿司匹林和氯吡格雷）并维持 21 天，有益于降低发病 90 天内的卒中复发风险，但应密切观察出血风险（Ⅰ级推荐，A 级证据）。（5）血管内机械取栓后 24 小时内使用抗血小板药物替罗非班的疗效与安全性有待进一步研究，可结合患者情况个体化评估后决策（是否联合静脉溶栓治疗等）（Ⅲ级推荐，C 级证据）。（6）临床研究未证实替格瑞洛治疗轻型卒中优于阿司匹林，不推荐替格瑞洛代替阿司匹林用于轻型卒中的急性期治疗。替格瑞洛的安全性与阿司匹林相似，可考虑作为有使用阿司匹林禁忌证的替代药物（Ⅲ级推荐，B 级证据）。

4. 抗凝　急性期抗凝治疗虽已应用 50 多年，但一直存在争议。Cochrane 系统评价纳入 24 个随机对照试验，所用药物包括普通肝素、低分子肝素、类肝素、口服抗凝剂和凝血酶抑制剂等。其荟萃分析结果显示：抗凝药治疗不能降低随访期末病死率；随访期末的病死率或残疾率亦无显著下降；抗凝治疗能降低缺血性脑卒中的复发率、降低肺栓塞和深静脉血检形成发生率，但被症状性颅内出血增加所抵消。心脏或动脉内血栓、动脉夹层和椎基底动脉血栓所致缺血性脑卒中等特殊亚组尚无证据显示抗凝的净疗效。3 小时内进行肝素抗凝的临床试验显示治疗组 90 天时结局优于对照组，但症状性出血显著增加，认为超早期抗凝不应替代溶栓疗法。凝血酶抑制剂，如阿加曲班（argatroban），与肝素相比具有直接抑制血块中的凝血酶、起效较快、作用时间短、出血倾向小、无免疫源性等潜在优点。一项随机、双盲、安慰剂对照试验显示症状性颅内出血无显著增高，提示安全。在一项小样本的随机临床研究中，rt-PA静脉溶栓患者联合阿加曲班并不增加症状性颅内出血的风险。

推荐意见：（1）对大多数急性缺血性脑卒中患者，不推荐无选择地早期进行抗凝治疗（Ⅰ级推荐，A级证据）。（2）对少数特殊的急性缺血性脑卒中患者（如放置心脏机械瓣膜）是否进行抗凝治疗，需综合评估（如病灶大小、血压控制、肝肾功能等），如出血风险较小，致残性脑栓塞风险高，可在充分沟通后谨慎选择使用（Ⅲ级推荐，C级证据）。（3）特殊情况下溶栓后还需抗凝治疗的患者，应在24小时后使用抗凝剂（Ⅰ级推荐，B级证据）。（4）对缺血性卒中同侧颈内动脉有严重狭窄者，使用急性抗凝的疗效尚待进一步研究证实（Ⅱ级推荐，B级证据）。（5）凝血酶抑制剂治疗急性缺血性卒中的有效性尚待更多研究进一步证实。目前这些药物只在临床研究环境中或根据具体情况个体化使用（Ⅱ级推荐，B级证据）。

5. 降纤　很多研究显示缺血性脑卒中急性期血浆纤维蛋白原和血液黏滞度增高，绛纤制剂可显著降低血浆纤维蛋白原，并有轻度溶栓和抑制血栓形成作用。

（1）降纤酶（defibrase）：2000年国内发表的多中心、随机、双盲、安慰剂对照试验显示，国产降纤酶可改善神经功能，降低卒中复发率，发病6小时内效果更佳，但纤维蛋白原降至130mg/dl以下时增加了出血倾向。2005年发表的中国多中心降纤酶治疗急性脑梗死随机双盲对照试验结果显示，治疗组3个月结局优于对照组，3个月病死率较对照组轻度增高；治疗组颅外出血显著高于对照组，颅内出血无显著增加。

（2）巴曲酶：国内已应用多年，积累了一定临床经验。一项多中心、随机、双盲、安慰剂平行对照研究提示巴曲酶治疗急性脑梗死有效，不良反应轻，但应注意出血倾向。另一随机、双盲、安慰剂对照研究比较了6小时内使用巴曲酶或尿激酶的疗效，显示两组残疾率差异无统计学意义。

（3）其他降纤制剂：如蚓激酶、蕲蛇酶等临床也有应用，有待进一步研究。

推荐意见：对不适合溶栓并经过严格筛选的脑梗死患者，特别是高纤维蛋白原血症者可选用降纤治疗（Ⅱ级推荐，B级证据）。

6. 扩容　对一般缺血性脑卒中患者，目前尚无充分随机对照试验支持扩容升压可改善预后。Cochrane系统评价（纳入18个随机对照试验）显示，卒中后早期血液稀释疗法有降低肺栓塞和下肢深静脉血栓形成的趋势，但对近期或远期病死率及功能结局均无显著影响。

推荐意见：（1）对大多数缺血性脑卒中患者，不推荐扩容治疗（Ⅲ级推荐，B级证据）。（2）对于低血压或脑血流低灌注所致的急性脑梗死如分水岭梗死可考虑扩容治疗，但应注意可能加重脑水肿、心功能衰竭等并发症，对有严重脑水肿及心功能衰竭的患者不推荐使用扩容治疗（Ⅲ级推荐，C级证据）。

7. 扩张血管　目前缺乏血管扩张剂能改善缺血性脑卒中临床预后的大样本高质量随机对照试验证据，需要开展更多临床试验。

推荐意见：对一般缺血性脑卒中患者，不推荐扩血管治疗（Ⅲ级推荐，C级证据）。

8. 其他改善脑血循环药物　急性缺血性脑卒中的治疗目的除了恢复大血管再通外，脑侧支循环代偿程度与急性缺血性脑卒中预后密切相关，建议进一步开展临床研究寻找有利于改善脑侧支循环的药物或方法。

除前述的药物外，目前国内改善脑血循环的药物主要有

（1）丁基苯酞：丁基苯酞是近年国内开发的Ⅰ类化学新药，主要作用机制为改善脑缺血区的微循环，促进缺血区血管新生，增加缺血区脑血流。几项评价急性脑梗死患者口服丁基苯酞的多中心随机、双盲、安慰剂对照试验显示：丁基苯酞治疗组神经功能缺损和生活能力评分均较对照组显著改善，安全性好。一项双盲双模拟随机对照试验对丁基苯酞注射液和其胶囊序贯治疗组与奥扎格雷和阿司匹林序贯治疗组进行比较，结果提示丁基苯酞组功能结局优于对照组，无严重不良反应。（2）人尿激肽原酶：人尿激肽原酶是近年国内开发的另一个Ⅰ类化学新药，具有改善脑动脉循环的作用。一项评价急性脑梗死患者静脉使用人尿激肽原酶的多中心随机、双盲、安慰剂对照试验显示：人尿激肽原酶治疗组的功能结局较安慰剂组明显改善并安全。

推荐意见：在临床工作中，依据随机对照试验研究结果，个体化应用丁基苯酞、人尿激肽原酶（Ⅱ级推荐，B级证据）。

（二）他汀药物

观察性研究显示他汀药物可改善急性缺血性脑卒中患者预后，但还有待开展高质量随机对照研究进一步证实。有研究显示早期（发病后7天内）启动他汀治疗与延迟（发病后21天）启动疗效并无差异，但发病前已经使用他汀类药物的患者继续使用可改善预后。发病后应尽早对动脉粥样硬化性脑梗死患者使用他汀药物开展二级预防，他汀药物的种类及治疗强度需个体化决定。

推荐意见：（1）急性缺血性脑卒中发病前服用他汀类药物的患者，可继续使用他汀治疗（Ⅱ级推荐，B级证据）。（2）根据患者年龄、性别、卒中亚型、伴随疾病及耐受性等临床特征，确定他汀治疗的种类及他汀治疗的强度（Ⅰ级推荐，A级证据）。

（三）神经保护

理论上，神经保护药物可改善缺血性脑卒中患者预后，动物研究也显示神经保护药物可改善神经功能缺损程度。但临床上研究结论尚不一致，疗效还有待进一步证实。依达拉奉是一种抗氧化剂和自由基清除剂，国内外多个随机双盲安慰剂对照试验提示依达拉奉能改善急性脑梗死的功能结局并安全，还可改善接受阿替普酶静脉溶栓患者的早期神经功能。胞二磷胆碱是一种细胞膜稳定剂，几项随机双盲安慰剂对照试验对其在脑卒中急性期的疗效进行了评价，单个试验未显示差异有统计学意义。一项评价胞二磷胆碱对中重度急性缺血性卒中的随机、安慰剂对照试验未显示2组间差异。近年一项荟萃分析提示胞磷胆碱治疗急性缺血性卒中临床获益有限。吡拉西坦的临床试验结果不一致，目前尚无最后结论。

推荐意见：（1）神经保护剂的疗效与安全性尚需开展更多高质量临床试验进一步证实（Ⅰ级推荐，B级证据）。（2）上述一些有随机对照试验的药物在临床实践中可根据具体情况个体化使用（Ⅱ级推荐，B级证据）。

（四）其他疗法

推荐意见：高压氧和亚低温的疗效和安全性还需开展高质量的随机对照试验证实。

（五）传统医药

1. 中成药　中成药在我国广泛用于治疗缺血性脑卒中已有多年。一项系统评价共纳入191个临床试验，涉及21种中成药共189个临床试验的荟萃分析显示其能改善神经功能缺损，值得进一步开展高质量研究予以证实。一项研究中成药（MLC601/NeuroAiD）的国际多中心、随机、双盲、安慰剂对照试验（CHIMES）结果显示远期结局指标mRS评分2组差异无统计学意义，亚组分析提示在卒中48小时后接受治疗的患者有获益趋势，有待进一步研究。

2. 针刺 目前已发表的关于针刺治疗急性脑卒中疗效的临床试验研究质量参差不齐，结果不一致。Cochrane 系统评价共纳入 14 个随机对照试验，荟萃分析结果显示，与对照组相比，针刺组远期死亡或残疾人数降低，差异达统计学意义的临界值（P=0.05），神经功能缺损评分显著改善。但对针刺与假针刺进行比较的试验未能重复以上结果。2015 年发表的针刺在缺血性脑卒中急性期应用的多中心随机单盲试验结果提示针刺用于急性期是安全的，荟萃分析显示可降低 6 个月时的病死率或残疾率。

推荐意见：中成药和针刺治疗急性梗死的疗效尚需更多高质量随机对照试验进一步证实。建议根据具体情况结合患者意愿决定是否选用针刺（Ⅱ级推荐，B 级证据）或中成药治疗（Ⅲ级推荐，C 级证据）。

四、急性期并发症及其他情况的预防与处理

（一）脑水肿与颅内压增高

严重脑水肿和颅内压增高是急性重症缺血性脑卒中的常见并发症，是死亡的主要原因之一。重症缺血性脑卒中的管理参照《中国重症脑血管病管理共识 2015》。应对患者包括年龄、临床症状、梗死部位、病变范围、颅内压增高的程度及系统性疾病等在内的多种因素综合分析，结合患者及家属治疗意愿，确定脑水肿与颅内压增高的处理原则。

推荐意见：（1）避免和处理引起颅内压增高的因素，如头颈部过度扭曲、激动、用力、发热、癫痫、呼吸道不通畅、咳嗽、便秘等（Ⅰ级推荐，D 级证据）。（2）建议对颅内压升高、卧床的脑梗死患者采用抬高头位的方式，通常抬高床头大于30°。（3）甘露醇（Ⅰ级推荐，C 级证据）和高张盐水可明显减轻脑水肿、降低颅内压，减少脑疝的发生风险，可根据患者的具体情况选择药物种类、治疗剂量及给药次数。必要时也可选用甘油果糖或呋塞米（Ⅱ级推荐，B级证据）。（3）对于发病48小时内、60岁以下的恶性大脑中动脉梗死伴严重颅内压增高患者，经积极药物治疗病情仍加重、尤其是意识水平降低的患者，可请神经外科会诊考虑是否行减压术，手术治疗可降低病死率，减少残疾率，提高生活自理率（Ⅰ级推荐，B级证据）。60岁以上患者手术减压可降低死亡和严重残疾，但独立生活能力并未显著改善。因此应更加慎重，可根据患者年龄及患者/家属对这种可能结局的价值观来选择是否手术（Ⅱ级推荐，B级证据）。（4）对压迫脑干的大面积小脑梗死患者可请脑外科会诊协助处理（Ⅰ级推荐，B级证据）。（5）因为缺乏有效的证据及存在增加感染性并发症的潜在风险，不推荐使用糖皮质激素（常规或大剂量）治疗缺血性脑卒中引起的脑水肿和颅内压增高（Ⅰ级推荐，A级证据）。（6）不推荐在缺血性脑水肿发生时使用巴比妥类药物（Ⅲ级推荐，B级证据），应进一步研究低温治疗重度缺血性脑卒中的有效性和安全性（Ⅲ级推荐，C级证据）。

（二）梗死后出血性转化

脑梗死出血转化发生率约为8.5%～30%，其中有症状的约为1.5%～5%。心源性脑栓塞、大面积脑梗死、影像学显示占位效应、早期低密度征、年龄大于70岁、应用抗栓药物（尤其是抗凝药物）或溶栓药物等会增加出血转化的风险。研究显示无症状性出血转化的预后与无出血转化相比并无差异，目前尚缺乏对其处理的研究证据；也缺乏症状性出血转化后怎样处理和何时重新使用抗栓药物（抗凝和抗血小板）的高质量研究证据。有关处理措施可参见我国脑出血诊治指南。目前对无症状性出血转化者尚无特殊治疗建议。

推荐意见：（1）症状性出血转化：停用抗栓（抗血小板、抗凝）治疗等致出血药物（Ⅰ级推荐，C级证据）。（2）恢复开始抗凝和抗血小板治疗时机：对需要抗栓治疗的患者，可于症状性出血转化病情稳定后10天至数周后开始抗栓治疗,应权衡利弊;对于再发血栓风险相对较低或全身情况较差者,可用抗血小板药物代替华法林。

(三)癫痫

缺血性脑卒中后癫痫的早期发生率为2%～33%,晚期发生率为3%～67%。目前缺乏卒中后是否需预防性使用抗癫痫药或治疗卒中后癫痫的证据。

推荐意见:(1)不推荐预防性应用抗癫痫药物(Ⅳ级推荐,D级证据)。(2)孤立发作一次或急性期痫性发作控制后,不建议长期使用抗癫痫药物(Ⅳ级推荐,D级证据)。(3)卒中后2～3个月再发的癫痫,建议按癫痫常规治疗进行长期药物治疗(Ⅰ级推荐,D级证据)。(4)卒中后癫痫持续状态,建议按癫痫持续状态治疗原则处理(Ⅰ级推荐,D级证据)。

(四)肺炎

约5.6%的卒中患者合并肺炎,误吸是主要原因。意识障碍、吞咽困难是导致误吸的主要危险因素,其他包括呕吐、不活动等。肺炎是卒中患者死亡的主要原因之一,15%～25%卒中患者死于细菌性肺炎。

推荐意见:(1)早期评估和处理吞咽困难和误吸问题,对意识障碍患者应特别注意预防肺炎(Ⅰ级推荐,C级证据)。(2)疑有肺炎的发热患者应给予抗生素治疗,但不推荐预防性使用抗生素(Ⅱ级推荐,B级证据)。

(五)排尿障碍与尿路感染

排尿障碍在卒中早期很常见,主要包括尿失禁与尿潴留。住院期间40%～60%中重度卒中患者发生尿失禁,29%发生尿潴留。尿路感染主要继发于因尿失禁或尿潴留留置导尿管的患者,约5%出现败血症,与卒中预后不良有关。

推荐意见:(1)有排尿障碍者,应早期评估和康复治疗

（Ⅱ级推荐，B级证据）。（2）尿失禁者应尽量避免留置尿管，可定时使用便盆或便壶（Ⅰ级推荐，C级证据）。（3）尿潴留者应测定膀胱残余尿，可配合物理按摩、针灸等方法促进恢复排尿功能。必要时可间歇性导尿或留置导尿（Ⅱ级推荐，D级证据）。（4）有尿路感染者根据病情决定抗生素治疗，但不推荐预防性使用抗生素（Ⅰ级推荐，D级证据）。

（六）深静脉血栓形成和肺栓塞

深静脉血栓形成（deep vein thrombosis，DVT）的危险因素包括静脉血流淤滞、静脉系统内皮损伤和血液高凝状态。瘫痪重、年老及心房颤动者发生DVT的比例更高，症状性DVT发生率为2%。DVT最重要的并发症为肺栓塞。根据相关研究和指南建议处理如下：

推荐意见：（1）鼓励患者尽早活动、抬高下肢；尽量避免下肢（尤其是瘫痪侧）静脉输液（Ⅰ级推荐）。（2）抗凝治疗未显著改善神经功能及降低病死率，增加出血风险，不推荐在卧床患者中常规使用预防性抗凝治疗（皮下注射低分子肝素或普通肝素）（Ⅲ级推荐，A级证据）。（3）对于已发生DVT及肺栓塞高风险且无禁忌者，可给予低分子肝素或普通肝素，有抗凝禁忌者给予阿司匹林治疗（Ⅰ级推荐，A级证据）。（3）可联合加压治疗（交替式压迫装置）和药物预防DVT，不推荐常规单独使用加压治疗；但对有抗栓禁忌的缺血性卒中患者，推荐单独应用加压治疗预防DVT和肺栓塞（Ⅰ级推荐，A级证据）。（4）对于无抗凝和溶栓禁忌的DVT或肺栓塞患者，首先建议肝素抗凝治疗，症状无缓解的近端DVT或肺栓塞患者可给予溶栓治疗（Ⅳ级推荐，D级证据）。

（八）压疮

推荐意见：（1）对有瘫痪者定期翻身，以防止皮肤受压；保持良好的皮肤卫生，保持营养充足。（2）易出现压疮患者建议使用特定的床垫、轮椅坐垫和座椅，直到恢复行动能力（Ⅰ级推荐，C级证据）。

（九）营养支持

卒中后由于呕吐、吞咽困难可引起脱水及营养不良，卒中患者营养状况与预后密切相关。应重视卒中后液体及营养状况评估，可使用营养风险筛查量表（如 NRS 2002）进行营养风险筛查，必要时给予补液和营养支持。提倡肠内营养支持，详细内容参见神经系统疾病肠内营养支持操作规范共识。

由于约50%的卒中患者入院时存在吞咽困难，3个月时降为15%左右。为预防卒中后肺炎与营养不良，应重视吞咽困难的评估与处理。

推荐意见：（1）患者开始进食前，采用饮水试验进行吞咽功能评估（Ⅱ级推荐，B级证据）。（2）发病后注意营养支持，急性期伴吞咽困难者，应在发病7天内接受肠内营养支持。（3）吞咽困难短期内不能恢复者可早期放置鼻胃管进食（Ⅱ级推荐，B级证据），吞咽困难长期不能恢复者可行胃造口进食（Ⅱ级推荐，C级证据）。

（十）卒中后情感障碍

推荐意见：（1）应评估患者心理状态，注意卒中后焦虑与抑郁症状，必要时请心理专科医师协助诊治。（2）对有卒中后焦虑、抑郁症状的患者应该行相应干预治疗（Ⅱ级推荐，B级证据）。

五、早期康复

卒中康复是脑卒中整体治疗中不可或缺的关键环节，可预防并发症，最大限度地减轻功能残疾，改善预后。详见《中国脑卒中康复治疗指南（2015完全版）》。

推荐意见：（1）推荐经过规范培训的卒中康复专业人员负责实施康复治疗（Ⅰ级推荐，C级证据）。（2）推荐康复专业人员与临床医师合作，对患者病情及神经功能缺损综合评估，确定康复治疗开始时间，制定康复治疗方案及疗程（Ⅰ级推荐，D级证据）。（3）在病情稳定的情况下应尽早开始康复治疗，脑卒中轻到中度的患者可在发病后 24 小时后进行床边康复、早期离床期的康复训练，包括坐、站、走等活动。卧床者病情允许时应注意良姿位摆放。

六、医患沟通

推荐意见：由于急性缺血性脑卒中治疗方案对患者及家属存在潜在的影响，包括治疗风险、费用、预期疗效等，应注意与患者及家属充分沟通，交代治疗的获益与风险，综合评估后选择临床诊疗方案。

七、二级预防

急性期卒中复发的风险很高，卒中后应尽早开始二级预防。血压、血糖控制、抗血小板、抗凝、他汀等治疗见《中国缺血性脑卒中和短暂性脑缺血发作二级预防指南 2014》。

推荐意见：为降低卒中复发率，应尽早启动卒中二级预防（Ⅰ级推荐，B级证据）。

神经系统疾病医疗质量控制指标（2020 年版）

一、癫痫与惊厥性癫痫持续状态

指标一、癫痫发作频率记录率（NEU – EPI – 01）

定义：单位时间内，住院癫痫患者中各种发作类型的发作频率均得到记录的人数占同期住院癫痫患者总数的比例。

计算公式：

$$癫痫发作频率记录率 = \frac{各种发作类型的发作频率均得到记录的住院癫痫患者数}{同期住院癫痫患者总数} \times 100$$

意义：治疗癫痫的主要目标是减少发作频率。准确记录各种发作类型的发作频率是抗癫痫治疗的依据和基础，也与健康相关生活质量的改善密切相关，是反映癫痫治疗效果的重要过程指标之一。

说明：（1）癫痫指至少 2 次间隔 >24 小时的非诱发性（或反射性）痫性发作，或确诊某种癫痫综合征。参考国际抗癫痫联盟（ILAE）发布的《ILAE 官方报告：癫痫实用定义》。

（2）癫痫的发作分类包括：局灶性发作、全面性发作、不明起始部位发作、未能分类发作。参考 ILAE 发布的《癫痫发作类型的操作分类：国际抗癫痫联盟意见书》。

指标二、抗癫痫药物规范服用率（NEU – EPI – 02）

定义：单位时间内，住院癫痫患者（确诊 3 个月及以上）

中近 3 个月按照癫痫诊断类型规范使用抗癫痫药物治疗的人数占同期住院癫痫患者（确诊 3 个月及以上）人数的比例。

计算公式：

$$抗癫痫药物规范服用率 = \frac{近 3 个月规范使用抗癫痫药物治疗的住院癫痫患者（确诊 3 个月及以上）数}{同期住院癫痫患者（确诊 3 个月及以上）总数} \times 100\%$$

意义：减少癫痫发作频率与患者生活质量密切相关，对于每一例确诊的患者，均应采用抗癫痫药物控制癫痫发作。反映医疗机构使用抗癫痫药物规范性。

说明：规范使用抗癫痫药物指患者依照发作类型服用恰当的抗癫痫药物，按照规范剂量，规律服用抗癫痫药物 3 个月及以上。参考中国成人癫痫患者长程管理共识专家协作组发布《关于成人癫痫患者长程管理的专家共识》。

指标三、抗癫痫药物严重不良反应发生率（NEU – EPI – 03）

定义：单位时间内，住院癫痫患者病程中发生抗癫痫药物严重不良反应的人次数与同期住院癫痫患者总人次数的比值。

计算公式：

$$抗癫痫药物严重不良反应发生率 = \frac{病程中发生抗癫痫药物严重不良反应的住院癫痫患者人次数}{同期住院癫痫患者总人次数} \times 100\%$$

意义：反映医疗机构使用抗癫痫药物的合理性。

说明：抗癫痫药物严重不良反应指：使用抗癫痫药物后导致患者需前往门诊就诊，并减药、停药或对症处理；或导致患者需要住院治疗；或住院时间延长；或导致胎儿先天性畸形或出生缺陷。

指标四、癫痫患者病因学检查完成率（NEU – EPI – 04）

定义：单位时间内，住院癫痫患者完成神经影像学检查（如头颅 CT 或核磁共振）及脑电图学相关检查（普通或视频长程脑电图）的人数占同期住院癫痫患者总数的比例。

计算公式：

$$癫痫患者病因学检查完成率 = \frac{\begin{array}{c}完成神经影像学及脑电图学相\\关检查的住院癫痫患者数\end{array}}{同期住院癫痫患者总数} \times 100\%$$

意义：神经电生理及神经影像学是重要的明确癫痫病因的手段，其完成率反映医疗机构癫痫医疗质量。

说明：神经影像学检查指头部 CT 或核磁共振检查，脑电图学相关检查包括常规头皮脑电图监测或长程视频脑电图监测。癫痫患者病因学检查应完成神经影像学检查及脑电图学相关检查。

指标五、癫痫患者精神行为共患病筛查率（NEU – EPI – 05）

定义：单位时间内，住院癫痫患者完成共患病（抑郁症、焦虑症）筛查人数占同期住院癫痫患者总数的比例。

计算公式：

$$癫痫患者精神行为共患病筛查率 = \frac{\begin{array}{c}进行精神行为共患病筛查的\\住院癫痫患者数\end{array}}{同期住院癫痫患者总数} \times 100\%$$

意义：精神和行为障碍是所有癫痫患者及家庭的一个重要担忧和负担，其带来的社会负担及负面影响远远大于患者本身的发作情况。该指标体现医疗机构对癫痫患者抑郁症及焦虑症为主的精神疾病共病筛查情况。

说明：癫痫患者精神行为共患病焦虑症、抑郁症筛查应使用经验证的中文版筛查量表。

指标六、育龄期女性癫痫患者妊娠宣教执行率（NEU – EPI – 06）

定义：单位时间内，住院育龄期（18～44 岁，月经周期正常）女性癫痫患者（或照料者）在一年内至少接受过 1 次关于癫痫及治疗如何影响避孕或妊娠咨询者占同期育龄期女性住院癫病患者的比例。

计算公式：

$$育龄期女性癫痫患者妊娠宣教执行率 = \frac{每年至少接受过1次关于癫痫及其治疗如何影响避孕或妊娠的咨询的育龄期女性住院癫痫患者（或其照料者）数}{同期住院育龄期女性癫痫患者总数} \times 100\%$$

意义： 癫痫与生育能力下降、妊娠风险增加以及新生儿畸形风险相关，该指标体现对育龄期女性癫痫患者的治疗方案计划性和管理水平。

说明： 育龄期女性癫痫患者指确诊癫痫，且具有生育可能的女性（18~44岁）患者。育龄期女性患者（或其照料者）应每年至少接收一次关于癫痫及其治疗对避孕、妊娠可能的影响的咨询：包括生殖内分泌情况的评估或相应的药物调整；避孕教育；围孕期叶酸增补知识普及；孕期癫痫及抗癫痫药物潜在风险讨论；妊娠安全教育；哺乳知识普及；针对妊娠需求进行药物评估或调整及其他相关问题。

指标七、癫痫患者择期手术在院死亡率（NEU – EPI – 07）

定义： 单位时间内，所有住院行癫痫择期手术的癫痫患者术后在院死亡率。

计算公式：

$$癫痫患者择期手术在院死亡率 = \frac{行癫痫择期手术后在院死亡患者数}{同期住院行癫痫择期手术的患者总数} \times 100\%$$

意义： 是反映医疗机构癫痫外科医疗质量的终点指标，体现了医疗机构癫痫外科的综合质量。

说明： 对两种及以上足量抗癫痫药物规范治疗失败的癫痫患者，应进行癫痫手术评估。癫痫手术评估检测包括：头皮脑电图检测、发作期视频脑电图检测、头部核磁共振、头部 PET/CT 或 PET/MRI 及头部功能影像检测。对上述各项检测均提示一致的致痫灶，应行择期手术。

指标八、癫痫患者术后并发症发生率（NEU–EPI–08）

定义：单位时间内，所有住院行癫痫手术的癫痫患者术后并发症发生率。

计算公式：

$$\text{癫痫患者术后并发症发生率} = \frac{\text{行癫痫手术后在院并发症发生人数}}{\text{同期住院行癫痫手术的患者总数}} \times 100\%$$

意义：反映医疗机构癫痫外科手术术后并发症情况。控制术后并发症的发生有利于患者早期恢复和长期预后。

说明：癫痫手术的术后并发症包括：脑脊液漏、脑积水、颅内/颅外感染（浅表或深部）、颅内或硬膜外脓肿、缺血性脑血管病、颅内血肿、静脉窦血栓形成、深静脉血栓形成、肺栓塞、肺部感染、代谢紊乱、语言障碍、记忆障碍、偏瘫、精神障碍、视野缺损。

指标九、癫痫患者术后病理明确率（NEU–EPI–09）

定义：单位时间内，所有住院行癫痫病灶切除手术的癫痫患者术后病理结果明确率。

计算公式：

$$\text{癫痫患者术后病理明确率} = \frac{\text{行癫痫手术后病理明确患者数}}{\text{同期住院行癫痫手术的患者总数}} \times 100\%$$

意义：反映医疗机构癫痫外科手术术后病理诊断明确情况。患者病理结果是后续治疗和预后的基石，明确病理结果，有助于患者长期治疗、随访及教育。

说明：癫痫术后病理明确指规范确切的临床病理诊断，包括明确癫痫患者切除病灶的病理诊断为：皮质发育畸形、局灶性皮质发育不良、结节性硬化、海马硬化、灰质异位、肿瘤、软化灶、胶质瘢痕、炎症、血管畸形、感染性病变、非特异性改变等。

指标十、癫痫手术患者出院时继续抗癫痫药物治疗率（NEU–EPI–10）

定义：单位时间内，所有住院行手术治疗的癫痫患者出院时继续抗癫痫药物治疗率。

计算公式：

$$癫痫手术患者出院时继续抗癫痫药物治疗率 = \frac{出院时继续抗癫痫药物治疗的癫痫手术患者数}{同期住院行癫痫手术的患者总数} \times 100\%$$

意义： 反映医疗机构癫痫外科手术术后序贯治疗情况。完成癫痫手术治疗后，患者应该在专科医师指导下继续抗癫痫药物治疗以达到更优的癫痫发作控制。

说明： 癫痫手术患者出院时应按照既往药物治疗方案，规范服用抗癫痫药物。

指标十一、惊厥性癫痫持续状态发作控制率（NEU – EPI – 11）

定义： 单位时间内，惊厥性癫痫持续状态患者中发作在接诊后 1 小时内得到控制的人数占同期住院惊厥性癫痫持续状态患者总数的比例。

计算公式：

$$惊厥性癫痫持续状态发作控制率 = \frac{发作在接诊后 1 小时内得到控制的惊厥性癫痫持续状态患者数}{同期住院惊厥性癫痫持续状态患者总数} \times 100\%$$

意义： 惊厥性癫痫持续状态治疗的主要目标是尽快控制痫性发作，减少神经损伤，与患者预后密切相关。

说明：（1）惊厥性癫痫持续状态是指，每次全身性强直 – 阵挛（GTC）发作持续 5 分钟以上；或 2 次以上，发作间期意识未能完全恢复。

（2）惊厥性癫痫持续状态在接诊后经观察期、第一阶段、第二阶段和第三阶段治疗后按照标准流程已经到 60 分钟的时间点，已经使用了第三阶段治疗仍无法控制发作时为超级难治性惊厥性癫痫持续状态。因此，采用接诊后 1 小时（60 分钟）作为评估癫痫持续状态发作控制率的时间点。治疗阶段流程图参考

《成人全面性惊厥性癫痫持续状态治疗中国专家共识》。

指标十二、惊厥性癫痫持续状态初始治疗标准方案应用率（NEU – EPI – 12）

定义：单位时间内，住院惊厥性癫痫持续状态患者中应用指南推荐的初始治疗标准方案治疗的患者数占同期住院惊厥性癫痫持续状态患者总数的比例。

计算公式：

$$惊厥性癫痫持续状态初始治疗标准方案应用率 = \frac{应用标准初始治疗方案治疗的住院惊厥性癫痫持续状态患者数}{同期住院惊厥性癫痫持续状态患者总数} \times 100\%$$

意义：使用惊厥性癫痫持续状态治疗的初始治疗标准方案尽快控制发作，减少神经损伤，与患者预后密切相关。

说明：初始治疗方案参考《成人全面性惊厥性癫痫持续状态治疗中国专家共识》。

指标十三、难治性惊厥性癫痫持续状态患者麻醉药物应用率（NEU – EPI – 13）

定义：单位时间内，住院难治性惊厥性癫痫持续状态患者应用麻醉药物治疗的人数占同期住院难治性惊厥性癫痫持续状态患者总数的比例。

计算公式：

$$难治性惊厥性癫痫持续状态患者麻醉药物应用率 = \frac{应用麻醉药物治疗的住院难治性惊厥性癫痫持续状态患者数}{同期住院难治性惊厥性癫痫持续状态患者总数} \times 100\%$$

意义：难治性惊厥性癫痫持续状态一线、二线治疗药物均无效，死亡率高，应在这类患者中应用麻醉药物控制发作。

说明：（1）难治性惊厥性癫痫持续状态定义为经过第一阶段和第二阶段治疗均无效，已经进入第三阶段治疗的患者。

（2）麻醉药物指丙泊酚或咪达唑仑注射剂。

（3）难治性惊厥性癫痫持续状态的治疗方案参考《成人全

面性惊厥性癫痫持续状态治疗中国专家共识》。

指标十四、难治性惊厥性癫痫持续状态患者气管插管或机械通气应用率（NEU – EPI – 14）

定义：单位时间内，收治入院的难治性惊厥性癫痫持续状态患者启动气管插管或机械通气治疗的人数占同期住院难治性惊厥性癫痫持续状态患者总数的比例。

计算公式：

$$难治性惊厥性癫痫持续状~者气管插管或机械通气应用率 = \frac{启动气管插管或机械通气的难治性惊厥性癫痫持续状态住院患者数}{同期住院难治性惊厥性癫痫持续状态患者总数} \times 100\%$$

意义：难治性惊厥性癫痫持续状态需给予必要的生命支持，尤其是呼吸支持（气管插管或机械通气），防止因惊厥时间过长而导致不可逆的脑损伤和重要脏器损伤。

指标十五、在院惊厥性癫痫持续状态患者脑电监测率（NEU – EPI – 15）

定义：单位时间内，住院惊厥性癫痫持续状态患者中入院24小时内完成同步脑电监测的人数占同期住院惊厥性癫痫持续状态患者总数的比例。

计算公式：

$$在院癫痫持续状态~患者脑电监测率 = \frac{入院24小时内完成同步脑电监测的惊厥性癫痫持续状态患者数}{同期住院惊厥性癫痫持续状态患者总数} \times 100\%$$

意义：完成同步脑电监测是惊厥性癫痫持续状态患者临床评估的核心。

指标十六、在院惊厥性癫痫持续状态患者影像检查率（NEU – EPI – 16）

定义：单位时间内，住院惊厥性癫痫持续状态患者中入院72小时内完成神经影像学检查的人数占同期住院惊厥性癫痫持续状态患者总数的比例。

计算公式：

$$在院惊厥性癫痫持续状态患者影像检查率 = \frac{入院 72 小时内完成神经影像学检查的惊厥性癫痫持续状态患者数}{同期住院惊厥性癫痫持续状态患者总数} \times 100\%$$

意义：神经影像检查是惊厥性癫痫持续状态患者病因诊断的重要手段。

说明：神经影像学检查指头部 MRI 或 CT 检查。

指标十七、在院惊厥性癫痫持续状态患者脑脊液检查率（NEU – EPI – 17）

定义：单位时间内，住院惊厥性癫痫持续状态患者中入院 72 小时内完成脑脊液相关病因学检查的人数占同期住院惊厥性癫痫持续状态患者总数的比例。

计算公式：

$$在院惊厥性癫痫持续状态患者脑脊液检查率 = \frac{入院 72 小时内完成脑脊液相关病因学检查的 惊厥性癫痫持续状态患者数}{同期住院惊厥性癫痫持续状态患者总数} \times 100\%$$

意义：脑脊液检查是惊厥性癫痫持续状态患者病因诊断的重要手段。

说明：（1）脑脊液病因学检查指脑脊液常规、生化、细胞学及病原学检查。

（2）入院 72 小时内及本次发病以来在院外完成的脑脊液病因学检查均纳入统计范围。

指标十八、在院期间惊厥性癫痫持续状态患者病因明确率（NEU – EPI – 18）

定义：单位时间内，住院惊厥性癫痫持续状态患者中在院期间病因学明确的患者数占同期住院惊厥性癫痫持续状态患者总数的比例。

计算公式：

$$在院期间惊厥性癫痫持续状态患者病因明确率 = \frac{住院期间病因学明确的惊厥性癫痫持续状态患者数}{同期住院惊厥性癫痫持续状态患者总数} \times 100\%$$

意义： 癫痫持续状态病因的筛查是临床治疗的重要依据，其完成率反映医疗机构癫痫医疗质量控制。

说明： 惊厥性癫痫持续状态的病因包括感染、脑血管病、肿瘤、中毒/代谢紊乱等。

指标十九、惊厥性癫痫持续状态患者在院死亡率（NEU – EPI – 19）

定义： 单位时间内，住院惊厥性癫痫持续状态患者中院内死亡的患者数占同期住院惊厥性癫痫持续状态患者总数的比例。

计算公式：

$$惊厥性癫痫持续状态患者在院死亡率 = \frac{院内死亡的惊厥性癫痫持续状态住院患者数}{同期住院惊厥性癫痫持续状态患者总数} \times 100\%$$

意义： 惊厥性癫痫持续状态在院死亡率是评估在院癫痫持续状态治疗效果的终点指标。

指标二十、惊厥性癫痫持续状态患者随访（出院 30 天内）死亡率（NEU – EPI – 20）

定义： 单位时间内，住院惊厥性癫痫持续状态患者中出院 30 天内死亡患者数占同期住院惊厥性癫痫持续状态患者总数的比例。

计算公式：

$$惊厥性癫痫持续状态患者随访（出院 30 天内）死亡率 = \frac{出院 30 天内死亡的惊厥性癫痫持续状态患者数}{同期住院惊厥性癫痫持续状态患者总数} \times 100\%$$

意义： 惊厥性癫痫持续状态患者随访死亡率是短期内评估惊

厥性癫痫持续状态治疗效果的终点指标。

二、脑梗死

指标一、脑梗死患者神经功能缺损评估率（NEU – STK – 01）

定义：单位时间内，入院时采用美国国立卫生研究院卒中量表（NIHSS）进行神经功能缺损评估的脑梗死患者数，占同期住院脑梗死患者总数的比例。

计算公式：

$$\frac{脑梗死患者}{神经功能缺损评估率} = \frac{入院时行神经功能缺损 NIHSS 评估的脑梗死患者数}{同期住院脑梗死患者总数} \times 100\%$$

意义：反映医疗机构收住院脑梗死患者病情评估开展情况。

说明：（1）美国国立卫生研究院卒中量表（NIHSS）参照《中国脑血管病临床管理指南》的中文翻译版本。

（2）脑梗死即缺血性卒中，采用《中国脑血管病临床管理指南》定义，是指因脑部血液循环障碍，缺血、缺氧所致的局限性脑组织缺血性坏死或软化。

指标二、发病 24 小时内脑梗死患者急诊就诊 30 分钟内完成头颅 CT 影像学检查率（NEU – STK – 02）

定义：单位时间内，发病 24 小时内急诊就诊行头颅 CT 影像学检查的脑梗死患者中，30 分钟内获得头颅 CT 影像学诊断信息的患者所占的比例。

计算公式：

$$\frac{发病 24 小时内脑梗死患者急诊就诊 30 分钟内完成头颅 CT 影像学检查率}{} = \frac{发病 24 小时内急诊就诊的脑梗死患者 30 分钟内获得头颅 CT 影像学诊断信息的人数}{同期发病 24 小时内急诊就诊行头颅 CT 影像学检查的脑梗死患者总数} \times 100\%$$

意义：反映医疗机构对发病 24 小时内脑梗死患者及时检查

评估的能力。

指标三、发病 24 小时内脑梗死患者急诊就诊 45 分钟内临床实验室检查完成率（NEU – STK – 03）

定义：单位时间内，发病 24 小时内到急诊就诊行实验室检查（包括血常规、血糖、凝血、电解质、肝肾功能）的脑梗死患者中，45 分钟内获得临床实验室诊断信息的患者所占的比例。

计算公式：

$$
\text{发病24小时内脑梗死患者急诊就诊45分内临床实验室检查完成率} = \frac{\text{发病24小时内急诊就诊脑梗死患者45分钟内获得临床实验室诊断信息的人数}}{\text{同期发病24小时内急诊就诊行实验室检查的脑梗死患者总数}} \times 100\%
$$

意义：反映医疗机构对急性脑梗死患者及时评估检查的能力。

指标四、发病 4.5 小时内脑梗死患者静脉溶栓率（NEU – STK – 04）

定义：单位时间内，发病 4.5 小时内静脉溶栓治疗的脑梗死患者数占同期发病 4.5 小时内到院的脑梗死患者总数的比例。

计算公式：

$$
\text{发病4.5小时内脑梗死患者静脉溶栓率} = \frac{\text{发病4.5小时内静脉溶栓治疗的脑梗死患者数}}{\text{同期发病4.5小时到院的脑梗死患者总数}} \times 100\%
$$

意义：反映医疗机构开展发病 4.5 小时内脑梗死患者静脉溶栓救治的能力。

指标五、静脉溶栓的脑梗死患者到院到给药时间小于 60 分钟的比例（NEU – STK – 05）

定义：单位时间内，从到院到给予静脉溶栓药物的时间（DNT）小于 60 分钟的脑梗死患者数，占同期给予静脉溶栓治疗的脑梗死患者总数的比例。

计算公式：

$$\text{静脉溶栓的脑梗死患者}\\\text{DNT 小于 60 分钟的比例} = \frac{\text{静脉溶栓 DNT 小于}\\\text{60 分钟的脑梗死患者数}}{\text{同期给予静脉溶栓}\\\text{治疗的脑梗死患者总数}} \times 100\%$$

意义：反映医疗机构对脑梗死患者救治的及时性。

指标六、发病 6 小时内前循环大血管闭塞性脑梗死患者血管内治疗率（NEU - STK - 06）

定义：单位时间内，在发病 6 小时内行血管内治疗的前循环大血管闭塞性脑梗死患者数，占同期发病 6 小时内到院的前循环大血管闭塞的脑梗死患者总数的比例。

计算公式：

$$\text{发病 6 小时内前循环大血管闭}\\\text{塞性脑梗死患者血管内治疗率} = \frac{\text{发病 6 小时内行血管内治疗的}\\\text{前循环大血管闭塞性脑梗死患者数}}{\text{同期发病 6 小时内到院的前循环}\\\text{大血管闭塞的脑梗死患者总数}} \times 100\%$$

意义：反映医疗机构开展急性脑梗死血管内治疗的能力。

指标七、脑梗死患者入院 48 小时内抗血小板药物治疗率（NEU - STK - 07）

定义：单位时间内，入院 48 小时内给予抗血小板药物治疗的脑梗死患者数占同期住院脑梗死患者总数的比例。

计算公式：

$$\text{脑梗死患者入院 48 小时内}\\\text{抗血小板药物治疗率} = \frac{\text{入院 48 小时内给予}\\\text{抗血小板药物治疗的脑梗死患者数}}{\text{同期住院脑梗死患者总数}} \times 100\%$$

意义：反映脑梗死急性期规范化诊疗情况。

说明：抗血小板药物包括阿司匹林、氯吡格雷、替格瑞洛、西洛他唑、吲哚布芬、双嘧哒莫、阿昔单抗、替罗非班、依替非巴肽。

指标八、非致残性脑梗死患者发病 24 小时内双重强化抗血小板药物治疗率（NEU - STK - 08）

定义：单位时间内，发病 24 小时内给予阿司匹林和氯吡格雷强化抗血小板药物治疗的非致残性脑梗死（NIHSS≤3 分）患者数，占同期住院非致残性脑梗死患者总数的比例。

计算公式：

$$\text{非致残性脑梗死患者发病 24 小时内双重强化抗血小板药物治疗率} = \frac{\text{发病 24 小时内给予双重强化抗血小板治疗的非致残性脑梗死患者数}}{\text{同期住院非致残性脑梗死患者总数}} \times 100\%$$

意义：反映非致残性脑梗死急性期规范化诊疗情况。

指标九、不能自行行走的脑梗死患者入院 48 小时内深静脉血栓预防率（NEU – STK – 09）

定义：单位时间内，不能自行行走的脑梗死患者入院 48 小时内给予深静脉血栓（DVT）预防措施的人数，占同期不能自行行走住院脑梗死患者的比例。

计算公式：

$$\text{不能自行行走的脑梗死患者入院 48 小时内 DVT 预防率} = \frac{\text{不能自行行走脑梗死患者入院 48 小时内给予深静脉血栓预防措施的人数}}{\text{同期不能自行行走的住院脑梗死患者总数}} \times 100\%$$

意义：反映医疗机构减少住院期间并发症的诊疗措施执行情况。

说明：深静脉血栓预防措施是指在常规治疗（阿司匹林和输液）基础上，联合间歇充气加压。

指标十、脑梗死患者住院 7 天内血管评价率（NEU – STK – 10）

定义：单位时间内，脑梗死患者住院 7 天内完善颈部和颅内血管评价的人数占同期住院脑梗死患者的比例。

计算公式：

$$\text{脑梗死患者住院 7 天内血管评价率} = \frac{\text{住院 7 天内完善血管评价的脑梗死患者数}}{\text{同期住院脑梗死患者总数}} \times 100\%$$

意义：反映脑梗死急性期规范化诊疗与评估情况。

说明：（1）颈部血管评价指颈部血管超声检查、颈部 CT 血管成像（CTA）检查、颈部对比剂增强磁共振血管成像（CE - MRA）检查或颈部数字减影血管造影（DSA）检查。

（2）颅内血管评价指经颅多普勒（TCD）检查，头部 CTA、MRA、DSA 检查。

指标十一、住院期间脑梗死患者他汀类药物治疗率（NEU - STK - 11）

定义： 单位时间内，住院期间使用他汀类药物治疗的脑梗死患者数占同期住院脑梗死患者总数的比例。

计算公式：

$$\text{住院期间脑梗死患者他汀类药物治疗率} = \frac{\text{住院期间使用他汀药物治疗的脑梗死患者数}}{\text{同期住院脑梗死患者总数}} \times 100\%$$

意义： 反映脑梗死急性期规范化诊疗情况。

指标十二、住院期间合并房颤的脑梗死患者抗凝治疗率（NEU - STK - 12）

定义： 单位时间内，脑梗死合并房颤患者住院期间使用抗凝药物治疗的人数占同期住院脑梗死合并房颤患者总数的比例。

计算公式：

$$\text{住院期间合并房颤的脑梗死患者抗凝治疗率} = \frac{\text{使用抗凝药物治疗的合并房颤的住院脑梗死患者数}}{\text{同期合并房颤的脑梗死住院患者总数}} \times 100\%$$

意义： 反映脑梗死急性期规范化诊疗情况。

说明： 口服抗凝剂包括华法林、达比加群酯、利伐沙班、阿哌沙班、依度沙班。

指标十三、脑梗死患者吞咽功能筛查率（NEU - STK - 13）

定义： 单位时间内，进食、水前进行吞咽功能筛查的住院脑梗死患者数，占同期住院治疗的脑梗死患者总数的比例。

计算公式：

$$\text{脑梗死患者吞咽功能筛查率} = \frac{\text{进食、水前进行吞咽功能筛查的住院脑梗死患者数}}{\text{同期住院脑梗死患者总数}} \times 100\%$$

意义： 反映医疗机构减少住院期间并发症的诊疗措施执行情况。

说明： 吞咽功能筛查工具包括洼田饮水试验、洼田吞咽功能障碍评价、Gugging 吞咽功能评估表（Gugging Swallowing Screen，GUSS）、视频 X 线透视吞咽检查（Video fluoroscopic Swallowing Study，VFSS）、显微内镜吞咽功能检查（Fiberoptic endoscopic evaluation of Swallowing，FEES）。

指标十四、脑梗死患者康复评估率（NEU – STK – 14）

定义： 单位时间内，进行康复评估的住院脑梗死患者数，占同期住院治疗的脑梗死患者总数的比例。

计算公式：

$$脑梗死患者康复评估率 = \frac{进行康复评估的住院脑梗死患者数}{同期脑梗死住院患者总数} \times 100\%$$

意义： 反映医疗机构开展脑梗死患者康复评估的能力。

说明： 康复评估是指康复科、康复治疗中心、多学科组成的卒中康复治疗小组或者康复专业人员给予的全面身体状况评估。

指标十五、出院时脑梗死患者抗栓/他汀类药物治疗率（NEU – STK – 15）

1. 出院时脑梗死患者抗栓治疗率（NEU – STK – 15A）。

定义： 单位时间内，出院时给予抗栓药物治疗（包括抗血小板药物和抗凝药物治疗）的脑梗死患者数占同期住院脑梗死患者总数的比例。

计算公式：

$$\frac{出院时脑梗死患者}{抗栓治疗率} = \frac{出院时给予抗栓药物治疗的脑梗死患者数}{同期住院脑梗死患者总数} \times 100\%$$

2. 出院时脑梗死患者他汀类药物治疗率（NEU – STK – 15B）

定义： 单位时间内，出院时给予他汀类药物治疗的脑梗死患者数占同期住院脑梗死患者总数的比例。

计算公式：

$$出院时脑梗死患者他汀药物治疗率 = \frac{出院时给予他汀药物治疗的脑梗死患者数}{同期住院脑梗死患者总数} \times 100\%$$

意义： 反映脑梗死二级预防规范化诊疗情况。

指标十六、出院时合并高血压/糖尿病/房颤的脑梗死患者降压/降糖药物/抗凝治疗率（NEU - STK - 16）

1. 出院时合并高血压的脑梗死患者降压治疗率（NEU - STK - 16A）。

定义： 单位时间内，出院时给予降压药物治疗的合并高血压的脑梗死患者数，占同期合并高血压的住院脑梗死患者总数的比例。

计算公式：

$$出院时合并高血压的脑梗死患者降压治疗率 = \frac{出院时给予降压药物治疗的合并高血压的脑梗死患者数}{同期合并高血压的住院脑梗死患者总数} \times 100\%$$

2. 出院时合并糖尿病的脑梗死患者降糖药物治疗率（NEU - STK - 16B）。

定义： 单位时间内，出院时给予降糖药物治疗的合并糖尿病的脑梗死患者数占同期合并糖尿病的住院脑梗死患者总数的比例。

计算公式：

$$出院时合并糖尿病的脑梗死患者降糖药物治疗率 = \frac{出院时给予降糖药物治疗的合并糖尿病的脑梗死患者数}{同期合并糖尿病的住院脑梗死患者总数} \times 100\%$$

3. 出院时合并房颤的脑梗死患者抗凝治疗率（NEU - STK - 16C）。

定义： 单位时间内，出院时给予抗凝药物治疗的合并房颤的脑梗死患者数占同期合并房颤的住院脑梗死患者总数的比例。

计算公式：

$$出院时合并房颤的脑梗死患者抗凝治疗率 = \frac{出院时给予抗凝药物治疗的合并房颤的脑梗死患者数}{同期合并房颤的住院脑梗死患者总数} \times 100\%$$

意义：反映脑梗死二级预防规范化诊疗情况。

指标十七、脑梗死患者住院死亡率（NEU – STK – 17）

定义：单位时间内，在住院期间死亡的脑梗死患者数占同期住院脑梗死患者总数的比例。

计算公式：

$$脑梗死患者住院死亡率 = \frac{住院期间死亡的脑梗死患者数}{同期住院脑梗死患者总数} \times 100\%$$

意义：反映医疗机构脑梗死诊疗的整体水平。

指标十八、发病 24 小时内脑梗死患者血管内治疗率（NEU – STK – 18）

定义：单位时间内，发病 24 小时内行血管内治疗脑梗死患者数与同期收治发病 24 小时内脑梗死患者总数的比例。

计算公式：

$$发病 24 小时内脑梗死患者血管内治疗率 = \frac{发病 24 小时内行血管内治疗的脑梗死患者数}{同期收治发病 24 小时内脑梗死患者总数} \times 100\%$$

意义：反映医疗机构发病 24 小时内脑梗死患者行血管内治疗的现状，以及医疗机构脑梗死患者急救管理的质量。

说明：血管内治疗包含：动脉溶栓术、支架取栓术、血栓抽吸术、球囊扩张术、支架置入术。

排除：发病 24 小时内仅行颅脑 DSA 检查，未实施血管内治疗操作的脑梗死患者；发病 24 小时以上行血管内治疗的脑梗死患者。

指标十九、发病 24 小时内脑梗死患者血管内治疗术前影像学评估率（NEU – STK – 19）

定义：单位时间内，发病 24 小时内脑梗死患者行血管内治疗术前行影像学评估人数占发病 24 小时内脑梗死患者行血管内治疗人数的比例。

计算公式：

$$发病24小时内脑梗死患者血管内治疗术前影像学评估率 = \frac{发病24小时内脑梗死患者行血管内治疗术前行影像学评估人数}{同期发病24小时内脑梗死患者行血管内治疗人数} \times 100\%$$

意义： 反映医疗机构发病 24 小时内脑梗死患者行血管内治疗术前规范化影像评估的现状。

说明： 术前影像学评估包含 ASPECTS 评分和多模式影像。ASPECTS 评分是一种基于 CT 检查的简单、可靠和系统的早期缺血改变评价方法，也可通过 CTP 及 MRI DWI 计算。多模式影像可基于 CTA、CTP 及多模式磁共振成像评估。

指标二十、发病 24 小时内脑梗死患者行血管内治疗 90 分钟内完成动脉穿刺率（NEU – STK – 20）

定义： 单位时间内，发病 24 小时内脑梗死患者行血管内治疗者中，从入院到完成动脉穿刺时间（DPT）在 90 分钟内的患者所占比例。

计算公式：

$$发病24小时内脑梗死患者行血管内治疗90分钟内完成动脉穿刺率 = \frac{发病24小时内脑梗死患者行血管内治疗从入院到完成动脉穿刺在90分钟内人数}{同期发病24小时内脑梗死患者行血管内治疗人数} \times 100\%$$

意义： 反映医疗机构发病 24 小时内脑梗死患者行血管内治疗流程管理水平。

指标二十一、发病 24 小时内脑梗死患者行血管内治疗 60 分钟内成功再灌注率（NEU – STK – 21）

定义： 单位时间内，发病 24 小时内脑梗死患者行血管内治疗者中，从完成动脉穿刺到成功再灌注时间（PRT）在 60 分钟内的患者所占比例。

计算公式：

$$发病24小时内脑梗死患者行血管内治疗60分钟内成功再灌注率 = \frac{发病24小时内脑梗死患者行血管内治疗从完成动脉穿刺到成功再灌注时间在60分钟内人数}{同期发病24小时内脑梗死患者行血管内治疗人数} \times 100\%$$

意义： 反映医疗机构发病24小时内脑梗死患者行血管内治疗技术水平。

说明： 成功再灌注指改良脑梗死溶栓分级（mTICI）为2b/3级。

指标二十二、发病24小时内脑梗死患者行血管内治疗术后即刻再通率（NEU‑STK‑22）

定义： 单位时间内，发病24小时内脑梗死患者行血管内治疗者中，术后即刻脑血管造影提示靶血管成功再通的患者所占比例。

计算公式：

$$发病24小时内脑梗死患者行血管内治疗术后即刻再通率 = \frac{发病24小时内脑梗死患者行血管内治疗术后即刻脑血管造影提示靶血管成功再通人数}{同期发病24小时内脑梗死患者行血管内治疗人数} \times 100\%$$

意义： 反映医疗机构发病24小时内脑梗死患者行血管内治疗技术水平。

说明： 靶血管成功再通指脑血管造影显示成功再灌注，即mTICI分级为2b/3级。

指标二十三、发病24小时内脑梗死患者行血管内治疗术中新发部位栓塞发生率（NEU‑STK‑23）

定义： 单位时间内，发病24小时内脑梗死患者行血管内治疗者中，术中新发部位栓塞的患者所占比例。

计算公式：

发病 24 小时内脑
梗死患者行血管内
治疗术中新发
部位栓塞发生率
$=\dfrac{\text{发病 24 小时内脑梗死患者行血管内治疗}}{\text{同期发病 24 小时内脑梗死}}\times 100\%$
术中发生新发部位栓塞人数
患者行血管内治疗人数

意义：反映医疗机构发病 24 小时内脑梗死患者行血管内治疗技术水平。

说明：术中新发部位栓塞指血管内治疗过程中，以前未受影响的区域发生新的栓塞，可能导致新的有症状的梗死，或需要对以前未受影响的血管进行额外治疗。

指标二十四、发病 24 小时内脑梗死患者行血管内治疗术后症状性颅内出血发生率（NEU – STK – 24）

定义：单位时间内，发病 24 小时内脑梗死患者行血管内治疗者中，术后住院期间发生症状性颅内出血（sICH）的患者所占比例。

计算公式：

发病 24 小时内脑梗死
患者行血管内
治疗术后症状性
颅内出血发生率
$=\dfrac{\text{发病 24 小时内脑梗死患者行血管内治疗}}{\text{同期发病 24 小时内脑梗死}}\times 100\%$
术后住院期间发生症状性颅内出血人数
患者行血管内治疗人数

意义：反映医疗机构发病 24 小时内脑梗死患者行血管内治疗临床结局。

说明：症状性颅内出血指术后 CT 扫描显示脑出血或蛛网膜下腔出血，神经功能缺损加重 NIHSS 评分增加≥4 分或死亡。

指标二十五、发病 24 小时内脑梗死患者行血管内治疗术后 90 天 mRS 评估率（NEU – STK – 25）

定义：单位时间内，发病 24 小时内脑梗死患者行血管内治疗者中，术后 90 天随访行改良 Rankin 量表（mRS）评估的患者所占比例。

计算公式：

$$发病24小时内脑梗死患者行血管内治疗术后90天mRS评估率 = \frac{发病24小时内脑梗死患者行血管内治疗术后90天行mRS评估人数}{同期发病24小时内脑梗死患者行血管内治疗人数} \times 100\%$$

意义： 反映医疗机构发病24小时内脑梗死患者行血管内治疗预后评估情况。

说明：（1）术后90天随访包括电话随访、网络随访、门诊随访、再次住院。

（2）mRS参照《中国脑血管病临床管理指南》。

指标二十六、发病24小时内脑梗死患者行血管内治疗术后90天良好神经功能预后率（NEU – STK – 26）

定义： 单位时间内，发病24小时内脑梗死患者行血管内治疗并在术后90天行mRS评估的患者中，达到良好神经功能预后的患者所占比例。

计算公式：

$$发病24小时内脑梗死患者行血管内治疗术后90天良好神经功能预后率 = \frac{发病24小时内脑梗死患者行血管内治疗并在术后90天mRS评估达良好神经功能预后人数}{同期发病24小时内脑梗死患者行血管内治疗并在术后90天mRS评估的患者总数} \times 100\%$$

意义： 反映医疗机构发病24小时内脑梗死患者行血管内治疗术后总体临床获益水平。

说明： 良好神经功能预后定义为mRS评分0~2。

指标二十七、发病24小时内脑梗死患者行血管内治疗术后死亡率（NEU – STK –27）

定义： 单位时间内，发病24小时内脑梗死患者行血管内治疗者中，术后住院期间、术后90天死亡的患者所占比例。

计算公式：

（1）发病24小时内脑梗死患者行血管内治疗术后住院期间

死亡率（NEU – STK – 27A）。

$$发病24小时内脑梗死患者行血管内治疗术后住院期间死亡率 = \frac{发病24小时内脑梗死患者行血管内治疗术后住院期间死亡人数}{同期发病24小时内脑梗死患者行血管内治疗人数} \times 100\%$$

（2）发病 24 小时内脑梗死患者行血管内治疗术后 90 天死亡率（NEU – STK – 27B）。

$$发病24小时内脑梗死患者行血管内治疗术后90天死亡率 = \frac{发病24小时内脑梗死患者行血管内治疗术后90天死亡人数}{同期发病24小时内脑梗死患者行血管内治疗人数} \times 100\%$$

意义：反映医疗机构发病 24 小时内脑梗死患者行血管内治疗术后不良预后指标。

说明：术后随访包括电话随访、网络随访、门诊随访、再次住院。术后住院期间死亡以病案首页信息为依据。

三、帕金森病

指标一、住院帕金森病患者规范诊断率（NEU – PD – 01）

定义：单位时间内，使用国际运动障碍疾病协会标准（2015 年版）或中国帕金森病的诊断标准（2016 年版）进行诊断的住院帕金森病患者数占同期住院帕金森病患者总数的比例。

计算公式：

$$住院帕金森病患者规范诊断率 = \frac{使用国际运动障碍疾病协会标准（2015年版）或中国帕金森病的诊断标准（2016年版）诊断的住院帕金森病患者数}{同期住院帕金森病患者总数} \times 100\%$$

意义：反映医疗机构对于帕金森病规范性诊断的执行情况。有助于提高帕金森病诊疗质量。为制定适宜的治疗方案提供客观依据。

说明：帕金森病的最终诊断依靠病理诊断或尸检诊断。此处的诊断标准为临床诊断标准，参见国际运动障碍疾病协会

（MDS）标准（2015 年版）诊断或中国帕金森病的诊断标准
（2016 版）。临床诊断标准会定期更新。

指标二、住院帕金森病患者完成头颅 MRI 或 CT 检查率
（NEU－PD－02）

定义：单位时间内，进行头部 MRI 或 CT 检查的住院帕金
森病患者数占同期住院帕金森病患者总数的比例。

计算公式：

$$住院帕金森病患者完成头颅 MRI 或 CT 检查率 = \frac{进行头颅 MRI 或 CT 检查的住院帕金森病患者数}{同期住院帕金森病患者总数} \times 100\%$$

意义：反映医疗机构对于帕金森病规范性的诊疗措施执行情
况。提高帕金森病的鉴别诊断水平。

指标三、住院帕金森病患者进行急性左旋多巴试验评测率
（NEU－PD－03）

定义：单位时间内，进行急性左旋多巴试验评测的住院帕金
森病患者数占同期住院帕金森病患者总数的比例。

计算公式：

$$住院帕金森病患者进行急性左旋多巴试验评测率 = \frac{进行急性左旋多巴试验评测的住院帕金森病患者数}{同期住院帕金森病患者总数} \times 100\%$$

意义：急性左旋多巴试验是多巴胺能反应性评测方法，可以
对帕金森病的诊断、鉴别诊断和用药选择提供合理、客观的参
考。这项评测是帕金森病诊断标准中排除和支持的重要项目。反
映医疗机构对于帕金森病规范性的诊疗措施执行情况。

说明：多巴胺能反应性评测按照国际运动障碍疾病协会帕金
森病诊断标准中推荐的方法进行。急性左旋多巴试验可以选择包
括复方左旋多巴类药物在内的多种多巴胺能药物进行。测评的
目的是为了进一步明确诊断和指导下一步治疗以及脑深部电刺激
（DBS）术前评估。

指标四、住院帕金森病患者进行临床分期的比例（NEU - PD - 04）

定义：单位时间内，进行临床分期的住院帕金森病患者数占同期住院帕金森病患者总数的比例。

计算公式：

$$住院帕金森病患者进行\atop临床分期的比例 = \frac{进行临床分期的\atop住院帕金森病患者数}{同期住院帕金森病患者总数} \times 100\%$$

意义：反映医疗机构对于帕金森病规范性的诊疗措施执行情况。有助于根据分期选择针对性治疗策略。为制定适宜的治疗方案提供客观依据。

说明：临床分期是指 Hoehn - Yahr 分期。1 期：累及单侧肢体；2 期：双侧肢体症状但无平衡障碍；3 期：轻至中度双侧症状，姿势不稳，不能从后拉试验中恢复，但可自理；4 期：重度病残，不需要帮助仍能站立和行走；5 期：坐轮椅或卧床，完全依赖别人帮助。

指标五、住院帕金森病患者全面神经功能缺损评估率（NEU - PD - 05）

定义：单位时间内，进行全面神经功能缺损评估的住院帕金森病患者数占同期住院帕金森病患者总数的比例。

计算公式：

$$住院帕金森病患者全面\atop神经功能缺损评估率 = \frac{进行全面神经功能\atop缺损评估的住院帕金森患者数}{同期住院帕金森病患者总数} \times 100\%$$

意义：反映医疗机构对于帕金森病规范性的诊疗措施执行情况。有助于提高帕金森病住院病例的医疗质量。为制定适宜的治疗方案提供客观依据。

说明：全面神经功能缺损评估包括：MDS - UPDRS 量表（国际运动障碍疾病协会统一的帕金森病评分量表）、UPDRS 量表（统一帕金森病评分量表）。

指标六、住院帕金森病患者运动并发症筛查率（NEU – PD – 06）

定义：单位时间内，进行运动并发症（包括运动波动、异动症）筛查的住院帕金森病患者数占同期住院帕金森病患者总数的比例。

计算公式：

$$\frac{住院帕金森病患者}{运动并发症筛查率} = \frac{进行运动并发症筛查的住院帕金森病患者数}{同期住院帕金森病患者总数} \times 100\%$$

意义：反映医疗机构合理诊治运动并发症的措施执行情况。提高对帕金森病运动并发症准确、及时识别的比例，提高治疗水平。

说明：运动并发症的筛查、评估方法参照国际运动障碍疾病协会推荐量表。

指标七、住院帕金森病患者认知功能障碍筛查率（NEU – PD – 07）

定义：单位时间内，进行认知功能障碍筛查的住院帕金森病患者数占同期住院帕金森病患者总数的比例。认知功能障碍筛查至少包括 MMSE 和 MoCA 量表评测。

计算公式：

$$\frac{住院帕金森病患者}{认知功能筛查率} = \frac{进行认知功能筛查的住院帕金森病患者数}{同期住院帕金森病患者总数} \times 100\%$$

意义：反映医疗机构对于帕金森病合并认知障碍的规范性诊疗措施执行情况。提高对帕金森病合并认知障碍的准确、及时识别比例。选择药物治疗策略的重要依据之一。

指标八、住院帕金森病体位性低血压筛查率（NEU – PD – 08）

定义：单位时间内，进行体位性低血压筛查的住院帕金森病患者数占同期住院帕金森病患者总数的比例。

计算公式：

$$住院帕金森病患者体位性低血压筛查率 = \frac{进行体位性低血压筛查的住院帕金森病患者数}{同期住院治疗帕金森病患者总数} \times 100\%$$

意义： 反映医疗机构对于帕金森病患者合并体位性低血压的规范性诊疗措施执行情况。提高对帕金森病合并体位性低血压的准确、及时识别比例，提高患者生活质量。

指标九、合并运动并发症的住院帕金森病患者 DBS 适应证筛选评估率（NEU – PD – 09）

定义： 进行 DBS（脑深部电刺激）适应证筛选评估的合并运动并发症的住院帕金森病患者数占同期合并运动并发症的住院帕金森病患者总数的比例。

计算公式：

$$合并运动并发症的住院帕金森病患者 DBS 适应证筛选评估率 = \frac{进行 DBS 筛选的合并运动并发症的住院帕金森病患者数}{同期合并运动并发症的住院帕金森病患者总数} \times 100\%$$

意义： 反映医疗机构对于合并运动并发症的帕金森病规范化评估、治疗的水平。对严重运动并发症等是否应用 DBS 神经调控治疗的决策有重要意义。

说明： DBS 适应证筛选评估方法参照中华医学会脑深部电刺激治疗帕金森病的专家共识。

指标十、住院帕金森病患者康复评估率（NEU – PD – 10）

定义： 单位时间内，进行康复评估的住院帕金森病患者数占同期住院帕金森病患者总数的比例。

计算公式：

$$住院帕金森病患者康复评估率 = \frac{进行康复评估的住院帕金森病患者数}{同期住院帕金森病患者总数} \times 100\%$$

意义： 反映医疗机构开展帕金森病患者康复评估的能力。

说明： 康复评估是指康复科、康复治疗中心或者康复专业人员进行的功能评估。

指标十一、住院帕金森病患者焦虑症状和抑郁症状筛查率（NEU – PD – 11）

定义：单位时间内，进行焦虑症状和抑郁症状筛查的住院帕金森病患者数占同期住院帕金森病患者总数的比例。

计算公式：

$$住院帕金森病患者焦虑症状和抑郁症状筛查率 = \frac{进行焦虑症状和抑郁症状筛查的住院帕金森病患者数}{同期住院帕金森病患者总数} \times 100\%$$

意义：反映医疗机构对于帕金森病合并焦虑症状和抑郁症状的规范性诊疗措施执行情况。提高对帕金森病合并焦虑症状或抑郁症状的准确、及时识别比例，提高患者生活质量。

说明：对住院帕金森病患者进行心理筛查主要包括焦虑和抑郁的筛查，参照国际运动障碍疾病协会推荐量表。

四、颈动脉支架置入术

指标一、颈动脉支架置入术患者术前 mRS 评估率（NEU – CAS – 01）

定义：单位时间内，术前行改良 Rankin 量表（Modified Rankin Scale，mRS）评估的颈动脉支架置入术患者数占颈动脉支架置入术患者总数的比例。

计算公式：

$$颈动脉支架置入术患者术前 mRS 评估率 = \frac{术前行 mRS 评估的颈动脉支架置入术患者数}{同期颈动脉支架置入术患者总数} \times 100\%$$

意义：反映医疗机构对颈动脉支架置入术患者术前规范化评估的现状。

说明：mRS 参照《中国脑血管病临床管理指南》。

指标二、颈动脉支架置入术患者术前颈动脉无创影像评估率（NEU－CAS－02）

定义： 单位时间内，术前行颈动脉无创影像评估的颈动脉支架置入术患者数占颈动脉支架置入术患者总数的比例。

计算公式：

$$颈动脉支架置入术患者术前颈动脉无创影像评估率 = \frac{术前行颈动脉无创影像评估的颈动脉支架置入术患者数}{同期颈动脉支架置入术患者总数} \times 100\%$$

意义： 反映医疗机构颈动脉支架置入术患者术前规范化评估现状。

说明： 颈动脉无创影像评估包含：颈部血管彩超、颈动脉CTA、颈动脉CE－MRA、颈动脉MRA。

指标三、颈动脉支架置入术手术指征符合率（NEU－CAS－03）

定义： 单位时间内，符合手术指征的颈动脉支架置入术患者数占颈动脉支架置入术患者总数的比例。

计算公式：

$$颈动脉支架置入术患者手术指征符合率 = \frac{符合手术指征的颈动脉支架置入术患者数}{同期颈动脉支架置入术患者总数} \times 100\%$$

（一）无症状颈动脉狭窄患者颈动脉支架置入术手术指征符合率（NEU－CAS－03A）

$$无症状颈动脉狭窄患者颈动脉支架置入术手术指征符合率 = \frac{无症状颈动脉狭窄患者行颈动脉支架置入术符合手术指征治疗人数}{同期无症状颈动脉狭窄患者行颈动脉支架置入术总人数} \times 100\%$$

（二）症状性颈动脉狭窄患者颈动脉支架置入术手术指征符合率（NEU – CAS – 03B）

$$症状性颈动脉狭窄患者颈动脉支架置入术手术指征符合率 = \frac{症状性颈动脉狭窄患者行颈动脉支架置入术符合手术指征治疗人数}{同期症状性颈动脉狭窄患者行颈动脉支架置入术总人数} \times 100\%$$

意义： 反映医疗机构规范化开展颈动脉支架置入术情况。

说明： 颈动脉支架置入术手术指征参照中华医学会外科学会《颈动脉狭窄诊治指南》（2017 年版）。

指标四、颈动脉支架置入术患者术前规范化药物治疗率（NEU – CAS – 04）

定义： 单位时间内，颈动脉支架置入术患者术前规范化药物（双重抗血小板药物 + 他汀类药物）治疗人数占颈动脉支架置入术患者总数的比例。

计算公式：

$$颈动脉支架置入术患者术前规范化药物治疗率 = \frac{颈动脉支架置入术患者术前规范化药物治疗人数}{同期颈动脉支架置入术患者总数} \times 100\%$$

（一）颈动脉支架置入术患者术前双重抗血小板药物治疗率（NEU – CAS – 04A）

$$颈动脉支架置入术患者术前双重抗血小板药物治疗率 = \frac{颈动脉支架置入术患者术前双重抗血小板药物治疗人数}{同期颈动脉支架置入术患者总数} \times 100\%$$

（二）颈动脉支架置入术患者术前他汀类药物治疗率（NEU – CAS – 04B）

$$颈动脉支架置入术患者术前他汀类药物治疗率 = \frac{颈动脉支架置入术患者术前他汀类药物治疗人数}{同期颈动脉支架置入术患者总数} \times 100\%$$

意义： 反映医疗机构颈动脉支架置入术患者围术期规范化药物治疗现状。

说明： 术前规范化药物治疗指使用双重抗血小板药物和他汀类药物治疗。术前双重抗血小板药物治疗指阿司匹林加氯吡格雷联合使用≥4 天，或者术前使用负荷量。

指标五、颈动脉支架置入术保护装置使用率（NEU – CAS – 05）

定义： 单位时间内，颈动脉支架置入术使用保护装置人数占颈动脉支架置入术患者总数的比例。

计算公式：

$$\frac{颈动脉支架置入术}{保护装置使用率} = \frac{颈动脉支架置入术使用保护装置人数}{同期颈动脉支架置入术患者总数} \times 100\%$$

意义： 反映医疗机构开展颈动脉支架置入术技术规范性。

说明： 颈动脉支架置入术保护装置包含：远端滤伞保护装置，远端球囊保护装置，近端球囊保护装置，近端逆转流保护装置。

指标六、颈动脉支架置入术技术成功率（NEU – CAS – 06）

定义： 单位时间内，颈动脉支架置入术技术成功人数占颈动脉支架置入术患者总数的比例。

计算公式：

$$\frac{颈动脉支架置入术}{技术成功率} = \frac{颈动脉支架置入术技术成功人数}{同期颈动脉支架置入术患者总数} \times 100\%$$

意义： 反映医疗机构开展颈动脉支架置入术技术规范性。

说明： 颈动脉支架置入术技术成功定义为术后残余狭窄≤30% 且术后血流 mTICI 分级 3 级。

指标七、颈动脉支架置入术并发症发生率（NEU – CAS – 07）

定义： 单位时间内，发生并发症的颈动脉支架置入术患者数占颈动脉支架置入术患者总数的比例。

计算公式：

$$颈动脉支架置入术\atop 并发症发生率 = \frac{发生并发症的\atop 颈动脉支架置入术患者数}{同期颈动脉支架置入术患者总数} \times 100\%$$

意义：反映医疗机构开展颈动脉支架置入术安全性指标。

说明：颈动脉支架置入术并发症包含：

（1）心血管并发症：颈动脉窦压力反射包括心动过缓、低血压和血管迷走神经反应；持续的低血压；围术期心肌梗死、心衰。

（2）缺血性并发症：栓子脱落栓塞、血栓形成、血管痉挛、动脉夹层等导致 TIA 和缺血性卒中。

（3）颅内出血：脑过度灌注综合征、高血压脑出血（主要位于基底节部位）、脑梗死后出血转化、合并颅内出血性疾患、血管穿孔。

（4）其他并发症：支架释放失败、支架变形、支架释放后移位、穿刺部位损伤、造影剂肾病。

指标八、颈动脉支架置入术患者出院规范化药物治疗率
（NEU – CAS – 08）

定义：单位时间内，出院时给予规范化药物治疗的颈动脉支架置入术患者数占颈动脉支架置入术患者总数的比例。

计算公式：

1. 颈动脉支架置入术患者出院双重抗血小板药物治疗率
（NEU – CAS – 08A）

$$颈动脉支架置入术患者出院\atop 双重抗血小板药物治疗率 = \frac{出院时给予双重抗血小板药物治疗\atop 的颈动脉支架置入术患者数}{同期颈动脉支架置入术患者总数} \times 100\%$$

2. 颈动脉支架置入术患者出院他汀类药物治疗率（NEU – CAS – 08B）

$$颈动脉支架置入术患者\atop 出院他汀类药物治疗率 = \frac{出院时给予他汀类药物治疗的\atop 颈动脉支架置入术患者数}{同期颈动脉支架置入术患者总数} \times 100\%$$

3. 合并高血压的颈动脉支架置入术患者出院降压药物治疗率（NEU – CAS – 08C）

$$合并高血压的颈动脉支架置入术患者出院降压药物治疗率 = \frac{出院时给予降压药物治疗的合并高血压的颈动脉支架置入术患者数}{同期合并高血压的颈动脉支架置入术患者总数} \times 100\%$$

4. 合并糖尿病的颈动脉支架置入术患者出院降糖药物治疗率（NEU – CAS – 08D）

$$合并糖尿病的颈动脉支架置入术患者出院降糖药物治疗率 = \frac{出院时给予降糖药物治疗的合并糖尿病的颈动脉支架置入术患者数}{同期合并糖尿病的颈动脉支架置入术患者总数} \times 100\%$$

意义： 反映医疗机构开展颈动脉支架置入术患者术后规范化药物治疗现状。

说明： 术后出院时给予规范化药物治疗包含：双重抗血小板药物；他汀类药物；合并高血压的颈动脉支架置入术患者术后出院时给予降压药物治疗；合并糖尿病的颈动脉支架置入术患者术后出院时给予降糖药物治疗。

指标九、颈动脉支架置入术患者卒中和死亡发生率（NEU – CAS – 09）

定义： 单位时间内，颈动脉支架置入术患者术后住院期间、术后 30 天卒中和死亡人数占颈动脉支架置入术患者总数的比例。

计算公式：

1. 颈动脉支架置入术患者术后住院期间卒中和死亡发生率（NEU – CAS – 09A）

$$颈动脉支架置入术患者术后住院期间卒中和死亡发生率 = \frac{颈动脉支架置入术患者术后住院期间卒中和死亡人数}{同期颈动脉支架置入术患者总数} \times 100\%$$

2. 颈动脉支架置入术患者术后 30 天卒中和死亡发生率（NEU – CAS – 09B）

$$颈动脉支架置入术患者\atop术后30天卒中和死亡发生率 = \frac{颈动脉支架置入术患者术后30天卒中和死亡人数}{同期颈动脉支架置入术患者完成术后30天随访人数} \times 100\%$$

意义： 反映医疗机构开展颈动脉支架置入术不良预后指标。

说明： 术后随访包括电话随访、网络随访、门诊随访、再次住院。术后住院期间死亡以病案首页信息为依据。

指标十、颈动脉支架置入术患者术后同侧缺血性卒中发生率（NEU – CAS – 10）

定义： 单位时间内，颈动脉支架置入术患者术后 30 天、术后 1 年发生同侧缺血性卒中人数占颈动脉支架置入术患者总数的比例。

计算公式：

1. 颈动脉支架置入术患者术后 30 天同侧缺血性卒中发生率（NEU – CAS – 10A）

$$颈动脉支架置入术患者术后\atop30天同侧缺血性卒中发生率 = \frac{颈动脉支架置入术患者术后30天发生同侧缺血性卒中人数}{同期颈动脉支架置入术患者完成术后30天随访人数} \times 100\%$$

2. 颈动脉支架置入术患者术后 1 年同侧缺血性卒中发生率（NEU – CAS – 10B）

$$颈动脉支架置入术患者术后\atop1年同侧缺血性卒中发生率 = \frac{颈动脉支架置入术患者术后1年发生同侧缺血性卒中人数}{同期颈动脉支架置入术患者完成术后1年随访人数} \times 100\%$$

意义： 反映医疗机构开展颈动脉支架置入术患者临床结局。

说明： 同侧缺血性卒中指靶血管供血区发生的缺血性卒中。

排除： 靶血管供血区发生的 TIA。

五、脑血管造影术

指标一、脑血管造影术（DSA）前无创影像评估率（NEU – DSA – 01）

定义： 单位时间内，脑血管造影术前完善无创影像评估人数占行脑血管造影术的患者总数的比例。

计算公式：

$$\text{脑血管造影术前无创影像评估率} = \frac{\text{脑血管造影术前完善无创影像评估的患者数}}{\text{同期行脑血管造影术的患者总数}} \times 100\%$$

意义： 反映医疗机构脑血管造影术的患者术前规范化评估现状。

说明： 无创影像评估包含：颈部血管彩超、颈动脉 CTA、颈动脉 MRA、颈动脉 CE – MRA、经颅多普勒超声（TCD）、颅内 MRA、颅内 CTA、颅内 MRV、颅内 CTV。

指标二、脑血管造影术中非离子型对比剂应用率（NEU – DSA – 02）

定义： 单位时间内，脑血管造影术中应用非离子型对比剂的患者数占行脑血管造影术的患者总数的比例。

计算公式：

$$\text{脑血管造影术中非离子型对比剂应用率} = \frac{\text{脑血管造影术中应用非离子型对比剂的患者数}}{\text{同期行脑血管造影术的患者总数}} \times 100\%$$

意义： 反映医疗机构脑血管造影术中对比剂应用情况。

说明： 非离子型对比剂包含：非离子型高渗单体对比剂（碘普罗胺、碘海醇、碘帕醇、碘佛醇、碘美普尔、碘比醇），非离子等渗双体对比剂（碘克沙醇）。

指标三、脑血管造影术造影时相完整率（NEU – DSA – 03）

定义： 单位时间内，脑血管造影术中靶血管造影显示时相完整的患者数占行脑血管造影术的患者总数的比例。

计算公式：

$$脑血管造影术中造影时相完整率 = \frac{脑血管造影术中靶血管造影显示时相完整的患者数}{同期行脑血管造影术的患者总数} \times 100\%$$

意义： 反映医疗机构脑血管造影术中操作规范情况。

说明： 脑血管造影术中靶血管造影显示时相完整指动脉期、毛细血管期、静脉期、静脉窦期均显影。

指标四、脑血管造影术造影阳性率（NEU – DSA – 04）

定义： 单位时间内，脑血管造影术检查有异常发现的患者数占行脑血管造影术的患者总数的比例。

计算公式：

$$脑血管造影术造影阳性率 = \frac{脑血管造影术检查有异常发现的患者数}{同期行脑血管造影术的患者总数} \times 100\%$$

意义： 反映医疗机构脑血管造影术检查规范化诊疗情况。

说明： 脑血管造影术检查有异常发现包含：动脉粥样硬化、栓塞、狭窄、闭塞、动脉瘤、动静脉畸形、动静脉瘘、静脉窦闭塞、静脉窦狭窄、血管变异、颅内占位性病变、颅脑外伤所致各种脑外血肿、血管破裂出血。

指标五、脑血管造影术严重并发症发生率（NEU – DSA – 05）

定义： 单位时间内，脑血管造影术发生严重并发症的患者数占行脑血管造影术的患者总数的比例。

计算公式：

$$脑血管造影术严重并发症发生率 = \frac{脑血管造影术发生严重并发症的患者数}{同期行脑血管造影术的患者总数} \times 100\%$$

意义： 反映医疗机构脑血管造影术安全性。

说明： 严重并发症是指导致死亡或健康状况严重恶化的并发症，包括致命的疾病或者伤害、身体结构或者身体功能的永久性缺陷、需住院治疗或者延长住院时间、需要进行医疗或者手术介入以避免对身体结构或者身体功能造成永久性缺陷。

指标六、脑血管造影术穿刺点并发症发生率（NEU – DSA – 06）

定义：单位时间内，脑血管造影术后住院期间发生穿刺点并发症的患者数占行脑血管造影术的患者总数的比例。

计算公式：

$$\text{脑血管造影}\atop\text{穿刺点并发症发生率} = \frac{\text{脑血管造影术后住院期间}\atop\text{发生穿刺点并发症的患者数}}{\text{同期行脑血管造影术的患者总数}} \times 100\%$$

意义：反映医疗机构脑血管造影术安全性。

说明：穿刺点并发症包含：穿刺部位血肿；假性动脉瘤；动脉夹层、痉挛、狭窄或闭塞；动静脉瘘；腹膜后血肿；血管迷走神经反射。

指标七、脑血管造影术死亡率（NEU – DSA – 07）

定义：单位时间内，脑血管造影术后住院期间死亡患者数占行脑血管造影术的患者总数的比例。

计算公式：

$$\text{脑血管造影}\atop\text{死亡率} = \frac{\text{脑血管造影术后住院期间死亡患者数}}{\text{同期行脑血管造影术的患者总数}} \times 100\%$$

意义：反映医疗机构脑血管造影术安全性。

说明：脑血管造影术后住院期间死亡以病案首页信息为依据。

≪附录3

神经病学专业防控新型冠状病毒感染专家共识（第一版）

国家卫生健康委脑卒中防治工程专家委员会

一、前言

2019 年 12 月以来，首发于湖北省武汉市，迅速波及全国乃至全球各地的不明原因肺炎，引发全球的广泛关注。本次疫情的病原体被判定为一种新型冠状病毒，世界卫生组织（WHO）正式命名为"2019 - 新型冠状病毒（2019 - novel coronavirus, 2019 - nCoV）"。2019 - nCoV 累及的主要器官为肺，因此，2020 年 2 月 8 日中国正式将其命名为新型冠状病毒肺炎（Novel Coronavirus Pneumonia，NCP）。实际上该病毒还可以累及神经系统、消化系统、泌尿系统、血液系统等多个系统，2 月 11 日 WHO 宣布由新型冠状病毒引发的疾病为 2019 冠状病毒病（Corona Virus Disease 2019，COVID - 19）。早期以神经系统症状为首发症状时，往往容易误诊，延误治疗，同时这类患者还是隐形的传播者。

为了让神经科医师了解这一疾病的发生发展和转归，熟悉相关的防治流程，我们将目前有关 COVID - 19 的临床诊治以及相关研究的进展做一总结，撰写"2019 冠状病毒病（COVID - 19）临床防治神经科专家共识"，指导神经科医师对 COVID - 19 的临床防治。

二、新型冠状病毒概况

1. 冠状病毒 冠状病毒为不分节段的单股正链 RNA 病毒，冠状病毒科分为 α、β、γ、δ 属等 4 个属，是一类主要引起呼吸道、肠道疾病的病原体，在 1937 年首次从家禽体内分离，而最早在人体内发现是在 1965 年。在电子显微镜下，这类病毒颗粒的表面有许多规则排列的突起，整个病毒颗粒就像一顶中世纪欧洲帝王的皇冠，因此被命名为"冠状病毒"。冠状病毒颗粒外包着囊膜，膜表面分别有刺突糖蛋白、小包膜糖蛋白和膜糖蛋白等 3 种蛋白。刺突糖蛋白，也就是"皇冠"突起，是冠状病毒感染性和致病性的关键结构，其所组成的刺突可识别和结合位于宿主细胞表面受体，从而入侵宿主细胞。

2. 2019 - nCoV 2019 - nCoV 属于 β 属新型冠状病毒，总共有近 29000 个核苷酸碱基，由这些碱基保存繁殖遗传指令，是以 RNA 形式存在的病毒之一。2019 - nCoV 基因组序列分析已发布在 virological. org、nextstrain. org 以及 bioRxiv 等平台及多个学术期刊上。目前，已在 18 个国家发现了这种病毒，中国研究人员共享这些序列，使世界各地公共卫生实验室得以进行相关研究。研究发现 2019 - nCoV 病毒序列与蝙蝠冠状病毒非常相似，整体基因组序列一致性为 96.2%，与 SARS 冠状病毒存在 79.5% 的序列同源性。

2019 - nCoV 冠状病毒刺突蛋白和 HIV gp120 蛋白都是胞膜表面的识别蛋白，但其致病机制迥然不同。2019 - nCoV 刺突蛋白使冠状病毒识别 ACE2 受体并侵入黏膜上皮，而 gp120 蛋白使 HIV 病毒识别 CD4 受体并侵入 $CD4^+T$ 细胞。目前没有证据表明 2019 - nCoV 可以感染 T 细胞、任何表达 CD4 的细胞、任何不表达 ACE2 细胞，或者感染不能被其他已知冠状病毒感染的细胞。

目前为止，已分析的 2019 - nCoV 序列彼此之间最多有 7 个核苷酸的差异，这表明它是最近才进入人类体内的。最近华南农业大学发现穿山甲或为中间宿主，但寻找病毒源头，任重道远。

三、传播途径

虽然 2019 – nCoV 病毒与 SARS 和 MERS 冠状病毒同属于冠状病毒这一大家族，但其基因特征与它们有明显区别。目前所见传染源主要是新型冠状肺炎感染患者，经呼吸道飞沫和接触传播是主要的传播途径，也有证据发现在粪便中检测到该病毒核酸，推测消化道或是传播途径，亦可通过气溶胶传播，后两者尚待明确。

四、临床特点

COVID – 19 的潜伏期长，传染性强，潜伏期一般为 3 ~ 14 天、最长报道 24 天，到过疫区，或者与患者、疑似病例接触史的人都应该考虑自我隔离、密切追踪、监测体温和相关症状。

1. 全身及呼吸道症状 COVID – 19 患者常以发热、干咳、乏力为主要表现，部分患者表现为咽部疼痛、腹痛、腹泻、结膜炎等，因此，出现以上症状即使是症状轻微，也必须高度重视。

2. 神经系统症状 有一部分患者合并神经系统症状，目前已观察到 COVID – 19 患者的神经系统症状：突发吐词不清、肢体瘫痪等急性脑血管病症状；头痛、癫痫、意识障碍等颅内感染的症状；四肢酸痛、无力等肌肉损害的症状；少数患者伴有神经痛、感觉异常、大小便障碍等症状。在 COVID – 19 高发时期，神经科医师接诊此类患者时需要引起高度重视，特别是首发症状为这些神经系统症状患者，一定要警惕 COVID – 19，注意鉴别诊断，做好防护和应对措施。

3. 实验室检查需要注意的问题 多数 COVID – 19 患者有低热，少数出现高热，值得关注的是：部分患者，未合并发热，甚至到肺 CT 表现十分显著，已出现呼吸困难，体温依然正常，而仅仅是感到乏力；还有患者在治疗中，体温下降了，肺炎实际却在进展。所以判断病情进展，复查肺 CT 十分重要。

相关血液生化检查中，值得关注的是，有些患者，回顾其发病前血象，已经出现淋巴细胞数量下降，提示我们对于血象中的淋巴细胞变化要高度重视。目前，已有公司研发出 2019 - nCoV 冠状病毒抗体，临床监测和应用正在进行，未来或许能够成为预后判断的重要指标。

目前，核酸检测依然是确诊的重要标准，然而阳性率并不高，部分患者需要连续数次检测才发现阳性结果。因而目前很多临床共识，即使核酸检测阴性，如果结合流行病史、临床表现及肺 CT 等综合判断，仍可给出初步疑似诊断；如果肺 CT 已经出现明显特征性改变，可以确诊。不能因为等待核酸检测结果或者核酸结果阴性，而对有症状的疑似患者不予处理。

五、疾病发展过程和治疗中注意事项

1. COVID - 19 发展特点及防治要点　在以国家卫生健康委员会《新型冠状病毒感染的肺炎诊疗方案（试行第五版）》[7] 为指导的基础上，结合 COVID - 19 临床发展特点，在防治过程中需要注意以下特点：

（1）轻症患者，要尽快治疗，大多数可以控制，如果有呼吸道、消化道感染症状，也应尽早对症处理，一般 3～5 天缓解。

（2）起病第 3～5 天之后，患者症状加重，参考指南治疗，有必要进行肺部 CT 复查，关注是否肺的进展已经发生，要积极应对，尤其注意老龄、有多种基础疾病或者严重基础疾病患者是否发生继发感染，对于继发感染的控制对病情发展至关重要。

（3）起病第 7～14 天，一小部分患者可能病情继续进展，继发严重感染或者合并多重感染，肺 CT 显示病灶变大，或者变多，甚至肺 CT 有些扫描层面病变累及达到 50% 以上，病情进入一个可能转为危重症阶段，免疫相关治疗，包括小剂量甲基强的松龙、丙球、血液透析等，这些在临床实际应用中已证实有效。

（4）起病 14 天以后，危重症患者的治疗难度大、死亡率高。

2. 神经系统症状的可能原因及治疗中的注意事项

（1）急性脑血管病相关症状

此次 COVID－19 患者中，中老年人占大多数，尤其是危重症患者，D－二聚体异常增高，较易发生栓塞性血管事件，这类患者中又有较多同时合并脑血管病危险因素，部分患者可能会出现急性缺血性卒中，因此医护人员也需要关注相关神经系统症状，一旦接诊 COVID－19 患者表现为急性缺血性卒中患者，应由神经科专科医师和感染科医师共同参与急诊救治，对于合并 D－二聚体异常增高的脑血管病患者，卒中二级预防建议给予抗凝治疗。救治结束后收入感染科隔离病房，同时安排神经科医师每天到隔离病房查房，协助隔离病房医师管理患者。

因 2019－nCoV 病毒与 ACE2 受体结合 [5]，部分高血压病患者患 COVID－19 后，可能会出现血压异常升高，增加脑出血发生危险，另外 COVID－19 的危重症患者也常合并血小板的重度减少，这些也可能是此类患者易出现急性脑血管事件的高危因素。研究表明 ACEI 和 ARB 类降压药物可能会使 ACE2 受体表达增高，为避免加重 COVID－19 感染患者的症状，合并高血压病患者的血压控制，建议停止使用 ACEI 和 ARB 类降压药物，改为 CCB、利尿剂类等降压药。

（2）颅内感染相关症状

SARS－CoV 病毒也可能感染中枢神经系统，研究者在患者脑脊液中检测到 SARS－CoV 核酸，尸检的脑组织中也发现

SARS－CoV 病毒。我们临床也发现部分 COVID－19 患者出现头痛、癫痫、意识障碍等类似颅内感染症状，有些甚至以颅内感染为首发症状后出现 COVID－19 相关症状，因此，神经科医师在接诊或会诊时需要引起高度重视，条件允许，可进行头部 MRI 平扫和增强检查，在患者配合情况下可行腰穿检查，并且行脑脊液的 2019－nCoV 病毒核酸检测。此类患者需要结合颅内感染诊治原则和 COVID－19 诊治指南，增加脱水、护脑、控制癫痫、抗精神症状等神经科的常规处理。

（3）肌肉损害相关症状

部分患者可能首发或者继发乏力、四肢酸痛、肌酶轻度升高等肌肉损害症状，这可能与 2019－nCoV 病毒所致的炎症反应或者病毒直接导致肌肉损害有关。以肌肉损害为首发症状的患者，建议完善 COVID－19 相关检查。此类患者在积极行 COVID－19 相关治疗的同时，建议加强营养支持治疗，肌肉损害严重者，应尽快给予丙种球蛋白治疗（0.25g/kg/d 或 15～20g/d，疗程 3～5 天）。

六、神经科医师防范要点

在 COVID－19 疫情严重的非常时刻，神经科医师可能会在门诊接诊首发症状为神经系统症状的 COVID－19 患者，或者患者住院后发现其为"疑似"病例，也可能会诊合并神经系统症状的确诊患者。在以国家卫生健康委员会制定的《医疗机构内新型冠状病毒感染预防与控制技术指南（试行第一版）》为指导的基础上，结合神经科医师可能会遇到的 COVID－19 患者特点，补充以下注意事项。

1. 神经科门诊注意事项　以神经系统症状为首发症状的患者，多数首先到神经科就诊，需要注意以下几点：

（1）接诊前穿戴一次性工作帽、医用防护口罩、工作服、一次性乳胶手套备用，随身携带过氧化氢手消毒剂。

（2）进入诊室前，患者和家属在预检分诊台常规测量体温，所有患者及陪同家属（为减少交叉感染，尽量避免家属进入诊室）必须佩戴一次性医用口罩。若有肺炎相关症状，建议先到发热门诊就诊，若有必要再请神经科医师会诊。

（3）对于神经科非急症的普通患者，尽量避免住院治疗，待疫情控制后择期入院治疗。

（4）对于有神经系统症状无典型 COVID－19 症状但又高度疑似的患者，建议患者到发热门诊就诊，必要时请神经科医师会诊。

（5）接诊完后，严格按照防护用品穿脱程序脱防护装备，禁止穿着防护装备离开污染区，以避免各个分区的交叉污染。

2. 神经科绿道和神经科急诊防控管理

在确保绿道卒中患者及神经科急诊患者得到及时救治的同时，也确保患者、家属、医务人员在救治中避免被交叉感染，建议：

（1）在 COVID－19 高发地区，神经科绿道和神经科急诊医护工作人员防护装备应为三级防护。

（2）将神经科绿道及神经科急诊通道（包括诊室、CT/MRI室、介入手术室等）与急诊、发热门诊严格分开，确保与发热患者无任何交叉。

（3）医生接诊前先询问患者及家属 14 天内有无发热、咽痛等肺炎相关症状及有无与 COVID－19 确诊或疑似患者接触史。如有以上情况，安排专门医护人员陪同患者到发热门诊，按照发热门诊的流程行卒中绿道/急诊救治工作，救治完毕后收入感染科隔离病房，同时安排神经科专科医师定期到隔离病房查房。若排除以上情况，按照卒中绿道/急诊工作流程安排救治，然后收入神经科病房。

（4）接受溶栓、取栓患者，避免进入 NICU，在单间进行治疗，医护人员注意隔离防护（因为患者在急诊滞留以及急性脑梗患者抵抗力低下，均容易发生交叉感染），体温检测 3 天、血常规、肺 CT 及新型冠状病毒核酸检测结果阴性，排除感染才能进入多人病房。

（5）绿道医护人员要劳逸结合，避免熬夜、长时间工作等体力透支行为，适宜加强身体锻炼和营养支持。

3. 神经科病房防控管理

（1）在 COVID-19 高发地区，神经科病房监护室（NICU）医护人员防护装备应为三级防护。普通病房医护人员需穿戴一次性工作帽、医用防护口罩、工作服。

（2）执行严格的门禁管理制度，减少留陪和探视，安排专门人员把守病区入口，对进入人员测量体温，所有患者和家属佩戴一次性医用口罩，以免交叉感染。如有条件，建议每 2 个病房配备至少 1 名医疗辅助人员。

（3）执行病房医护及其他工作人员、患者、留陪家属实时体温通报制度，一旦有发热人员，立即通知科室 COVID-19 防控小组，由小组人员协助安排指导治疗、检查、患者及家属隔离、病区消毒等。

（4）一旦发现高度疑似患者，应立即安排院内 COVID-19 专家组会诊，同时安排其他患者和家属、接触的医护人员隔离，并密切监测所有接触者体温及 COVID-19 相关症状，疑似患者尽快转到医院隔离病房，若因为床位短缺无法立即转走，应暂时安排患者独立房间，并在医院的协助下，尽快转到隔离病房或定点医院，患者原所在空间严格消毒。

≪附录4

神经介入专业防控新型冠状病毒感染专家共识（第一版）

国家卫生健康委脑卒中防治工程专家委员会
中国医师协会神经介入专业委员会

一、前言

自2019年12月底，湖北省武汉市等多个地区发生新型冠状病毒感染的肺炎（NCP）疫情以来，报告病例数字快速上升，波及地区不断扩大，防控形势非常严峻。当前，全国上下齐心协力、众志成城，新型冠状病毒感染的肺炎疫情防控工作正有力有序有效开展。各地各部门坚决贯彻落实以习近平同志为核心的党中央决策部署，坚定信心、同舟共济、科学防治、精准施策，坚决打赢这场疫情防控阻击战。

众所周知，脑卒中是一种发病率高、致残率高、死亡率高和复发率高的常见疾病，神经介入，尤其是急性卒中的神经介入是脑卒中治疗的关键救治措施，可显著降低患者的死亡率和残疾率。目前全国各级医院均建立脑卒中诊疗绿色通道，脑卒中急救一线人员争分夺秒，缩短救治时间，为患者争取更好的预后。但在目前疫情防控关键时期，神经介入作为一种急诊手术手段，神经介入医护技从业人员面临疾病救治和预防感染的双重压力，如何在疫情期间坚持脑卒中患者的救治，尤其是需要神经介入急诊治疗的患者得到及时有效救治，同时做好患者和医务工作者、尤其是脑卒中急救一线人员的防护工作，是当前工作的重点和难点。

中国医师协会神经介入专业委员会（CFITN）作为神经介入医师的全国学会组织，根据神经介入相关工作特点，依据国家卫健委印发的《新型冠状病毒感染的肺炎诊疗方案（试行第五版修正版）》（以下简称第五版方案）等文件，参考多个神经介入中心实际工作经验，制定神经介入专业在新型冠状病毒感控背景下开展诊疗活动的防护策略与建议，旨在为全国各级医院神经介入同道提供参考。

本策略会根据国家、省、市、及医院有关规定的变化随时更新。

二、神经介入择期患者的防控策略

（一）门诊诊疗活动的防控建议

1. 患者就诊流程建议

（1）广为宣传，暂缓来院：通过宣传部门、医务人员广泛宣传，告知无紧急就诊需求的患者暂缓来院就诊，如患有未破裂动脉瘤、血管畸形、颈动脉、锁骨下动脉、椎动脉、颅内动脉狭窄等疾病的患者。对于随诊的病人，建议电话或网络方式与主治医生联系，指导检查及用药等。

（2）尽量减少患者的拥挤，以减少医院感染的风险。

（3）要求就诊患者和家属佩戴口罩，进行就诊前的标准筛查程序（图1）。测体温筛查，详细询问接触史、地区史、不适症状，方可进入候诊区域。若发现发热、流行病学史或相关症状患者，建议患者先到发热门诊进行筛查。建议对欲收入院的所有病人行肺部 CT 排除 NCP 感染。

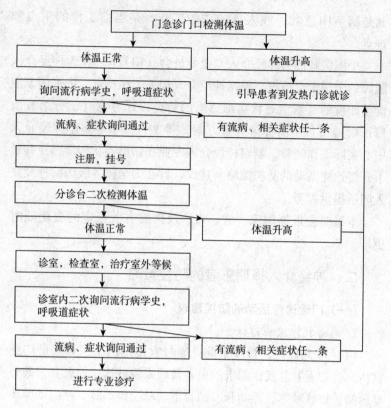

图1　门急诊筛查参考流程

2. 医务人员自我防护

（1）医护人员进入门诊工作前接受体温检测，并记录，如有体温升高应暂停医疗活动，进一步排查原因。医护人员应关注自己的呼吸道症状，如有相关症状需主动报告。

（2）全程标准预防：穿工作服，戴工作帽，戴医用外科口罩。新型冠状病毒感染高发地区可考虑戴护目镜，医用防护口罩和一次性隔离衣。

（3）做好手卫生，严格按照《医务人员手卫生规范》执行。

（4）发现疑似病例后，保持冷静，立即退出诊室，提升防护至隔离病区的防护级别，病人就地隔离，并立即报告相关部门。

（二）病区（房）诊疗活动防控建议

1. 患者住院建议

（1）通知入院时即详细询问接触史、地区史、不适症状，发现体温升高者，应按发热待查进一步排查。

（2）进入病区前患者及家属要求佩戴口罩，测患者和家属体温（腋温）并记录。若 T≥37.3℃，建议到发热门诊筛查，T<37.3℃，继续排查流行病史和临床症状，可以表格记录（表1）。筛查合格方可进入病区。

（4）自理患者建议不设陪护，如果因病情危重需要陪护，每名患者限 1 名陪护，且相对固定不随意调换。

（5）患者在院期间，不建议家属来院探视，鼓励通过语音、视频等方式在线探视。

（6）指导患者和家属正确选择、佩戴口罩，正确实施咳嗽礼仪和手卫生。

（7）住院期间术前谈话签字，原则上由 1 名直系家属前来医院签字；如为相对重大的决策，确需多名家属参与，建议于病房外开放区域进行。谈话医生和家属均佩戴外科口罩，保持 1 米以上距离。

（8）患者管理：

根据现有对 NCP 的认识，发热患者均要经过发热门诊或相关科室仔细排查，未发热患者来院就诊时很可能隐瞒"流行病学史＋临床表现第一条（呼吸道症状）"，因此假设住院患者这两条都符合，那么肺 CT 或血常规有一项符合新型冠状病毒感染表现，即应列为可疑患者。因此建议将来院无发热患者分为三类：

①肺 CT、血常规无异常，可视为普通患者；②肺 CT 或血常规有一项符合新型冠状病毒感染表现，或者病情极危重来不及排查的，列为可疑患者；③疑似或确诊患者，即符合第五版方案中疑似或确诊标准的患者。本建议中患者分类均按此标准进行。

对以上不同类别患者管理的建议：

1）普通患者：可收治于普通病房，建议适当控制住院患者人数、减少人员密度、保证床间距。

2）可疑患者：建议单间观察，同时这部分病房应集中于某一区域，或可称为"过渡病区"。

3）疑似/确诊患者：尽早转入定点医院，病情不允许者，进行单间隔离，原则上限制在隔离病室内活动，病情允许时应戴医用外科口罩；原则上避免外出检查，如因设备条件所限必须外出检查时，需及时与后勤中心联系设计好流程和路线，并采取适当措施，将对沿途环境和人员暴露风险降至最低，检查科室人员需采取必要的防护措施，检查结束后需对检查场所和设备以及所经区域进行必要的消毒处置；室内空气使用可人机共处的空气消毒净化器持续消毒，关闭集中通风系统。

（9）对可疑患者，应密切监测体温、呼吸道症状，追问流行病学史，必要时请院内专家组会诊，尽快明确患者是否疑似。建议制定"疫情期间病房患者发热处理流程"，做好应对预案。

（10）无隔离病房条件的医院，建议不收治确诊病人、不对疑似/确诊病人实施急诊手术。

确诊病人收在隔离病房，由隔离病房医生和神经外科医生共同管理病人。

表1　患者入院排查表参考模板

患者入院前"新型冠状病毒感染肺炎"排查表

姓名		身份证号		性别		年龄		
流行病学史	发病前14天内有武汉市及周边地区，或其他有病例报告社区的旅行史或居住史					有□		无□
	发病前14天内曾接触过来自武汉市及周边地区，或来自有病例报告社区的发热或有呼吸道症状的患者					有□		无□
	与新型冠状病毒感染者有接触史					有□		无□
	有聚集性发病（周边多人有发热等类似症状）					有□		无□
临床表现	发热 >37.2℃			有□	无□	腋下实测体温＿＿℃		
	肺部影像学检查提示有肺炎特征			有□	无□	未查□		
	发病早期白细胞总数正常或降低，或淋巴细胞计数减少			有□	无□	未查□		
患方承诺	本人承诺所述患者流行病学史属实，隐瞒事实将依据《中华人民共和国传染病法》等，自愿承担一切后果和法律责任。 患者本人或家属签名： 与患者关系： 　　　　　　　　　　　时间：2020 年　　月　　日							

科室：

医生签名：

　　　　　　　　　　　　　　　　　时间：2020 年　　月　　日

　　备注：1. 临床科室根据患者流行病学史及疾病情况，决定是否行血常规及肺部影像学检查，并向患者及家属做好解决工作

　　2. 排查标准，具备以上流行病学史中任意一条同时临床表现中任意两条者为疑似患者

2. 医务人员防护

（1）医护人员进入病区前接受体温检测，并记录，如有体温升高应暂停医疗活动，进一步排查原因。医护人员应关注自己的呼吸道症状，如有相关症状需主动报告。

（2）医护人员的日常防护除了注意咳嗽礼仪外，针对不同类别患者，还有如下建议：

1）普通患者：一般防护（工作服＋医用外科口罩＋手卫生）即可；

2）可疑患者：一般防护基础上，加戴帽子、护目镜/防护面屏、穿布制或一次性隔离衣（一级防护＋护目镜/防护面屏）；

3）疑似/确诊患者：一般防护基础上，加戴帽子、医用防护口罩、护目镜/防护面屏、医用防护服、一次性乳胶手套、鞋套（三级防护）。

（3）在特殊情况下，做好以下防护：

1）接触患者的血液、体液、分泌物、排泄物、呕吐物及污染物品时：戴清洁手套，脱手套后洗手。

2）可能受到患者血液、体液、分泌物等喷溅时：戴医用防护口罩、护目镜、穿防渗隔离衣。

3）为疑似患者或确诊患者实施可能产生气溶胶的操作（如气管插管、无创通气、气管切开，心肺复苏，插管前手动通气和支气管镜检查等）时：①采取空气隔离措施；②佩戴医用防护口罩，并进行密闭性能检测；③眼部防护（如护目镜或面罩）；④穿防体液渗入的长袖隔离衣，戴手套；⑤操作应当在通风良好的房间内进行；⑥房间中人数限制在患者所需护理和支持的最低数量；⑦病情允许时转入具有负压条件或专用房间进行操作（因为可产生大量气溶胶并空气中悬浮）。

（4）术前术后交接、转入转出：

1）普通患者：前往或返回手术室/导管室、转入转出过程中均佩戴医用外科口罩；医护人员为一般防护。

2）可疑患者：患者处理同前；医护人员的防护为"一级防护＋护目镜/防护面屏"；如需转病房、转院，建议在过渡病区住满 14 天（依据为新冠肺炎平均潜伏期 14 天）再行转出。

3）疑似/确诊患者：前往或返回手术室/导管室、转入转出过程中均佩戴医用外科口罩，转运过程中其他要求见"患者住院建议第（8）条"；医护防护提升至三级防护。

（5）病区鼓励设立工作人员卫生间，仅供工作人员使用。

（6）医生除经医院和科室委派和批准的特殊任务，禁止外出会诊，出差。

（7）在病区内应当设置应急隔离病室，用于疑似或确诊患者的隔离与救治，建立相关工作制度及流程，备有充足的应对急性呼吸道传染病的消毒和防护用品。

（8）严控患者和家属在医护休息区、办公室随意走动。

三、神经介入急诊患者的防控策略

1. 患者就诊流程建议

（1）对所有急诊患者进行就诊前的标准筛查程序（图 1）。对于病情危重，不能配合的患者，向家属及密切接触者询问接触史、地区史。建议同时行头部和肺部 CT 检查。对病情危重不能行 CT 检查者，按可疑患者对待，予单间观察，待病情稳定后进一步筛查；如遇急症需急诊手术，则按疑似/确诊患者对待，按照相应流程处理。

（2）对于筛查不通过者，建议患者先到发热门诊就诊。对于合并卒中急危重症，无法转至发热门诊者，应启动院内会诊，如排除后可继续神经介入的常规诊治。如考虑疑似，应按本文第四部分"高度疑似和确诊新型冠状病毒感染肺炎患者神经介入治疗原则"处理。

（3）对诊断后考虑须行神经介入手术患者，应在常规术前检查（需有血常规）基础上，进行肺部 CT 检查，结果需由感染（呼吸）相关科室会诊，进一步排除新型冠状病毒肺炎。

（4）对于蛛网膜下腔出血患者，由于常伴有发热，应按照以上流程严格加以鉴别。对于无法完全排除新型冠状病毒感染肺炎者，暂不进入导管室行血管造影检查或针对病因的开颅或介入治疗，待排除后限期治疗。

（5）对于急性缺血性卒中绿色通道评估患者，在行头颅 CT 检查同时行肺部 CT 检查。

（6）急性缺血性卒中时间窗内的患者推荐静脉溶栓治疗。如需行血管内治疗，应由感染（呼吸）相关科室会诊评估排除新型冠状病毒感染。

2. 医生的自我保护

（1）卒中急诊医护人员都应接受感染控制管理和控制方面的培训，应监测与患者接触的工作人员是否有发热和其他症状，避免交叉感染。

（2）卒中急诊医护人员防护应等同于普通急诊人员：穿工作服、戴工作帽、戴医用防护口罩、戴护目镜/防护面屏、穿一次性隔离衣。

（3）发现疑似患者立即提升为三级防护。

（4）诊室固定，确保诊治流程（绿色通道路线等）与发热患者无任何交叉。

（5）医生要劳逸结合，减少或避免熬夜等体力透支行为，适宜加强身体锻炼。

四、高度疑似和确诊新型冠状病毒肺炎患者神经介入治疗原则

1. 高度疑似和确诊新型冠状病毒感染肺炎患者，原则上不

做神经介入择期手术。

2. 对于疑似或确诊新型冠状病毒感染的肺炎患者合并脑血管急危重症，如在院外发病，应转运至当地卫健委指定的定点医院进行治疗。如已在院内就诊，应及时隔离，固定专人处理，启动院内会诊。应充分权衡患者手术获益，对于重型和危重型新型冠状病毒肺炎患者，原则上以治疗肺炎为主。

3. 如确实需要介入治疗，应在指定专用导管室进行手术（详见本文第五部分"介入手术和导管室防控"），术后转入指定的具有负压隔离的监护室，进行单间隔离。并按国家规定尽快启动病原学检测流程，如排除新型冠中病毒感染的肺炎，可按常规处理。如确诊应考虑转运至当地卫健委指定医院进行进一步治疗。

4. 对于需要行介入治疗的疑似/确诊新型冠状病毒感染的肺炎患者，手术知情同意书签字原则上应由与患者无密切接触史的家属签署。有密切接触史的患者家属可在隔离状态下电话沟通并录音作为凭证，无家属者按常规流程上报医务处备案。

5. 对于时间窗内的脑卒中患者推荐静脉溶栓治疗。

五、介入手术和导管室防控

1. **物资准备**　除常规手术用物资外，应配备充足的个人防护用具，包括 N95 口罩、护目镜/防护面屏、隔离衣、防护服、鞋套/靴套、全面型呼吸器。

2. **手术室要求**

（1）原则上应在负压手术间开展疑似患者诊疗，如无负压手术间，指定专用感染导管间接诊患者，感染导管间最好是单独术间，如多个术间应尽量选择距离通道患者入口处最近的术间，接诊前关闭层流、新风系统、空调系统，可使用人机共处消毒柜进行空气净化。

（2）多间导管间的区域，设置清洁区，半污染区。工作人员在指定清洁区更换隔离防护（根据各医院条件自己设置）。

（3）尽量减少术间内的物品，手术不需要的物品、药品、器械、设备等清出感染术间。

3. 疑似新型冠状病毒感染手术患者处理流程

（1）患者应放置在负压/感染导管间内实施手术操作。

（2）尽量减少术间内物品，精简参加手术人员。

（3）医务人员防护：一次性帽子、穿一次性防护服、鞋套（建议使用长款）、N95 防护口罩、护目镜/面屏防护，双层手套罩住防护服衣袖。手术结束后，外层一次性防护服、鞋套、帽子、口罩、手套等全部脱掉，放入双层一次性医疗废物袋内，并按"七步洗手法"规范进行流动水洗手，时间持续 2 分钟。注意：含酒精或过氧化氢快速手部消毒液对新型冠状病毒敏感有效，避免使用洗必泰类手消产品。

（4）手术患者防护：非全麻患者，给患者带外科口罩，全麻患者术后按照规范消毒麻醉机。

（5）手术间周围环境：疑似/确诊病例患者在手术期间，关闭好缓冲间，手术间呈现负压值（−5Pa 以下）状态方可实施手术。

（6）术后医疗废物管理：将新型冠状病毒感染确诊或疑似患者产生的医疗废物，纳入感染性医疗废物管理，严格按照《医疗废物管理条例》和《医疗卫生机构医疗废物管理办法》有关规定，进行规范处置。

（7）术后器械处理：取下锐器后放入双层医疗垃圾袋，贴好标识（2019−ncoV 特殊感染）扎好扎紧，通知供应室回收。

（8）一次性物品及布类物品：用双层医疗垃圾袋严密包装，防止泄露，贴好标识（2019−ncoV 特殊感染）单独放置，由收取人员及时回收。

（9）术中使用过的铅衣，如未被直接污染正常清洁，如被污染以 2000mg/L 含氯消毒液擦拭，悬挂在铅衣架上晾干。

4. 术后手术间处理

（1）关闭层流和送风，使用过氧乙酸/过氧化氢喷雾消毒器或双模式过氧化氢机器人消毒机密闭消毒 1 ~ 2 小时（过氧乙酸/过氧化氢喷雾消毒器 2 小时，双模式过氧化氢机器人消毒机 1 小时），手术间至少关闭 2 小时以上，开启层流与通风。

（2）物表消毒：地面使用 2000 ~ 5000mg/L 含氯制剂，保持 30min 后清水拖地；器械台、设备、操作台等表面，使用 1000 ~ 2000mg/L 含氯制剂，保持 10 ~ 30min 后再清水擦拭；有患者血迹、体液等污染的物表，直接使用 2000 ~ 5000mg/L 含氯制剂处理。

（3）转运床处理：床垫拆卸竖起，放置在手术间内接受过氧乙酸/过氧化氢喷雾消毒器或过氧化氢机器人消毒机喷雾消毒处理，转运床物表按照手术间物表处理方法同法实施。

（4）未使用介入耗材需接受过氧乙酸/过氧化氢喷雾消毒器或过氧化氢机器人消毒机喷雾消毒处理后，才能移除房间或下一台介入使用。

（5）负压手术间实施疑似或确诊病例患者手术后，通知层流工程技术人员，及时更换负压手术间高效过滤器。

（6）负压/感染手术间消毒处理完毕均须与感染管理科联系进行物表和空气采样检测，结果合格方能使用。

（7）术后参与手术者上报医院，进行规定时长的医学观察。

≪附录5

脑血管外科专业防控新型冠状病毒感染专家共识（第一版）

国家卫生健康委脑卒中防治工程专家委员会
国家卫生健康委脑卒中防治专家委员会
出血性卒中外科专业委员会
国家卫生健康委脑卒中防治专家委员会
缺血性卒中外科专业委员会

一、前言

自 2019 年 12 月底湖北省武汉市等地发生新型冠状病毒肺炎（Novel Coronavirus Pneumonia，NCP，简称新冠肺炎）以来，疫情已波及全国各省份，防控形势严峻，已进入关键时期。脑血管急重症患者具有不能自理、意识障碍、家属陪护较多、医疗干预措施多、医护操作多、术前准备时间短、手术时间长、患者在院时间长等特点，如何在疫情期间做好脑血管疾病患者的救治，同时做好患者、家属和医务工作者的防护工作，是当前工作的重点和难点。

近期对该疾病的认识和防控策略不断更新。为使脑血管诊疗领域的各项工作在疫情期间顺利开展，由国家卫生健康委员会脑卒中防治工程委员会发起，由出血性卒中外科专业委员会、缺血性卒中外科专业委员会委员共同撰写，依据国家卫健委《新型冠状病毒感染的肺炎诊疗方案（试行第五版 修正版）》的精神，在多家卒中心实际临床经验的基础上，制定了《脑血管外科专业防控"新型冠状病毒感染的肺炎（NCP）"的专家共识（第一版）》，旨在为全国各级医院神经外科同道提供参考。本建议会将根据国家有关规定的变化及时更新。

根据现有对 NCP 的认识，发热患者均要经过发热门诊或相关科室仔细排查，未发热患者来院就诊时很可能忽略"流行病学史＋临床表现第一条（呼吸道症状）"，因此假设来院患者这两条均符合，那么肺 CT 或血常规有一项符合新型冠状病毒感染表现，即应列为可疑患者。因此建议将来院无发热患者分为三类：（1）肺 CT、血常规无异常，可视为普通患者；（2）肺 CT 或血常规有一项符合新型冠状病毒感染表现，或者病情极危重来不及排查的，可视为可疑患者；（3）疑似或确诊患者，即符合第五版方案中疑似或确诊标准的患者。本建议中患者分诊均按此标准进行。

二、择期和限期患者诊治的防控策略

（一）门诊的防控建议

1. 患者就诊流程建议

（1）广为宣传，择期患者暂缓来院：通过宣传部门、医务人员广泛宣传，告知无紧急就诊需求的患者暂缓来院就诊，如患有颅内未破裂动脉瘤、脑血管畸形、颅内外动脉狭窄等疾病的患者。对于随诊患者，建议电话或网络方式与主治医师联系，指导检查及用药等。

（2）尽量减少人员密度，以降低医院感染的风险。自理患者最多由一名家属陪同就诊，不能自理者最多两名家属陪同。

（3）要求就诊患者和家属佩戴口罩，建议制定《患者和家属告知书》（图1）。

《"新冠肺炎"排查表》（图2），进行就诊前的标准筛查程序（图3）。对患者及家属进行相关内容的宣教），进行体温筛查，详细询问接触史、地区史、不适症状，方可进入候诊区域。若发现发热、流行病学史或相关症状患者，建议患者先到发热门诊进行筛查。建议对欲收入院的所有患者行肺部 CT 检查排除NCP 感染。

_____医院神经外科
门急诊、住院患者及家属告知书

尊敬的患者及家属：您们好！

目前正值新型冠状病毒感染的肺炎疫情防控工作的关键时期，疫情防控成为重中之重。为了住院患者的安全和您的健康，我院对所有的门急诊、住院病人和家属均进行《新型冠状病毒感染肺炎排查表》的排查。郑重呼吁各位患者及家属，就诊时需如实告知相关信息，隐瞒流行病学史极有可能贻误了传染源的及时控制，可能导致疫情的进一步蔓延，危害您和家人的健康。故意隐瞒，视情节不同，将依法承担民事或刑事责任。

现将相关法律法规条例公布如下，望就诊时如实提供相关情况。感谢您的配合！祝您早日康复！

_____医院神经外科
2020 年　月　日

图 1　患者和家属告知书模板

_____医院神经外科

患者"新型冠状病毒感染肺炎"排查表

姓名		身份证号		性别		年龄	
流行病学史	发病前 14 天内有武汉市及周边地区，或其他有病例报告社区的旅行史或居住史					有□	无□
	发病前 14 天内曾接触过来自武汉市及周边地区，或来自有病例报告社区的发热或有呼吸道症状的患者					有□	无□
	与新型冠状病毒感染者有接触史					有□	无□
	有聚集性发病（周边多人有发热等类似症状）					有□	无□
临床表现	发热 >37.2℃		有□		无□	腋下实测体温____℃	
	肺部影像学检查提示有肺炎特征		有□		无□	未查□	
	发病早期白细胞总数正常或降低，或淋巴细胞计数减少		有□		无□	未查□	
患方承诺	本人承诺所述患者流行病学史属实，隐瞒事实将依据《中华人民共和国传染病法》等，自愿承担一切后果和法律责任。 时间：2020 年　月　日						
科室： 呼吸科会诊医师签名：	收治科室医师签名： 影像科医师会诊签名： 时间：2020 年　月　日						

备注：1. 临床科室根据患者流行病学史及疾病情况，决定是否行血常规及肺部影像学检查，并向患者及家属做好解决工作

2. 排查标准，具备以上流行病学史中任意一条同时临床表现中任意两条者为疑似患者

图 2　"新冠肺炎"排查表模板

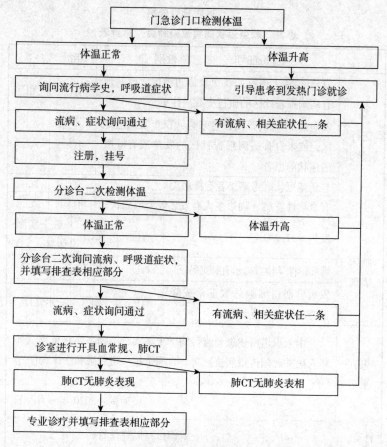

图3　门急诊筛查流程

2. **医务人员自我防护**

（1）医务人员进入门诊工作前接受体温检测并记录，如有体温升高应暂停诊疗活动，进一步排查原因。医护人员应关注自己的呼吸道症状，如有需主动报告。

（2）全程一般防护：穿工作服，戴工作帽，戴医用外科口罩。新型冠状病毒感染高发地区可考虑戴护目镜/防护面屏、医用防护口罩和一次性隔离衣。

（3）做好手卫生，严格按照《医务人员手卫生规范》执行。

（4）发现疑似病例后，保持冷静，立即退出诊室，提升防护至隔离病区的防护级别（三级防护），患者就地隔离，按照院内流程立即报告相关部门。

（二）病区（房）防控建议

1. 患者住院建议

（1）通知入院时即详细询问接触史、地区史、不适症状，发现体温升高者，应按发热待查进一步排查。

（2）进入病区前患者及家属要求佩戴口罩，测患者和家属体温（腋温）并记录。若 T ≥37.3℃，建议到发热门诊筛查，T <37.3℃，继续排查流行病史和临床症状（此为 2 次排查）。筛查合格方可进入病区。

（3）自理患者建议不设陪护，如果因病情危重需要陪护，每名患者限 1 名陪护，且相对固定不随意调换。

（4）患者在院期间，不建议家属来院探视，鼓励通过语音、视频等方式在线探视。

（5）指导患者和家属正确选择、佩戴口罩，正确实施咳嗽礼仪和手卫生。

（6）住院期间术前谈话签字，原则上由 1 名直系家属前来医院签字；如为相对重大的决策，确需多名家属参与，建议于病房外开放区域进行。谈话医师和家属均佩戴外科口罩，保持 1 米以上距离。

（7）不同类别患者管理的其他建议：

1）普通患者：可收治于普通病房，建议适当控制住院患者人数、减少人员密度、保证床间距。

2）可疑患者：建议单间观察，同时这部分病房应集中于某一区域，或可称为"过渡病区"。

3）疑似/确诊患者：尽早转入定点医院，病情不允许者，进行单间隔离，原则上限制在隔离病室内活动，病情允许时应戴医用外科口罩；原则上避免外出检查，如因设备条件所限必须外出检查时，需及时与后勤中心联系设计好流程和路线，并采取适当措施，将对沿途环境和人员暴露风险降至最低，检查科室人员需采取必要的防护措施，检查结束后需对检查场所和设备以及所经区域进行必要的消毒处置；室内空气使用可人机共处的空气消毒净化器持续消毒，关闭集中通风系统。

（8）对可疑患者，应密切监测体温、呼吸道症状，追问流行病学史，必要时请院内专家组会诊，尽快明确患者是否疑似。建议制定"疫情期间病房患者发热处理流程"，做好应对预案。

（9）无隔离病房条件的医院，建议不收治确诊患者、不对疑似/确诊患者实施急诊手术。

确诊患者收住隔离病房，由隔离病房医师和神经外科医师共同管理患者。

2. 医务人员自我防护

（1）医护人员进入病区前接受体温检测，并记录，如有体温升高应暂停诊疗活动，进一步排查原因。医护人员应关注自己的呼吸道症状，如有需主动报告。

（2）医护人员的日常防护除了注意咳嗽礼仪外，针对不同类别患者，还有如下建议：

1）普通患者：一般防护（工作服＋医用外科口罩＋手卫生）即可。

2）可疑患者：一般防护基础上，加戴帽子、护目镜/防护面屏、穿布制或一次性隔离衣（一级防护＋护目镜/防护面屏）。

3）疑似/确诊患者：一般防护基础上，加戴帽子、医用防护口罩、护目镜/防护面屏、医用防护服、一次性乳胶手套、鞋套（三级防护）。

（3）在特殊情况下，做好以下防护：

1）接触患者的血液、体液、分泌物、排泄物、呕吐物及污染物品时：戴清洁手套，脱手套后洗手。

2）可能受到患者血液、体液、分泌物等喷溅时：除一般防护外，加戴护目镜/防护面屏、穿防渗隔离衣。

3）为疑似患者或确诊患者实施可能产生气溶胶的操作（如气管插管、无创通气、气管切开，心肺复苏，插管前手动通气和支气管镜检查等）时：①三级防护；②采取空气隔离措施；③穿防液渗的长袖隔离衣，戴手套；④操作应当在通风良好的房间内进行；⑤房间中人数限制在患者所需护理和支持的最低数量；⑥病情允许时转入具有负压条件或专用房间进行操作（因为可产生大量气溶胶并空气中悬浮）。

（4）在病区内设置应急隔离病室，用于疑似或确诊患者的隔离与救治，建立相关工作制度及流程，备有充足的应对急性呼吸道传染病的消毒和防护用品。

（5）术前术后交接、转入转出：

1）普通患者：前往或返回手术室/导管室、转入转出过程中均佩戴医用外科口罩；医护人员为一般防护。

2）可疑者：患者处理同前；医护人员的防护为"一级防护＋护目镜/防护面屏"；如需转病房、转院，建议在过渡病区住满14天（依据为新冠肺炎平均潜伏期14天）再行转出。

3）疑似/确诊患者：前往或返回手术室/导管室、转入转出过程中均佩戴医用外科口罩，转运过程中其他要求见"患者住院建议第（7）条"；医护防护提升至三级防护。

（6）建议分区就餐、避免人员密集。

（7）病区鼓励设立工作人员卫生间，仅供工作人员使用。

（8）有条件的，建议医患通道分开。

（9）医师除经医院和科室委派和批准的特殊任务，禁止自行外出会诊、出差。

（10）严控患者和家属在医护休息区、办公室随意走动。

三、脑血管外科急诊患者诊治的防控策略

1. 患者就诊流程建议

（1）对所有急诊患者进行就诊前的标准筛查程序（图3）。对于病情危重，不能配合的患者，向家属及密切接触者询问接触史、地区史。建议同时行头部和肺部CT检查。对病情危重不能行CT检查者，按可疑患者对待，予单间观察，待病情稳定后进一步筛查；如遇急症需急诊手术，则按疑似/确诊患者对待，按照相应流程处理。

（2）对于筛查不通过者，建议患者先到发热门诊就诊。对于合并急性脑血管危重症患者，无法转至发热门诊者，应启动院内会诊，如排除后可继续后续的常规诊治。如考虑疑似，应按本文第四部分"疑似和确诊新型冠状病毒感染肺炎患者的治疗原则"处理。

（3）手术适应症需更加严格：确诊患者以及肺部CT提示中重度病毒性肺炎表现的疑似患者，尽量不做神经外科急诊手术。如病情严重需要急诊手术，建议微创手术，如高血压脑出血做血肿穿刺引流，脑室内出血行脑室外引流手术。

（4）对于蛛网膜下腔出血或脑出血患者，由于常伴有发热，应按照以上流程严格加以鉴别。对于无法完全排除新型冠状病毒感染肺炎者，暂不进入导管室行血管造影检查或针对病因的开颅或介入治疗，待排除后限期治疗。

（5）急性缺血性卒中时间窗内的患者推荐静脉溶栓治疗。如需行血管内治疗，应由感染（呼吸）相关科室会诊评估排除新型冠状病毒感染。

2. 医务人员防护建议

（1）脑血管外科急诊医护人员都应接受感染控制管理和控制方面的培训，应监测与患者接触的工作人员是否有发热和其他症状，避免交叉感染。

（2）脑血管外科急诊医护人员防护应等同于普通急诊人员：穿工作服、戴工作帽、戴医用防护口罩、戴护目镜/面屏、穿一次性隔离衣。

（3）发现疑似患者立即提升为三级防护级别。

（4）为疑似患者或确诊患者实施可能产生气溶胶的操作（如气管插管、无创通气、气管切开，心肺复苏，插管前手动通气和支气管镜检查等）时，除前述防护以外，建议：①采取空气隔离措施；②穿防体液渗入的长袖隔离衣，戴手套；③操作应当在通风良好的房间内进行；④房间中人数限制在患者所需护理和支持的最低数量；⑤病情允许时转入具有负压条件或专用房间进行操作（因为可产生大量气溶胶并空气中悬浮）。

（5）诊室固定，确保诊治流程（绿色通道路线等）与发热患者无任何交叉。

（6）医师要劳逸结合，合理安排值班，减少或避免熬夜等体力透支行为，适当加强身体锻炼。

四、门急诊、病房、ICU 环境消毒

1. 空气消毒

（1）加强通风换气及空气消毒，保持空气清新。诊室、普通病房、办公室开窗通风每日不少于 2 次，每次不少于 30 分钟。

（2）普通病房的治疗准备室、治疗室及处置室没有与室外直接通风条件时，可采用紫外线消毒，每日 1 次，每次 1 小时。

（3）重症监护室可采用层流空气洁净技术/全新风/可人机

共处动态空气消毒净化设备。

（4）疑似/确诊病例隔离病区（室）：开窗通风每日不少于3次，每次不少于30分钟，建议使用可人机共处动态空气消毒净化设备，如果有新风系统及时关闭。

2. 环境表面消毒

（1）办公区域：环境物表及地面每日清洁。

（2）门诊：环境物表及地面每日擦拭消毒2次，分诊台环境物表每日擦拭消毒4次（使用500mg/L含氯消毒液；不耐腐蚀的仪器设备表面可使用75%酒精）。

（3）急诊（含儿科门、急诊）的环境物表及地面每日擦拭消毒4次（使用1000mg/L～2000mg/L含氯消毒液；不耐腐蚀的仪器设备表面可使用75%酒精）。

（4）普通病区的环境物表及地面每日擦拭消毒2次（使用500mg/L含氯消毒液；不耐腐蚀的仪器设备表面可使用75%酒精）。

（5）重症监护病房的环境物表及地面每日擦拭消毒3次（使用500mg/L含氯消毒液；不耐腐蚀的仪器设备表面可使用75%酒精）。

（6）疑似/确诊病例隔离病区（室）：①环境物表及地面每日擦拭消毒4次（使用2000mg/L含氯消毒液；不耐腐蚀的仪器设备表面每次用75%酒精擦拭2遍）；②环境表面及地面被患者的血液、体液、分泌物污染时，应使用含一次性吸水材料沾取5000mg/L含氯消毒液完全清除污染物后再常规消毒；③个人办公室及私人物品，由个人做好相应消毒措施；④疑似/确诊病例出院、转院、死亡后应及时对隔离病区（室）进行终末消毒。

五、疑似和确诊新型冠状病毒肺炎患者治疗原则

1. 疑似和确诊新型冠状病毒感染肺炎的脑血管病患者，原则上不做择期手术。

2. 对于疑似或确诊新型冠状病毒感染的肺炎患者合并急诊脑血管危重症，如在院外发病，应转运至当地卫健委指定的定点医院进行治疗。如已在院内就诊，应及时隔离，固定专人处理，启动院内会诊。应充分权衡患者手术获益，对于重型和危重型新型冠状病毒肺炎患者，原则上以治疗肺炎为主。

3. 如病情危重需要外科手术干预，应在指定负压手术间（包括介入导管室）进行手术，术后转入指定的具有负压隔离的监护室，进行单间隔离。并按国家规定尽快启动病原学检测流程，如排除新型冠中病毒感染的肺炎，可按常规处理。如确诊应考虑转运至当地卫健委指定医院进行进一步治疗。

4. 对于需要行外科干预的疑似/确诊新型冠状病毒感染的肺炎患者，手术知情同意书签字原则上应由与患者无密切接触史的家属签署。有密切接触史的患者家属可在隔离状态下电话沟通并录音作为凭证，无家属者按常规流程上报医务处备案。

六、脑血管外科手术（手术室和导管室）防控

（一）手术室

1. 物品器械供应及处置

（1）手术物品器械供应：

1）普通患者：按照神经外科常规手术物品器械准备。

2）可疑、疑似/确诊患者：原则上使用一次性物品。除常规手术用物外，应配备充足的个人防护用具，包括医用防护口罩、护目镜/防护面屏、隔离衣、防护服、鞋套/靴套、医用/乳胶手套等。精简术间物品，仅留存手术必须用物。术中遇添加的物品和器械应从独立的缓冲区域/传递窗进行传递。

（2）手术器械的处置：

1）手术宜使用一次性手术敷料及相关一次性使用器材。

2）保证充足器械再处理时间。禁止使用快速卡式灭菌程

序，应根据医院供应中心的配置尽量选用大型灭菌器灭菌程序（图4及图5）。

2. 手术室要求

（1）普通患者：按照常规手术准备。

1）可疑、疑似/确诊患者：

①原则上应在全新风全排风的直流系统的负压手术间或独立的感染手术间内进行手术；②紧急情况下需使用正压洁净手术间时，需增加手术间排风量使其至少大于送入该手术室的新风量的30%，使洁净手术间保持压力不低于–5Pa；③手术室区域应设置清洁区，缓冲区/半污染区，以便工作人员在制定区域穿脱隔离防护服等（根据各医院的自身条件设置）；④此类手术禁止人员参观，严格控制术间人员数量；⑤所有参与手术的人员必须经过专业的防护培训；⑥手术接诊流程请参照图6。

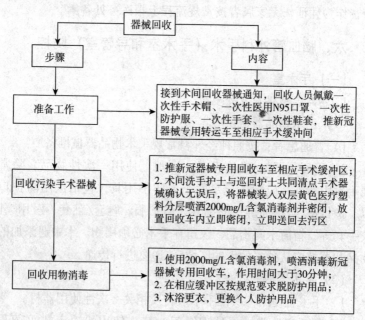

图4 器械回收流程模板

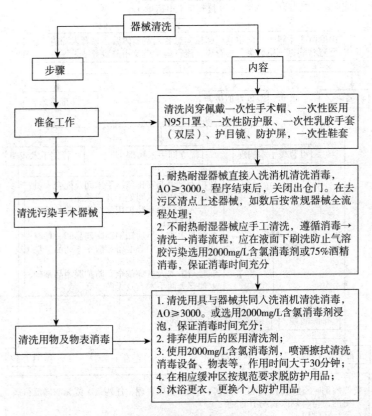

图5　器械清理流程模板

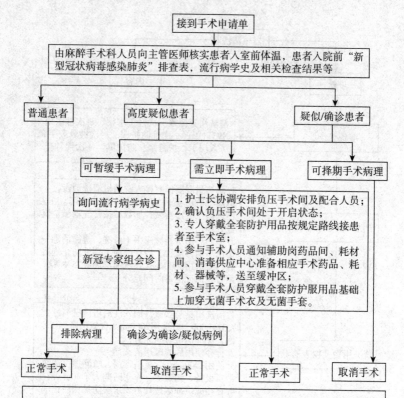

接到手术申请单

由麻醉手术科人员向主管医师核实患者入室前体温，患者入院前"新型冠状病毒感染肺炎"排查表，流行病学史及相关检查结果等

普通患者　　　高度疑似患者　　　疑似/确诊患者

可暂缓手术病理　　　需立即手术病理　　　可择期手术病理

询问流行病学病史

新冠专家组会诊

1. 护士长协调安排负压手术间及配合人员；
2. 确认负压手术间处于开启状态；
3. 专人穿戴全套防护用品按规定路线接患者至手术室；
4. 参与手术人员通知辅助岗药品间、耗材间、消毒供应中心准备相应手术药品、耗材、器械等，送至缓冲区；
5. 参与手术人员穿戴全套防护服用品基础上加穿无菌手术衣及无菌手套。

排除病理　　　确诊为确诊/疑似病例

正常手术　　　取消手术　　　正常手术　　　取消手术

疑似病例+下述流行病学史（任何一条）+临床表现（任两条）或无明确流行病学史的，符合临床表现中的3条：
1. 流行病学史：
（1）发病前14天内有疫区及周边地区，或其他有病例报告社区的旅行史或居住史；
（2）发病前14天内与新型冠状病毒感染者（核酸检测阳性者）有接触史；
（3）发病前14天内曾接触过来自疫区及周边地区，或来自有病例报告社区的发热或有呼吸道症状的患者；
（4）聚集性发病。
2、临床表现：
（1）发热（体温≥37.2℃）和/或呼吸道症状；
（2）肺炎影像学特征：早期呈现多发小斑片影及间质改变，以肺外带明显，进而发展为双肺多发磨玻璃影、浸润影，严重者可出现肺实变、胸腔积液少见；
（3）发病早期白细胞总数正常或降低，或淋巴细胞计数减少。

图6　手术接诊流程模板

3. 不同类别患者手术流程

（1）普通患者手术流程：

一般防护措施：①患者戴医用外科口罩转运；②手术医师一般防护。

（2）可疑患者手术流程：

分为择期手术患者和需抢救生命患者。

可暂缓手术患者需详细询问流行病学史，经专家组会诊后，如果能完全排除，则可在一般防护措施下行手术治疗；专家组会诊后，为疑似/确诊冠状病毒感染患者，则取消手术。需抢救患者，则按照"疑似/确诊冠状病毒感染患者"对待。

（3）疑似/确诊冠状病毒感染患者手术流程：

具体原则见本文第五部分。如需手术，则手术知情同意书签字原则上应由与患者无密切接触史的家属签署。有密切接触史的患者家属可在隔离状态下电话沟通并录音作为凭证，无家属者按常规流程上报医务处备案。手术在负压手术间进行，在一般防护措施的基础上，手术医师在三级防护基础上穿一次性防渗漏手术衣进行手术。

如有条件，安排经过新冠肺炎感控防护培训的两名神经外科医师实施手术。

（4）所有手术，医用防护口罩建议超过 4 小时更换；如有血液、体液喷溅污染防护用品，建议及时更换。

（5）术后手术参与人员防护处理：

①手术结束后，医务人员离开污染区前，应当先脱除医用手套及手术衣，消毒双手，依次脱掉防护眼镜、外层医用外科口罩及外层一次性帽子、隔离衣、鞋套等物品，放入专用容器及双层一次性医疗废物袋内，并再次消毒双手，进入缓冲区/半污染区。注意：含酒精或过氧化氢快速手部消毒液对新型冠状病毒敏感有效，避免使用洗必泰类手消产品。

②术后参与手术者上报医院，进行规定时长的医学观察，原则上 2 周内不再安排门、急诊值班任务。

（二）导管室

1. 物品器械供应及处置

按照 3 类患者分别准备，具体同"手术室" - "物品器械供应及处置"部分。

2. 导管室要求

（1）普通患者：普通导管间即可。

1）可疑患者

临床科室应尽快明确此类患者是否属于疑似，如排除疑似，则可使用普通导管间；如不能排除、需急诊介入诊治，则按疑似/确诊患者对导管室的要求执行。

2）疑似/确诊患者

①术间选择：负压/感染导管间，原则上应在负压手术间开展疑似患者诊疗，如无负压手术间，指定专用感染导管间接诊患者，感染导管间建议为单独术间，如多个术间应尽量选择距离通道患者入口处最近的术间，接诊前关闭层流、新风系统，空调系统，可使用人机共处消毒柜进行空气净化；②多间导管间的区域，设置清洁区，半污染区。工作人员在指定清洁区更换隔离防护（根据各医院条件自己设置）；③尽量减少术间内物品，精简参加手术人员。

3. 普通患者介入操作流程

（1）疫情期间，对于普通患者接受介入手术要求全程佩戴口罩，全麻患者除外。

（2）医护人员：一般防护。

4. 可疑患者介入操作流程

（1）如病情允许延迟进行择期手术，将患者送至过渡病区进行医学观察，进一步完善流行病学史询问调查及影像学检查等并请专家组会诊，排除后再安排介入手术；

（2）如患者病情危重需急诊手术时，按疑似新冠病毒患者介入操作流程开展介入诊治工作。

疑似/确诊冠状病毒感染患者介入操作流程：

（1）物品放置及导管室要求见"物品器械供应及处置""导管室要求"相应部分。

（2）医务人员防护：三级防护。

（3）手术患者防护：非全麻患者，给患者带外科口罩，全麻患者术后按照规范消毒麻醉机。

（4）手术间周围环境：疑似/确诊病例患者在手术期间，关闭好缓冲间，手术间呈现负压值（-5Pa以下）状态方可实施手术。

（5）术后手术参与人员防护处理：见"手术室"相应部分。术中防护用品更换建议，同"手术室"相应部分。

（三）麻醉管理

1. 普通患者麻醉管理

（1）麻醉医师术前一天进行术前访视，根据排查表（图1）再次排查，排查不通过则暂停手术。

（2）麻醉流程同日常择期手术麻醉。

（3）麻醉医师采取一般防护措施。

2. 可疑患者管理

（1）如不危及生命，外科需尽快明确患者是否为疑似患者。如排除疑似，则遵循常规手术流程安排手术间；如确定患者为疑似/确诊病例，则取消手术。

（2）如外科急症危及患者生命，建议安排在负压手术间、或感染手术间进行。

（3）人员防护

在一般防护措施的基础上，戴医用防护口罩、戴护目镜/防护面屏、穿一次性防渗隔离衣、无菌乳胶手套、鞋套（因麻醉操作涉及气溶胶，此处防护措施高于"一级防护＋护目镜/防护面屏"）。

（4）麻醉管理建议同疑似/确诊新冠肺炎患者麻醉管理。

3. 疑似/确诊新冠肺炎患者麻醉管理

（1）根据外科情况是否危及患者生命进行决策。若不危及生命，取消手术；若危及生命，建议安排在负压手术间或感染手术间进行。

（2）人员安排

安排经过新冠肺炎感控防护培训的两名麻醉医师实施麻醉，其中一名必须为主治医师以上职称（含主治医师），另一名为住院医师；术后麻醉医师防护处理见"手术室"相应部分。

（3）人员防护：按照国家标准进行三级防护。

（4）麻醉管理

①术前备齐药品及各类麻醉器械工具，并处于可用状态，术中尽量避免人员进出；②全身麻醉者，诱导前，面罩100%纯氧充分自主呼吸预充氧。诱导期间注意调整氧流量等措施以避免环境污染；③全身麻醉建议采取全静脉诱导并给予充分肌松，肌松充分起效后采用一次性可视喉镜进行气管插管操作。争取一次插管成功并避免插管过程中患者出现呛咳。介入手术可考虑使用喉罩（减少气溶胶的产生）；④全身麻醉，须在呼吸回路与麻醉机之间，吸入和呼出回路各放置一次性过滤器，以减少对麻醉机的污染；⑤术毕拔管前，在麻醉深度较深时提前清理患者呼吸道分泌物，苏醒期预防性经静脉给予2%利多卡因1.5~2.0mg/kg，或者低剂量阿片类药物，或者术中连续输注右美托咪定，以增强患者苏醒期对气管插管的耐受性，降低拔管期间患者躁动和呛咳风险；⑥如无禁忌，建议术毕前30分钟静脉给予帕瑞昔布钠40mg，或者氟比洛芬酯50~100mg；嘱外科医师采用0.25%~

0.5%罗哌卡因实施切口浸润镇痛；原则上不建议给予镇痛泵；⑦如预计术毕无法拔除气管导管，联系 ICU 后，给与充分肌松、镇静及镇痛药物，使用转运呼吸机转运至 ICU，路途使用便携式监护仪严密监测患者的循环和呼吸功能。麻醉机、监护仪、输液泵等仪器设备使用后应行表面消毒，如果具备条件应对麻醉机行内部消毒。

（四）术后手术间及导管室处理

1. 普通患者　按照常规流程进行终末清洁消毒。

2. 可疑、疑似/确诊患者　按照如下顺序进行终末消毒：先空气消毒，后处理被服，再进行环境物表消毒，最后处理垃圾等。

手术器械应均匀喷洒保湿剂，双层医疗废物袋密封放置在回收箱中，外粘贴"涉疫情手术器械"，单独放置，电话通知消毒供应中心回收，按隔离患者器械处理。

（1）手术间回风口的处理：卸下手术间回风口过滤网，用2000mg/L 含氯消毒液浸泡消毒 30 分钟，用清水冲洗后重新安装。

（2）如使用铅衣则用 2000mg/L 含氯消毒剂擦拭静置 30 分钟后用清水擦拭晾干备用。

（3）器械台、设备、操作台等表面，使用 1000～2000mg/L 含氯消毒液，保持 10～30 分钟后再清水擦拭；环境表面及地面被患者的血液、体液、分泌物污染时，应使用含一次性 5000mg/L 吸水材料沾含氯消毒液完全清除污染物后再常规消毒，清理的污染物按医疗废物处置。

（4）转运床处理：（参见本节内容2.3 条内容及附件4 空气消毒部分）

（5）手术间消毒处理完毕后均需与医院感染管理科联系进行物表和空气采样检测，结果合格后方能作为普通手术间使用。

（6）未使用介入耗材需接受过氧乙酸/过氧化氢喷雾消毒器或过氧化氢机器人消毒机喷雾消毒处理后，才能移除房间或下一台介入使用。

（7）其他终末消毒措施（见第七部分）。

七、终末消毒流程

疑似/确诊病例出院、转院、死亡后应及时对隔离病区（室）进行终末消毒按照先空气消毒，后处理被服，再进行环境物表消毒，最后处理垃圾等顺序进行终末消毒。

1. 空气消毒：消毒前，室内物品均不得移出室外。关闭门窗，将所有的抽屉、柜门均拉开，各种器具均敞开，不得叠放；将床垫竖起，斜靠在墙上，采用 3% 过氧化氢按 $30ml/m^3$ 的用量喷雾消毒（使用专业电动气溶胶喷雾器）。喷雾时按照先上后下，先左后右、由里向外，先表面后空间的顺序依次均匀喷雾。喷雾结束后，关好房门，密闭作用 2 小时后，开门窗通风。

2. 空调系统及空气消毒净化器的处理：卸下室内空调系统的过滤网等，用 2000mg/L 含氯消毒液浸泡消毒 30 分钟，用清水冲洗后重新安装。空气净化器内部由厂家负责消毒处理，消毒处理后备用。

3. 被服处理：建议被服按医疗废物集中焚烧处理，在收集时应轻装轻放，避免产生气溶胶。

4. 物体表面及地面消毒：用 2000mg/L 的含氯消毒液擦拭，作用 30 分钟后用清水擦拭。

5. 垃圾处理：应使用双层医疗废物袋盛装，喷洒消毒剂后，进行密封包装，再装入一次性耐压硬质纸箱内并密封，密封后禁止打开，纸箱表面做好"涉疫情医疗废物"标识。"涉疫情医疗废物"要做到专人管理、及时收集、作好记录、分类存放、专车运输、定点处置。

6. 纸质病历：环氧乙烷灭菌。

7. 卫生间开窗通风，每日清洁消毒 4 次（使用 2000mg/L 含氯消毒液），环境物表一旦发生体液、血液、排泄物、分泌物等污染时，保洁人员应戴手套用浸有 2000mg/L 含氯消毒液的一次性擦布去除可见污物，再进行此区域常规清洁消毒。

参考文献

［1］ 刘雪莲，晏圆婷，蒋立虹，主编. 护理质量与安全全过程质量控制手册［M］. 北京：军事医学科学出版社，2015.

［2］ 王丽，刘雪莲，金艳，主编. 神经外科专科护理服务能力与管理能力［M］. 沈阳：辽宁科学技术出版社，2019.

［3］ 黎仁兰，刘雪莲，唐哲，主编. 内分泌科专科护理服务能力与管理能力［M］. 沈阳：辽宁科学技术出版社，2019.

［4］ 谭工，主编. 康复医学导论［M］. 第2版. 北京：人民卫生出版社，2014.

［5］ 周仲英，主编. 中医内科学［M］. 北京：中国中医药出版社. 2018.

［6］ 陈金水，主编. 中医学［M］. 第9版. 北京：中国中医药出版社. 2018.

［7］ 哓伟，岳树锦，主编. 中医护理技术. 北京：人民卫生出版社. 2014.

［8］ 李继平，主编. 护理管理学［M］. 第3版. 北京：人民卫生出版社，2012.

［9］ 姜安丽，主编. 新编护理学基础［M］. 第2版. 北京：人民卫生出版社，2012.

［10］ 胡雁，主编. 护理研究［M］. 第2版. 北京：人民卫生出版社，2012.

［11］ 燕铁斌，主编. 康复护理学［M］. 第3版. 北京：人民卫生出版社. 2012.

［12］ 胡敏，朱京慈，主编. 内科护理学［M］. 北京：人民卫生出版社，2012.

［13］ 葛均波，徐永健，王辰，主编. 内科学［M］. 北京：人民卫生出

版社，2018

[14] 李小寒，尚少梅，主编. 基础护理学［M］. 北京：人民卫生出版社，2013.

[15] 刘素霞，马悦霞，主编. 实用神经内科护理书册［M］. 北京：人民卫生出版社，2015.

[16] 郭燕红，主编. 脑卒中专科护理［M］. 北京：人民卫生出版社，2016.